国家出版基金项目
NATIONAL PUBLICATION FOUNDATION

"十三五"国家重点出版物出版规划项目
矿山医学系列丛书

实用瓦斯爆炸伤害救治

FIRST AID AND TREATMENT OF GAS EXPLOSION INJURIES

国家出版基金项目
NATIONAL PUBLICATION FOUNDATION

"十三五"国家重点出版物出版规划项目
矿山医学系列丛书

实用瓦斯爆炸伤害救治

FIRST AID AND TREATMENT OF GAS EXPLOSION INJURIES

丛书主编　袁聚祥
分册主编　白俊清　李树峰
分册主审　程爱国　李世波
分册副主编　程　光　赵文国　张国志　杨大明
分册编委　（按姓名汉语拼音排序）

白俊清（华北理工大学附属医院）
白　璐（华北理工大学冀唐学院）
曹凤宏（华北理工大学附属医院）
陈建立（华北理工大学附属医院）
陈乃耀（华北理工大学附属医院）
程　光（华北理工大学临床医学院）
付爱军（华北理工大学附属医院）
宫凤玲（华北理工大学附属医院）
顾定伟（华北理工大学附属医院）
李建民（华北理工大学附属医院）
李世波（山西晋城煤业集团总医院）
李树峰（山西晋城煤业集团总医院）
李晓强（华北理工大学附属医院）
梁春雨（华北理工大学附属医院）
刘　刚（华北理工大学附属医院）
刘连寅（华北理工大学临床医学院）
刘铁军（华北理工大学附属医院）
申立勇（山西晋城煤业集团总医院）
申小红（唐山华北法医鉴定所）
孙晋忠（山西晋城煤业集团总医院）
王国臣（华北理工大学附属医院）
王林红（华北理工大学附属医院）
王潇飞（华北理工大学附属医院）
王志强（华北理工大学附属医院）
杨大明（山西晋城煤业集团总医院）
杨杉杉（唐山市眼科医院）
张国志（华北理工大学附属医院）
张惠英（华北理工大学附属医院）
张　柳（华北理工大学附属医院）
张树波（华北理工大学附属医院）
张小平（华北理工大学附属医院）
张　岩（华北理工大学附属医院）
张云鹤（华北理工大学附属医院）
赵文国（华北理工大学附属医院）
赵晓燕（唐山妇幼保健院）
朱　军（华北理工大学附属医院）

北京大学医学出版社

SHIYONG WASI BAOZHA SHANGHAI JIUZHI

图书在版编目（CIP）数据

实用瓦斯爆炸伤害救治 / 白俊清，李树峰主编.
—北京：北京大学医学出版社，2021. 12
（矿山医学系列丛书 / 袁聚祥主编）
ISBN 978-7-5659-1421-8

Ⅰ. ①实… Ⅱ. ①白… ②李… Ⅲ. ①瓦斯爆炸 - 创伤 - 治疗 Ⅳ. ① R64

中国版本图书馆 CIP 数据核字（2016）第 165743 号

实用瓦斯爆炸伤害救治

主　　编：白俊清　李树峰
出版发行：北京大学医学出版社
地　　址：（100191）北京市海淀区学院路38号　北京大学医学部院内
电　　话：发行部 010-82802230；图书邮购 010-82802495
网　　址：http://www.pumpress.com.cn
E-mail：booksale@bjmu.edu.cn
印　　刷：北京金康利印刷有限公司
经　　销：新华书店
策划编辑：许　立　陈　奋
责任编辑：陈　奋　袁朝阳　**责任校对：**靳新强　**责任印制：**李　啸
开　　本：889 mm × 1194 mm　1/16　**印张：**16.25　**字数：**438 千字
版　　次：2021年12月第1版　2021年12月第1次印刷
书　　号：ISBN 978-7-5659-1421-8
定　　价：160.00 元

矿山医学系列丛书
编审委员会

丛书主编简介

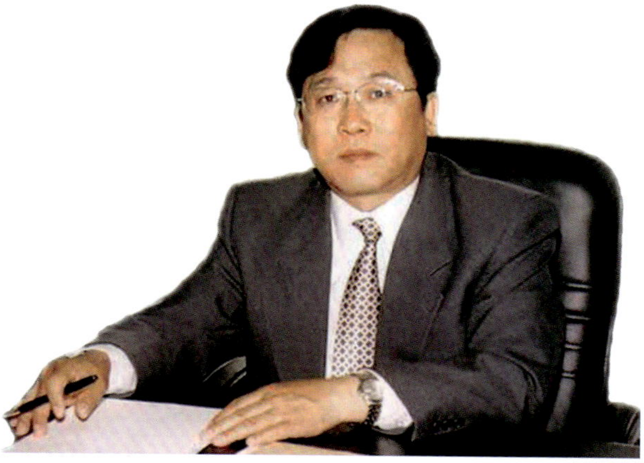

袁聚祥，曾任华北煤炭医学院院长，华北理工大学校长、党委副书记。现任华北理工大学公共卫生学院教授，华北理工大学和中国医科大学博士生导师。享受国务院政府特殊津贴专家，原煤炭部部级专业技术拔尖人才，河北省省管优秀专家，匈牙利佩奇大学名誉教授。任中华预防医学会煤炭系统分会主任委员，中国煤炭教育协会副理事长，河北省健康管理学会副主任委员。

长期从事公共卫生与预防医学领域科学研究、人才培养和社会服务工作。已培养硕士研究生 156 名，博士研究生 12 名。发表论文 170 篇，其中被 SCI 收录 36 篇。主编国家规划教材 3 部，出版专著 5 部，承担国家级项目、行业项目和地方项目 20 余项，获得各级科技进步奖 10 余项。

主要研究方向为职业流行病学，包括对煤矿工人健康危害严重的职业病和工作有关疾病的防治工作。首次提出了尘肺流行病学的概念，创建了尘肺流行病学学科，培养了第一批尘肺流行病学专业硕士研究生。在此基础上，针对行业和地方的需要，对钢铁、煤炭和石油行业的职业病和工作有关疾病进行了职业流行病学研究，出版了我国第一部煤矿职业流行病学专著，为我国煤炭等行业制定职业病防治策略，预防职业病的发生，延缓职业病患者的病情，保护工人健康提供了可靠的科学依据和一手资料。

分册主编简介

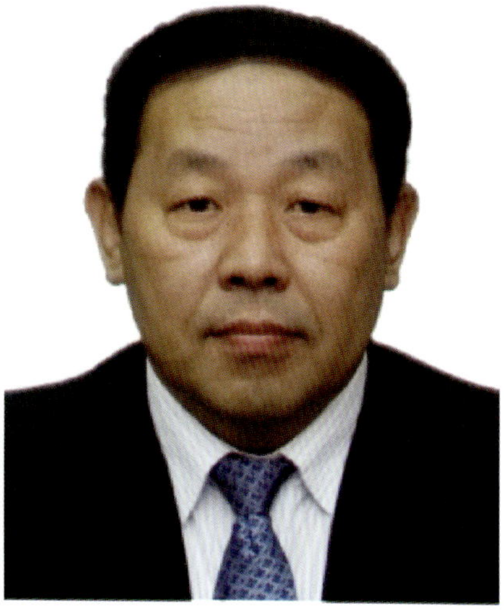

白俊清，主任医师，教授，研究方向：创伤基础与临床救治研究。2008 年 7 月受国家安全生产监督管理总局委派，赴美国加州大学 Lyles Center 做访问学者；2010 年 10 月赴英国 University of Wolverharmpton 做访问研究。历任华北理工大学附属医院骨科主任、副院长，华北理工大学临床医学系主任，华北理工大学冀唐学院院长。

长期从事煤矿创伤基础与临床救治研究，尤其在煤矿瓦斯爆炸伤害救治方面，其研究成果在瓦斯爆炸伤害基础研究与临床救治领域处于国内领先水平。获省部级科技二等奖两项、省级科学技术成果两项、市科技进步一等奖一项，在国内、外医学杂志公开发表论文 70 余篇，编写医学著作 6 部，获得国家专利 5 项。

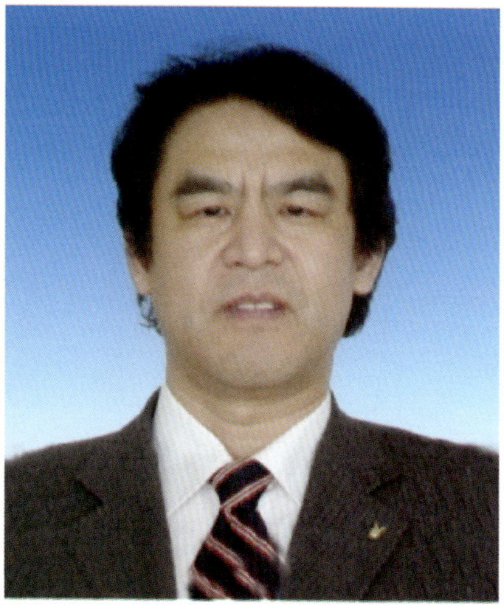

李树峰，主任医师，教授，博士生导师，享受国务院特殊津贴专家。现任山西晋城煤业集团总医院院长、党委书记。兼任中国医学救援协会科学家委员会委员，中华医学会灾难医学分会委员，中国煤矿创伤学会常委，山西省医学会外科专业委员会常委，国家矿山医疗救护中心晋城分中心主任。《中国卫生》《中华实用医药杂志》《中国康复医学》《基层医学论坛》等杂志编委。

长期从事外科临床、科研教学和应急医疗救援工作。

主编专著 2 部，副主编专著 2 部，参编专著和研究生教材共 5 部。获山西省科学技术二等奖 2 项，中国煤炭工业协会科技进步二等奖 2 项。

丛书序

从中华人民共和国成立后组建的中国煤炭工业部，到现在的国家矿山安全监察局，都充分体现了党中央国务院一直以来对矿山安全生产、矿工职业病防治和矿山创伤救治的高度重视。1963 年在原有的开滦高级护士学校、阜新卫生学校、唐山卫生学校基础上合并成立了本科类的唐山煤矿医学院，并于 1984 年更名为华北煤炭医学院，这是专门服务于煤炭行业的高等医学院校。随着国家体制改革的进行——中国煤炭工业部的撤销以及原国家安全生产监督管理总局的建立，华北煤炭医学院也实行了省部共建，以地方管理为主的模式，隶属河北省。2010 年 5 月，经教育部批准，华北煤炭医学院与河北理工大学合并组建了河北联合大学，并于 2015 年 2 月更名为华北理工大学。不管体制如何变化，我们始终担负着矿工职业病防治和矿山创伤救治的培训和科研任务。为此，原国家安全生产监督管理总局与河北省人民政府专门签署了省部共建协议书，明确了省部共建人才培养、科学研究、智力支撑和服务行业的协议内容。

50 多年来，华北理工大学在矿工职业病防治和矿山创伤救治教学、科研方面取得了世界领先且具有中国特色的成绩，为煤矿的安全生产做出了巨大的贡献，曾经出版过《煤矿创伤学》《实用矿山医疗救护》《瓦斯爆炸伤害学》《脑外伤新概念》《煤工尘肺病理图谱》《煤矿职业危害预防控制指南》等专著，都是针对我国作为煤炭生产和消费大国、矿山安全和健康形势严峻的特点而编著的。

为了适应我国职业卫生与安全工作的需要，提高我国职业卫生与安全水平，创造生产安全、对矿工健康有利的环境，创建我国职业卫生与安全的医学防治体系，普及科学知识，在北京大学医学出版社领导的支持下，华北理工大学组织多个专业的医学专家和学者编写了这套“矿山医学系列丛书”，并成功申请到国家出版基金的资助。

本丛书共分 3 卷 14 册：第一卷为“矿山基础医学”，包括《矿山创伤基础医学》《矿山尘肺基础医学》《矿山职业病基础医学》和《煤工尘肺病理学》；第二卷为“矿山临床医学”，包括《矿山创伤应急救援与医疗技术》《实用矿山创伤医疗救治》《实用瓦斯爆炸伤害救治》《矿山创伤心理救援》《矿山救援与自救互救》；第三卷为“矿山公共卫生学”，包括《矿山职业流行病学》《矿山化学中毒》《矿山企业健康教育与健康促进》《矿山职业病危害预防与控制》《矿工营养健康指南》。

为了编写好本套丛书，我们专门成立了丛书编审委员会，在统一风格的基础上，各司其职，创新性地完成编写任务。另外，我们还邀请原国家安全生产监督管理总局副局长杨元元、原中国煤炭工业协会副会长赵岸青等担任顾问；邀请程爱国、李世波教授等知名专家审稿，以保证丛书质量，在此一并表示衷心感谢！

此套丛书系国内首创，虽然已针对丛书的理论体系、章节内容、涵盖范围进行了多次讨论，广泛征求各位专家的意见，但由于作者的水平有限，仍感不能完全充分满足国家职业卫生与安全形势发展的需要，有不当之处，敬请斧正！

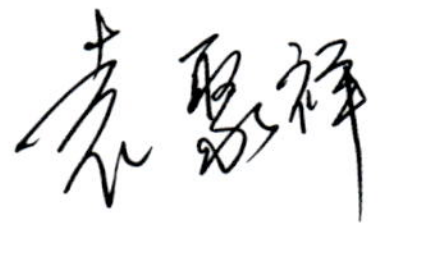

2020 年 10 月于唐山

前　言

我国的煤矿均为瓦斯矿井，而且44%属于高瓦斯矿井。因此，瓦斯爆炸一直是中国煤矿安全生产的“第一杀手”，煤矿瓦斯爆炸所造成的伤亡当属煤矿创伤中的首位。据来自于新华社、媒体网公布的数字统计，2005年在115起重大的矿难中，伤亡人数共1911人，其中死亡1695人，受伤者216人。其中52起是煤矿瓦斯爆炸事故，死亡人数937人，受伤者为88人，死亡率达到了91%。2008年120起矿难事故死亡人数为716人，其中因瓦斯爆炸、瓦斯突出、窒息、一氧化碳（CO）中毒死亡人数为659人，占92.04%。2009年煤矿重大瓦斯爆炸事故所占比例高于80%，而且最大的特点是由小矿向国有大型煤矿挺进：4起特别重大煤矿事故，其中3起发生在国有大型煤矿；送达医院得到救治的伤员有10%左右的死亡率。据专家预测，随着煤矿开采深度的不断增加，机械化程度的不断提高，开采强度的不断增强，矿井内涌出的瓦斯量还会进一步增大，瓦斯灾难会越来越成为煤矿灾害防治的重点和难点。

近10年来，我国瓦斯爆炸伤害的救治工作取得了长足的进步，主要表现在：确立了煤矿瓦斯爆炸伤害应急救援体系与程序，明确和提高了对煤矿瓦斯爆炸造成主要危害的认识，对瓦斯爆炸伤害概念、吸入性损伤、有害气体中毒、创伤急救“黄金一小时”和链式救治质量、煤矿瓦斯爆炸烧伤感染以及心理精神障碍干预与治疗都有了新的认识，还开展了瓦斯爆炸伤害的基础性研究，将高质量的辅助检查应用于临床治疗等。但是依然存在着诸多问题，主要是缺少一本指导性的专著，从而导致：①概念、救治方法不统一，救治水平不平衡，救治效果差异极大；②现场处理不规范、入院不及时、丧失了救治“黄金时间”；③由于伤情评分没有得到统一和规范，以致造成对群体伤员现场伤情鉴别有误差，甚至轻重颠倒，延误急救与治疗时机；④对煤矿工人、救护人员、医护人员培训质量不规范，致使对出井后的伤员处理不当，有的用压力较高的水管冲洗，导致二次损伤；⑤煤矿瓦斯爆炸伤害造成全身脏器损害的序贯性不十分肯定，致使救治过程中重点先后顺序不明确，延误确切治疗；⑥对于瓦斯爆炸伤害的临床特点认识不够全面，往往只重视烧伤、休克和其他复合伤，而忽略了具有瓦斯爆炸伤害特点的呼吸道损伤、自体挤压伤或自体挤压性挤压综合征的早期发现与治疗，致使病情延误，或遗留重残，或导致死亡；⑦对伤者的创伤后心理应激反应重视不够，以致治疗期延迟，甚至导致创伤后精神障碍或精神分裂症。

鉴于我国瓦斯爆炸伤害发生、发展、救治的特殊性，在编写矿山医学系列丛书中，有必要单列此书加以论述和介绍。

本书共十三章，内容丰富，图文并茂、文字简练、易解易懂、实用性强。论述了我国煤矿瓦斯爆炸伤的特点、现场救治程序、现代救治方法，突出了我国煤矿瓦斯爆炸伤害救援体系、特有的呼吸性损伤、自体挤压伤与自体挤压伤综合征、瓦斯爆炸伤害的创伤免疫与感染、感染的 ICU 集束化治疗等内容，这些都是一般创伤学所没有的。本书既包括现代理论，又有实际病例介绍，既有线条图解，又有实际病例照片。对于指导全国矿山医院医务工作者从事瓦斯爆炸伤害救治有重要的意义，也可以作为相关定点医院参考书推广。

本书一个最大的特点，是并不拘泥于“学”的限制，有很大篇幅内容是现实经验的总结，还以“创造性思维”方式综述了关于创伤免疫、肠道屏障、瓦斯爆炸伤害的实验性研究，目的在于启发从事瓦斯爆炸伤害的医护工作者不是着力寻找陈旧的知识，也不是去重踏别人走过的老路，而是把注意力引向发现新的事物、新的规律、新的理论、新的观点，促进人们向更高、更新、更复杂而广阔的方向开拓前进。期望能够在下次再版时变为“转化医学”的结晶。

此著作的编写基础是全国煤炭系统各医院的丰富经验和资料，有些图片引自诸多医护人员的论著，尤其是瓦斯爆炸伤害的基础研究，主要引自于任文杰教授等的科研成果，在此表示诚挚的谢意！

在本书编写过程中得到了王正国院士、岳茂兴教授、周志道教授等的大力支持和指导，在此表示衷心的感谢！几易其稿，问题在所难免，甚至有分歧意见，敬请同道们斧正。

主编

2021 年 8 月

目 录

第一章

我国煤矿瓦斯爆炸的原因及防治措施

近几年，我国发表了多篇关于煤矿瓦斯爆炸的原因及防治措施的论文[1-6]，从不同地区、煤矿特点、瓦斯爆炸条件、煤矿瓦斯爆炸原因、防范对策、对人体损害及防治措施等方面进行了总结、分析和讨论，对于今后防范煤矿瓦斯爆炸事故的发生及矿山救援、医疗救治具有重要的意义。

一、概述

煤矿瓦斯是从煤炭或围岩中释放出的甲烷，又叫沼气。它是古代植物在形成煤的过程中，经厌氧菌作用、植物的纤维分解而产生。通常以吸附状态或游离状态存在于煤体，前者占主要部分（约90%）。在一定的条件下，游离状态与吸附状态的瓦斯处于一定的动态平衡，当这种条件变化时，平衡将受到破坏。如此时压力降低或温度升高，部分瓦斯就由吸附状态解析而转化为游离状态，如果条件呈持续状态，比如此时持续不断地进行采掘工作，瓦斯动态平衡的破坏范围将不断扩展，涌出瓦斯的范围将逐渐增大，当涌出的瓦斯达到一定的浓度，此时如果在足够的有氧环境中遇到有一定温度的火源，就会产生瓦斯爆炸。因此，本质上说，瓦斯爆炸是一种化学爆炸，是以 CH_4 为主的瓦斯与空气的混合气体点燃后发生剧烈化学反应的结果。瓦斯爆炸也可以说是一种激烈而复杂的氧化反应，是自由基链反应过程，它包括链引发、链传递、链分支和链终止等过程。如果混合气体各成分达到爆炸浓度范围，并且存在火源点，链反应过程就会被引发，链传递和链分支反应随之很快发生，反应速度急剧增加，反应放出的热量使气体温度迅速升高，体积剧烈膨胀，从而引起爆炸。这是一种热 - 链式反应，也称为连锁反应。虽然爆炸时间持续短暂（通常不足 1 秒），但其产生的危害极大：瞬时高温（$> 1850℃$）、强大冲击力（爆炸气体速度可达到每秒数百米甚至数千米）及有毒气体产生（CO、CO_2、NO、NO_2 等），可使伤员同时遭受多重损伤。

瓦斯事故是世界矿难的元凶，现代煤矿业对电力的依赖使瓦斯遇电爆炸的可能性大增。新中国成立以来，24 起死亡百人以上的重大煤矿灾难事故中，瓦斯爆炸事故就有 21 起。1999 年以来，国外发生一次死亡 30 人以上的煤矿事故 14 起，除一起事故是火灾事故外，其余 13 起全部是瓦斯爆炸事故。这些特大事故全部发生在发展中国家，其中乌克兰 6 起，俄罗斯 3 起，哈萨克斯坦 2 起，印度、哥伦比亚和印度尼西亚各 1 起。可见瓦斯爆炸事故是造成煤矿灾难的主要原因，瓦斯问题是世界采煤国家面临的共同挑战。

发达国家在历史上也曾深受瓦斯之苦，但是20世纪80年代以来，美国、英国、澳大利亚、加拿大等发达国家已经基本上消灭了重大死亡事故。

在我国的能源工业中，煤炭占一次能源生产和消费结构中的70%，预计到2050年还将占50%以上。因此，煤炭在相当长的时期内仍将是我国的主要能源。当前，国家对煤炭工业发展提出了更高的要求，所以必须加强安全生产，确保煤炭工业持续、稳定、健康发展。在煤炭开采过程中，瓦斯煤尘爆炸、火灾、透水、冒顶、煤与瓦斯突出、冲击地压、中毒、窒息等多种灾害事故时有发生。我国煤矿瓦斯含量大，涌出强度高，危险性大，在煤矿安全生产过程中，瓦斯爆炸事故一直是最严重的灾害之一。

以2006—2010年我国煤矿瓦斯事故起数和死亡人数的对比分析为例，“十一五”期间全国共发生较大以上瓦斯事故1083起，死亡4559人，分别占事故总量的10.5%和27.1%。其中一次死亡1～2人的一般瓦斯事故607起，共死亡833人，分别占56.0%和18.3%；一次死亡3～9人的较大瓦斯事故389起，共死亡1848人，分别占35.9%和40.5%；一次死亡10人以上的重特大瓦斯事故87起，共死亡1878人，分别占8.0%和41.2%，详见表1-1。由此可见，瓦斯事故之所以是煤矿安全生产的第一杀手，除了发生起数较多外，更重要的是单起事故的伤亡人数较多，仅重大以上事故的死亡人数就占到瓦斯事故总死亡人数的41.2%。因此，控制重、特大瓦斯事故是遏制煤矿群死群伤事故的关键。

表1-1　“十一五”期间瓦斯事故按事故类别汇总

时间（年）	所有瓦斯事故		较大瓦斯事故		重大瓦斯事故		特别重大瓦斯事故	
	起数（起）	死亡人数（人）	起数（起）	死亡人数（人）	起数（起）	死亡人数（人）	起数（起）	死亡人数（人）
2006	327	1319	127	582	22	347	4	143
2007	272	1084	85	417	19	289	3	171
2008	182	778	63	290	16	297	1	37
2009	157	755	57	260	7	82	4	292
2010	145	623	57	299	9	135	2	85
合计	1083	4559	389	1848	73	1150	14	728
2010年与2006年比较	−182	−696	−70	−283	−13	−212	−2	−58
	−55.7%	−52.8%	−55.1%	−48.6%	−59.1%	−61.1%	−50.0%	−40.6%

从表1-1可以看出，各类别瓦斯事故无论是事故起数还是死亡人数都呈逐年下降的趋势，2010年与2006年相比，瓦斯事故减少182起、少死亡696人，分别下降55.7%和52.8%，其中较大瓦斯事故减少70起、少死亡283人，分别下降55.1%和48.6%，重大以上瓦斯事故减少15起、少死亡270人，分别下降57.7%和55.1%，其中特别重大瓦斯事故减少2起、少死亡58人，分别下降50.0%和40.6%。但特别重大瓦斯事故偶有出现，仍未完全消灭一次死亡50人以上的特别重大恶性瓦斯事故。

“十一五”期间较大以上瓦斯事故死亡人数占各类别事故总量的比重有上升趋势。2006—2010年较大瓦斯事故死亡人数占较大事故的比重均大于50%，重大以上瓦斯事故死亡人数占重大以上事故死亡人数比例也在40%以上，2007年和2008年甚至超过了70%。

瓦斯事故仍然是煤矿职工伤亡的罪魁祸首，且煤矿瓦斯事故多发、总量较大，特别是重大以上瓦斯事故有所反弹，煤矿安全生产形势依然严峻。因此，预防、控制瓦斯爆炸事故，是实现煤矿安全生产的关键。瓦斯防治是煤矿安全工作的重中之重，必须采取有力措施，有效防治煤矿重特大瓦斯事故的发生，以确保煤矿的安全生产。

二、瓦斯爆炸的必备条件

瓦斯爆炸具有三个必要条件：一是瓦斯浓度必须达到一定范围，在 5% ～ 6% 至 14% ～ 16% 时，混合气体有爆炸性；二是存在高温火源，一般认为是 650 ～ 750℃ ；三是有足够的氧气，混合气体中氧气的浓度不低于 12%，三者缺一不可。

1. 瓦斯爆炸的浓度界限　在正常的大气环境中，瓦斯只在一定的浓度范围内爆炸，这个浓度范围称瓦斯的爆炸界限，其最低浓度界限叫爆炸下限，其最高浓度界限叫爆炸上限，瓦斯在空气中的爆炸下限为 5% ～ 6%，上限为 14% ～ 16%。

实验证实：当瓦斯浓度低于 5% ～ 6% 时，混合气体无爆炸性，遇火后只能燃烧而不能爆炸；当瓦斯浓度为 5% ～ 6% 至 14% ～ 16% 时，混合气体有爆炸性；当瓦斯浓度大于 14% ～ 16% 时，混合气体无爆炸性，也不燃烧，但当有新鲜空气供给时，可以在混合气体与新鲜空气的接触面上燃烧。

当瓦斯浓度为 9.5% 发生爆炸时，其爆炸威力最大，这是因为此时混合气体中的氧气和瓦斯都全部参加了燃烧、爆炸。

瓦斯爆炸界限不是固定不变的，它受到许多因素的影响，其中重要的有：

（1）氧的浓度。

（2）其他可燃气体：混合气体中有两种以上可燃气体同时存在时，其爆炸界限决定于各可燃气体的爆炸界限和它们的浓度。

（3）煤尘——本身具有爆炸性，300 ～ 400 ℃成为挥发性气体。

（4）空气压力——压力大时，分子接近、碰撞概率增加、范围扩大。

（5）惰性气体——有降低瓦斯爆炸危险性作用。

2. 引火温度　瓦斯的最低点燃温度和最小点燃能量决定于空气中的瓦斯浓度，瓦斯 - 空气混合气体的最低点燃温度，绝热压缩时 565℃，其他情况时 650℃。最低点燃能量为 0.28 mJ。

引火温度是指点燃瓦斯所需的最低温度，一般认为是 650 ～ 750℃。它的高低与瓦斯的浓度有关（表 1-2）。

表 1-2　瓦斯的浓度与点燃温度的关系

瓦斯浓度（%）	2	3.4	6.5	7.6	8.1	9.5	11	14.7
点燃温度（℃）	810	665	512	510	514	525	539	565

瓦斯与高温热源接触时，并不立即燃烧、爆炸，而是经过一个很短的时间间隔，我们称此现象为引火延迟性，间隔的这段时间称感应期。

3. 氧的含量　当氧在混合气体的浓度低于 12% 时，混合气体中的瓦斯失去爆炸性。

综上所述，瓦斯和空气混合气体的爆炸需要同时具备三方面的条件：瓦斯在混合气体中的浓度超过爆炸下限，即形成瓦斯积聚；混合气体中氧气的浓度不低于 12%；存在高于引燃瓦斯的热源并且其存在的时间比感应期长。

三、我国煤矿常见的瓦斯爆炸的原因

煤矿在开采煤炭资源过程中会伴随着多种灾害事故的发生，如瓦斯爆炸、煤尘爆炸、煤与瓦斯突出、中毒、窒息、火灾、透水、冒顶。在这些事故中瓦斯爆炸无疑是最严重的，它不仅造成的损失最大，发生的频率也是最高的。所以，分析瓦斯爆炸原因，制订瓦斯防治对策，就显得尤为重要。

1. 煤矿开采条件差 我国煤矿井下开采条件普遍较差，特别是南方煤矿。据统计，2000 年全国国有重点煤矿共有 580 处矿井进行了瓦斯等级鉴定，其中高瓦斯矿井 160 处，低瓦斯矿井 298 处，煤与瓦斯突出矿井 122 处，有自然发火矿井 372 处，占 64%，有煤尘爆炸危险矿井 427 处，占 73.6% 。

2. 装备不足、管理不落实 矿井安全装备配置不足，“先抽后采，监测监控，以风定产”方针未得到完全落实。很多煤矿发生的特大瓦斯事故都没有装备瓦斯抽放系统或抽放系统不能有效运行，监控系统也不能有效发挥作用。如 2005 年发生的 41 起特大瓦斯事故中，有的矿井没有安装瓦斯监控系统或运行不正常，有的矿井虽安装了瓦斯监控系统，但因传感器数量不足、安装位置不对、线路存在故障、显示器不显示数据等问题，不能有效发挥其应有的作用。此外，乡镇煤矿发生的特大瓦斯事故都没有装备瓦斯抽放系统或抽放系统不能有效运行，监控系统也不能有效发挥作用。如内蒙古乌海市某公司某矿井虽安装了瓦斯监控系统，但在其实际开采区域却并没有瓦斯传感器，造成了特大瓦斯事故的发生，死亡 16 人。

3. 管理水平低 瓦斯爆炸事故的发生，主要是由于管理上存在缺陷，造成某些作业人员的违章失职。许多事故分析发现，违章操作或管理不当而造成了一些本可避免的事故，但未引起重视，最终酿成特大瓦斯爆炸事故。因此，管理水平和职工的安全意识对于煤矿的长期安全生产起到了举足轻重的作用。

另外，企业技术管理薄弱也是一个不容忽视的问题。一些煤矿企业由于采煤方法落后，矿井采掘布置不合理，通风系统不完善，作业规程编制不符合实际，针对性不强，给安全生产带来了严重隐患。

4. 企业职工安全意识淡薄，文化素质较低 据有关数据分析，大部分煤矿的瓦斯爆炸都是由于工作人员的违章操作造成的，并且绝大多数瓦斯事故都是由于“三违”引起的。煤矿的很多职工文化程度低，没有经过正式安全培训就下井，常常采用师带徒的方式参与采掘等作业，缺乏基本的安全生产知识，不懂通风安全管理和操作规程，思想麻痹，违章作业，冒险蛮干现象严重。

5. 瓦斯积聚的存在 瓦斯积聚是指采掘工作面及其他地点，体积大于 0.5 m^3 的空间内积聚瓦斯浓度达到或超过 2% 的现象。瓦斯积聚是造成瓦斯爆炸的根本原因。造成瓦斯积聚的原因很多，主要有：矿井主通风机供风能力不足或通风系统不合理造成矿井缺风；掘进工作面或其他需单独供风的巷道，因局部通风机、风筒原因使得瓦斯积聚；采煤工作面上隅角和采空区瓦斯积聚；巷道变形、调节风门故障等造成通风不良。其中通风系统不合理和局部通风管理不善是瓦斯积聚的主要原因。如 2005 年 34 起特大瓦斯爆炸事故中，有 22 起主要是因通风系统不合理，存在风流短路、多次串联和循环风，造成供风地点风量不足而引起瓦斯积聚；有 9 起主要是因局部通风机安装位置不当，风筒未延伸到供风点或脱落引起供风点有效风量不足而造成瓦斯积聚；有 2 起事故主要是因停电、停风而引起瓦斯积聚；有 1 起是盲巷积聚的瓦斯被引爆。

6. 引爆火源的现象存在 煤矿井下引爆瓦斯的火源有爆破火花、电气火花、摩擦撞击火花、静电火花、煤炭自燃等。但放炮和电气设备产生的火花是瓦斯爆炸事故的主要火源。在个别煤矿中，引爆火源的问题仍然存在。如有的矿井仍有明电、明火下井，井下电气设备存在失爆的现象，甚至有的电工不懂技术或不负责任，拆除或损坏了防爆密闭圈，造成了失爆。如2005年34起特大瓦斯爆炸事故中，有16起是由放炮产生的火花引爆的；有15起事故是由电气设备及电源线电火花引爆的。

四、防止瓦斯爆炸的措施

1. 优化通风网络及通风系统，防止瓦斯积聚 合理可靠的通风系统是防止瓦斯事故和控制灾害扩大的重要措施，瓦斯防治工程与采掘工程必须同时设计，超前施工，同时投入使用。采煤工作面必须保持风路畅通，每个掘进工作面必须有合理的进风和回风路线，避免形成串联通风。另外，在采煤过程中，采煤工作面回风隅角容易积聚瓦斯，应及时有效地处理该区域积聚的瓦斯。

（1）防止瓦斯积聚的措施

1）加强通风：使瓦斯浓度降低到《煤矿安全规程》（国家安全生产监督管理总局．北京：煤炭工业出版社，2001）（以下简称《规程》）规定的浓度以下，即采掘工作面的进风风流中不超过0.5%，回风风流不超过1%，矿井总回风流中不超过0.75%。

2）加强检查工作：及时检查各用风地点的通风状况和瓦斯浓度，查明隐患进行处理，是日常进行瓦斯管理的重要内容。我国20世纪80年代所用的甲烷检查仪器有：光学甲烷检定器、热放式甲烷检定器、甲烷警报器和甲烷遥测警报仪等。20世纪90年代以后使用比较先进的TX系列智能便携式气体监测仪和遥测仪器等。

3）对瓦斯含量大的煤层进行瓦斯抽放，降低煤层及采空区的瓦斯涌出量。

（2）处理的方法有：挂风障引流法、风筒导风法、移动泵站抽放法、尾巷排放瓦斯法、液压局部通风机吹散法。

2. 不断提高煤矿瓦斯抽放技术

（1）我国国有煤矿高瓦斯和瓦斯突出矿井占矿井总数的46%。瓦斯抽放是减少矿井瓦斯涌出量、防止瓦斯爆炸和突出的治本措施，同时也是开发利用瓦斯能源、保护大气环境的重要手段。如皖北煤电集团公司祁东煤矿利用抽放瓦斯进行发电，并取得了可观的经济效益和社会效益。

（2）为提高瓦斯抽放率，目前主要解决长钻孔定向钻进技术，包括测斜、纠偏技术；提高单一低透气性煤层的抽放率；研制钻进能力更强的钻机具；完善和提高扩孔技术、排渣技术、造穴技术和封孔技术；开发新的瓦斯抽放技术及设备。

（3）瓦斯抽放方法有本煤层抽放、邻近层抽放和采空区抽放等；抽放工艺有顺层长钻孔、大直径钻孔、地面钻孔、顶板岩石和巷道钻孔等；并研制出与之相配套的强力钻机及配套机具，如MK型长钻孔钻机和ZSM顺层强力钻机等。此外，已研制出多种抽放泵及配套的监控系统和仪表等，大大提高了瓦斯抽放量和抽放率，使安全环境得到进一步改善。

（4）利用多分支羽状适用技术，解决低渗煤层瓦斯治理问题，以提高抽采率。

（5）煤矿瓦斯治理也应该与煤层气产业化紧密结合起来，把目前单纯的瓦斯灾害防治逐步转变为瓦斯治理和开发利用相结合的产业体系。

3. 矿井瓦斯浓度及火源监测技术 矿井瓦斯浓度及火源的实时自动监测对于防止瓦斯爆炸非常重要，当发现瓦斯异常或有火源产生，立即采取措施可防止爆炸事故的发生。我国目前开发了KJ90、KJ92、KJ94、KJ95、KJ73、KJ66等型号的KJ系列矿井安全监控系统，以及各类检测传感器、报警仪和断电仪。按照国家煤矿安全监察部门要求，所有矿井均要安装矿井安全综合监控系统。矿井安全综合监控系统具有如下功能：①矿井环境和工况参数实时监控；②主要通风机在线监测；③巷道火灾实时监测；④矿井瓦斯抽放实时监测；⑤冲击地压实时监测；⑥煤与瓦斯突出实时监测；⑦煤层自然发火实时监测；⑧瓦斯爆炸或燃烧实时监测；⑨矿井电网监测等多种功能。监控系统的安装极大地提高了煤矿的安全管理自动化水平，防止了许多事故的发生。安全监控系统的应用，为煤矿的安全生产做出了很大的贡献，但是，绝对不能替代专职安全检测人员的井下现场检测。

4．防止瓦斯引燃的措施

（1）井口房、瓦斯抽放站及主要通风机房周围 20 m 内禁止使用明火。

（2）瓦斯矿井要使用安全照明灯，井下禁止打开矿灯，禁止携带烟草及点火工具下井。

（3）严格管理井下火区。

（4）严格执行放炮制度。

（5）严格掘进工作面的局部通风机管理工作，局部通风机要设有风电闭锁装置。

（6）瓦斯矿井的电气设备要符合《煤矿安全规程》关于防爆性能的规定。

5．隔爆措施 矿井隔爆抑爆装置是控制瓦斯爆炸的最后一道屏障，当瓦斯爆炸发生后，依靠预先设置的装置可以阻止爆炸的传播，限制火焰的传播范围，主要有被动式隔爆棚和自动式抑爆装置。

（1）被动式隔爆棚：隔爆岩粉棚、隔爆水槽棚和隔爆水袋棚因成本低、安装方便，因而得到了广泛的使用，其中隔爆水袋棚的使用最为广泛。目前研制的 XGS 型和 KYG 型隔爆棚具有适应性强，安装、拆卸和移动方便的特点。

（2）自动式抑爆装置：使用压力或温度传感器，在爆炸发生时探测爆炸波，及时将预先放置的水、岩粉、N_2、CO_2 等喷洒到巷道中，从而达到抑制爆炸火焰传播的目的。如 ZGB-Y 型自动隔爆装置采用高压氮气引射消焰剂，能将爆炸限制在距爆源 40 ～ 60 m 之内；YBW-1 型无电源触发式抑爆装置，适合安装在距爆源 20 ～ 45 m 的巷道中；ZYB-S 型自动产气式抑爆装置采用实时产气原理，当传感器接收到燃烧或爆炸火焰时，触发气体发生器快速产生高压气体喷洒消焰剂，抑制火焰的传播。

6．强化安全生产检查 安全检查要侧重检查人们在井下作业中，违章把火种带入井下、违章用电、违章放炮、违章敲打矿灯等具有导致瓦斯爆炸事故的异常行为，另外要侧重检查瓦斯抽放、通风管理、瓦斯监测、电气设备防爆等，并要做到改变其异常，达到安全生产的客观要求，从而控制瓦斯爆炸事故的发生。

7．强化进行全员安全培训工作 首先企业领导干部要进行安全生产培训，使其懂技术、懂经营管理、懂安全生产法规，学会按煤矿生产规律办事，严格执行“安全第一、预防为主”的安全生产方针，做到“责任明确，制度完善，执行有力，监督严格”。另外，工人是第一生产者，通过生产技术和安全培训，提高煤矿工人的技术素质、应变能力、安全意识和自我保护能力，才能杜绝违章作业、冒险蛮干和避免瓦斯事故的发生。

8．加强新技术研发与应用 加快新技术的研究力度，实现瓦斯综合治理跨越式发展，加大“先抽后采”力度，实现煤矿瓦斯治理的根本转变。积极实施“可保尽保、应抽尽抽、先抽后采、煤气共采”的瓦斯综合治理战略，依靠科技进步，实现采煤采气一体化、地面与井下抽放一体化，瓦斯抽放和利用一体化。积极开展松软突出煤层水平长钻孔打钻技术、低透气性煤层快速高效增透强化抽放技术、地面钻孔钻进固孔技术等关键技术攻关研究。加快巷道瓦斯涌出特征、声发射监测技术、电磁辐射监测技术等工作面非接触连续预测及预警技术研究进度，并将信号并入矿井安全监测系统，实现连续监测技术的创新性研究。通过工艺技术攻关研究，实现瓦斯综合治理的技术突破。

随着采矿机械化程度的提高，防止机械摩擦火花引燃瓦斯显得日益重要。煤矿井下由于摩擦火花而引起的瓦斯爆炸事故占有相当的比例，因此不少国家对这个问题进行了研究，并提出，在摩擦部件的金属表面溶敷一层活性小的金属（如铬），使形成的摩擦火花不能引燃瓦斯；在铝合金的表面涂各种涂料，以防止摩擦火花的发生和金属中加入少量的铍，降低摩擦火花的点燃性等。

五、瓦斯爆炸事故发生后采取的措施

1. 采取瓦斯排放措施，防止封闭区瓦斯聚集 一般高瓦斯矿工作面都有瓦斯抽放系统，工作面因火被迫封闭后，应继续对工作面进行瓦斯抽放，直至确认封闭区不再有爆炸危险性。以防封后瓦斯浓度聚集而发生爆炸。

2. 采取从地面注惰气、注氮等方法降低封闭区氧浓度 封闭时，发火区温度、CO浓度都很高，所以不能在火区附近工作。此时可以从地面向火区注氮，降低火源点附近氧浓度和煤温，保证工作面安全。

3. 消灭火源高温点 采取向发火区注凝胶等方法，使高温点温度降低到可引起瓦斯爆炸的下限温度以下。

4. 用水封闭火区 如果发火区两端比较低，可以在撤离人员的情况下，向发火区所在巷道两端送水，直至用水封闭火区。火区用水封闭，能够保证密闭无漏风，而且一旦封闭区内发生爆炸，两端的水密封能有效消除爆炸引起的冲击波，防止爆炸引起的大火蔓延。

5. 全面建立安全避险等“六大系统” 2010年5月18日至20日，国家安全监管总局、国家煤矿安监局在山西省潞安矿业（集团）公司召开了全国煤矿坚决遏制重特大事故、推广井下救生舱等避险设施现场会。国家煤监局原局长赵铁锤在会上指出，党中央、国务院始终对煤矿安全生产高度重视，2008年以来，中央领导同志对借鉴南非煤矿安全管理经验、推广应用井下救生舱等多次做出重要批示。经过近两年的探索，救生舱等紧急避险设施的研制取得了重大进展。一定要推进煤矿井下救生舱等避险设施建设，建立完善煤矿监测监控、人员定位、紧急避险、压风自救、供水施救和通信联络系统等安全避险“六大系统”，提高煤矿安全保障能力。不仅是全面推广，而且要全面覆盖。5年内，全国所有煤矿都必须建立以救生舱为代表的煤矿井下安全避险“六大系统”，即2010年年底前所有国有重点煤矿必须建立井下人员定位系统，其余煤矿必须在2011年年底之前全面建立；同时，2010年年底前要全面完成所有矿井通信系统的完善工作。

建立井下避难所是各主要采煤国的通行做法，也是煤矿安全生产的客观需求。其主要功能包括：井下发生突出、火灾、瓦斯煤尘爆炸、水害等灾变事故后，在逃生路径被阻和逃生不能的情况下，为无法及时撤离的遇险人员提供一个安全的密闭空间，对外能够抵御高温烟气，隔绝有毒有害气体；对内能为遇险人员提供氧气、食物、水，去除有毒有害气体，创造基本生存条件；通信、环境监测设备能为应急救援创造条件、赢得时间。

六、瓦斯爆炸事故灾难性损害机制

1. 冲击波伤害效应 瓦斯爆炸产生的冲击波、火球、有毒气体都具有伤害效应。特别是冲击波的威力，既能够摧毁巷道设施，破坏通风系统和井下建筑物，又可能引起煤尘爆炸等事故，对于人的伤害更是不言而喻的。冯灿逵[7]统计的2次瓦斯爆炸事故中共伤亡98人，其中伤29人，死亡69人。在29名幸存者中，由于冲击波造成软组织损伤的有27人，占93.1%。

瓦斯爆炸在空间上可以分为两个区：瓦斯燃烧区和一般空气区。在瓦斯燃烧区内冲击波和火焰是相互耦合的，在一般空气区，当瓦斯燃烧完毕后燃烧波消失，只剩一般空气冲击波，最终恢复至正常大气参数。目前对瓦斯燃烧区进行的研究较多，对于一般空气区冲击波的传播规律研究大多在直管道内[8]。实际上，矿井实际环境并非都是直巷道，瓦斯爆炸事故发生后，冲击波沿巷道传播，巷道拐弯、分叉、截面积变化都会影响冲击波的传播。前苏联学者 C.K. 萨文科通过实验管道研究冲击波的传播规律，得出了冲击波通过巷道分叉和拐弯处的衰减系数，还做了薄膜测压实验，得出了对冲击波压力在直线巷道中的衰减特性。张守中[9]对截面积变化情况下冲击波衰减、增大系数进行了初步的探讨。曲志明等[10]从理论上推导出了瓦斯爆炸冲击波在巷道壁面发生正反射和斜反射的计算公式，并且利用了瓦斯爆炸冲击波、爆轰波强度公式对瓦斯爆炸冲击波和爆轰波的产生、发展、衰减进行了讨论研究。贾智伟等通过流体动力学理论，提出巷道截面积突变情况下瓦斯爆炸冲击波传播规律数学模型，得到了冲击波波阵面压力和其他数学参数的表达式。冲击波宏观上表现为一个运动着的曲面，它经过之处，物质的压力、密度、温度均发生急剧变化。微观上来讲，物质内部分子间的相互作用抵制突变的发生，物质的黏性和热传导抵制这些突变的发生。当变化来得太快时，这种能量的传递过程来不及扩展到较远的距离，只能影响到几个分子间距，这就造成了状态量宏观上很小范围内发生急剧变化，相当于在一个几何位置上的突变。冲击波的作用效果和传播速度是息息相关的。

2. 瓦斯爆炸的火焰反应 瓦斯爆炸试验研究系统的管道中预混瓦斯气体的爆炸或燃烧是以火焰波的形式向前传播的，火焰波将已燃气体与未燃气体分隔开，并在该火焰区内完成化学反应、热传导和物质的扩散等过程。火焰波前至波尾之间的法向距离称为火焰厚度[11]。由于瓦斯爆炸是煤矿生产中一种极其严重的灾害，因此，世界各主要采煤国家对瓦斯爆炸灾害都进行了大量的基础理论与实验技术等方面的研究。目前，在瓦斯爆炸的化学动力学研究以及在基元反应模型基础上的数值模拟等方面进展很大。因爆炸的化学反应基本上在火焰区内完成，为了将爆炸（或燃烧）动力学模型与爆炸火焰的实验结果进行比较，就必须研究火焰区内可能发生的各种化学反应，测定贯穿于整个火焰厚度的主要化学物种和自由基的浓度分布状况。因此，瓦斯爆炸传播火焰厚度的确定是进行准确模拟的关键。在以往的大多数研究中，由于传统的爆炸机制的束缚及实验条件的限制，均将火焰厚度的研究限制在稳定燃烧的静态火焰（本生灯火焰）上，测得或计算出的火焰厚度较薄，其厚度只有几百甚至几十微米，这一厚度相对于系统的特性尺寸来说是极薄的，在一般的爆炸研究中大多数把它看作几何间断面。

为了深入研究井下瓦斯爆炸火焰传播的真实过程，王从银等[11]利用瓦斯爆炸试验系统对管道中瓦斯爆炸传播火焰的厚度进行了实验研究，结果发现火焰区中压力最大值之前的火焰向前运动的速度较大，压力最大值之后的火焰向前运动的速度较小，甚至向后运动（从爆炸火焰高速摄影的播放效果中，也看到了火焰的前端向前运动而后部向后运动的情况）。由于火焰沿其厚度方向上，自前向后其向前传播的速度是逐渐减慢的，因此火焰因前后部位速度的差别而被拉长。由于火焰在传播过程中压力的波动，导致火焰波阵面前沿传播速度的不稳定以及火焰区内沿厚度方向上不同部位速度的不同，因此，按照某一测点处火焰的速度与火焰的持续时间计算出的火焰厚度与实测火焰厚度相差较大。

为了得到巷道瓦斯爆炸时的传播规律，王东武等[12]利用大型试验巷道对不同质量、浓度的瓦斯 - 空气混合物的爆炸过程及传播规律进行了试验研究，分析了瓦斯爆炸时最大爆炸压力的时空变化特征、瓦斯爆炸火焰速度变化特征、火焰波及范围变化特征等规律，得出：①最大爆炸压力的峰值较大，且随着瓦斯量的增加，出现最大压力峰值的位置距爆源点更近；②最大爆炸压力呈现时间随着与爆源的距离增大单调增加；③随着瓦斯量增大，火焰传播速度绝对值明显增大，火焰传播速度最大点距爆源距离减小；④火焰区长度可达原始瓦斯积聚区长度的 3 ~ 6 倍，但火焰传播距离并不与瓦斯量的增加成正比。研究所得结论可为矿井瓦斯事故的预防和治理提供参考。

瓦斯爆炸火焰的持续时间与压力结构有密切的关系：火焰即将消失的时刻压力达到最大值，其后迅速下降至一个大气压，并在一个大气压值附近上下略有波动。距点火端较远的测点处火焰持续时间较长，压力的最大值出现在火焰区之内，但在最大值之后并没有迅速下降，而是略有波动，在火焰变得很弱的时刻才下降至一个大气压，此后压力的波动幅度也较大。在瓦斯爆炸火焰的传播过程中，其火焰传播速度、火焰厚度和火焰持续时间的变化幅度是较大的，即使在同一测点处，相同的实验条件（浓度、点火能量）下，不同次实验得出的数据也是不同的。但是火焰持续时间的变化规律是一致的，即距点火端较近处火焰持续时间较短，距点火端较远处火焰持续时间较长。火焰厚度及持续时间的变化是由于火焰在传播过程中压力结构的变化造成的，火焰传播过去之后，由于燃烧之后的高温气体产物与周围介质进行快速的热交换，温度迅速下降，因此压力迅速下降，距点火端较近的测点处由于点火端被封闭，爆炸气体产物无法向后膨胀，火焰一方面受到其后部爆炸产物强大压力的压缩，另一方面在该压力的推动之下加速向前传播，因此火焰通过测点处所需的时间较短，火焰的厚度也较薄。

3. 对人体的复合伤害　瓦斯爆炸造成的主要危害有：①爆炸瞬间温度高达 1650 ~ 1850℃，对人身和设施造成严重伤害和破坏；②爆炸后空气压力平均为爆炸前的 9 倍，冲击波可直接伤害人体、破坏井道和设备并间接伤害人体；③产生大量 CO 等有害气体，导致人员中毒；④瓦斯爆炸时，处于爆炸源附近者，主要被高温和高压冲击波所伤；远离爆炸源者，主要因 CO 为主的有毒气体中毒和缺氧窒息所害 [13]。

七、瓦斯爆炸事故防范对策

中国矿业大学煤矿瓦斯治理国家工程研究中心的程远平、刘洪永在《我国煤矿瓦斯爆炸事故防范对策》一文中，综合“十一五”期间我国煤矿瓦斯爆炸事故的现状和特点发现，乡镇煤矿生产全国 38% 的煤炭，出现的较大以上瓦斯事故的死亡人数却占全国的 66.9% ~ 83.6%，乡镇煤矿是煤矿瓦斯爆炸事故的重灾区。目前乡镇煤矿的数量远大于国有重点煤矿，其产量也是国有重点煤矿靠增产无法弥补的，因此，若在短时间内将其全部关掉，无论是对经济发展的影响还是对就业的冲击都是不可行的。若要在“十二五”期间从根本上遏制瓦斯爆炸事故，特别是重大以上瓦斯爆炸事故的发生，实现煤矿安全生产形势的持续好转，需大力控制乡镇煤矿瓦斯爆炸事故多发的势头，从以下几个方面采取防范对策。

1. 切实落实通风质量标准化，建立合理有效、稳定可靠的通风系统　通过对较大以上瓦斯爆炸事故瓦斯积聚原因的分析发现，矿井通风系统不合理、局部通风管理混乱和停电停风非常严重，是造成瓦斯积聚的主因。因此，应切实落实通风质量标准化，从落实“先抽后采、监测监控、以风定产”的瓦斯治理工作方针入手，着力建立“通风可靠、抽采达标、监控有效、管理到位”的瓦斯治理工作体系。

矿井通风系统可靠稳定，采掘工作面有足够的新鲜风流，瓦斯不聚积、不超限，就不会发生瓦斯事故。因此必须把矿井和采掘工作面通风作为重要的基础性工作来抓。“通风可靠”的基本要求是：系统合理、设施完好、风量充足、风流稳定。

“系统合理”，就是要求矿井和工作面必须具备独立完善的通风系统，采区实行分区通风，高瓦斯矿井、煤与瓦斯突出矿井、自然发火严重矿井的采区等，要设专用回风巷，特别是严禁无风作业、微风作业和串联通风作业。“设施完好”，就是风机、风门、风桥、风筒、密闭等井上下通风设施施工质量可靠，保持完好无损，通风巷道保证有足够的断面并保证不失修。“风量充足”，就是矿井总风量、采掘工作面和各种供风场所的配风量必须满足安全生产的要求；风速、有害气体浓度等必须符合《规程》要求；严禁超通风能力组织生产。“风流稳定”，就是要按规定及时测风、调风，保证采掘工作面及其他供风地点风量、风速持续均衡，局部通风要符合《规程》的要求，采用双风机、双电源，能自动切换，保持连续均衡供风。若能有效提高矿井通风系统和局部通风的管理，预计可以避免发生在乡镇煤矿 50% 以上的较大以上瓦斯事故。

因此，建议大力推进通风质量标准化，尤其在中小乡镇煤矿。同时建议国家相关部门制定矿井通风系统的安全可靠性评价与分级标准，作为矿井定产的依据。

2. 加强矿用安全设备监管，强化放炮管理 机电设备失爆和违章放炮是瓦斯爆炸事故的主要引火源，因此，瓦斯爆炸事故的防范应在严格执行现有矿井动火审批制度、矿井机电防爆设备入井验收及防爆检查制度、火工品管理制度、“一炮三检”和“三人连锁放炮”基础上，加强矿用安全设备的监管，提高放炮钻孔的施工质量，强化放炮器材的定期安全检验和放炮过程的管理，彻底消除不合格防爆设备入井、井下带电作业和违章放炮。在此基础上，还需加强职工下井的安检，彻底消灭井下吸烟等严重违法行为。

3. 提高从业人员素质和关键管理岗位的技术准入 思想麻痹、管理松懈、违章指挥、违章作业、违反劳动纪律、作业前后不检查瓦斯浓度或“漏检”等是发生瓦斯事故的重要因素。例如有的矿井，在瓦斯涌出虽很小的区域甚至在平常几乎都检查不出瓦斯存在的地点，瓦斯涌出量很低的低瓦斯矿井却发生了爆炸，因此，需要在强化井下现场监察防止违章行为的同时，运用典型案例开展警示教育，加强职工培训工作，提高煤矿管理人员和从业人员的技术水平和安全思想意识。

（1）提高煤矿从业人员技术水平和安全思想意识：部分煤矿的职工主要来自贫困山区的农民，文化程度低，没有经过正式安全培训就下井，一般采用师傅带徒弟的方式参与采掘等作业，缺乏基本的安全生产知识，不懂通风安全管理和操作规程，思想麻痹，违章作业，冒险蛮干现象严重。他们对安全生产意识淡薄，对瓦斯的危害性认识不足，遇险后缺少应变能力和自身保护能力，缺乏抢险救灾的基本知识，面对事故惊惶失措，在尚未采取任何安全措施的情况下，急于救人，不仅救不了人，反而酿成更大的伤亡事故。因此，应加强培训提高煤矿从业人员安全思想意识和自救互救能力。

随着煤矿开采深度的增加，煤岩地应力逐渐升高，部分低瓦斯、高瓦斯煤层在新开拓水平升级为煤与瓦斯突出煤层，需对相关技术人员，尤其是重要管理岗位的技术人员及时进行煤与瓦斯突出防治技术的技术培训与知识更新。

（2）实行关键管理岗位的技术准入：在部分企业主要负责人中，有的有一定的经济实力，有的有一定的经营管理经验，有的对煤矿生产有一定的感性认识，他们投资煤矿的首要目标是获得高额的利润，而对煤矿生产的安全管理理论和技能、可能潜在的安全隐患一窍不通，或略知一二。部分主要技术负责人是从事煤矿实际生产的退休老工人，这与煤矿安全管理对主要技术人员的要求差距太远。部分煤矿的技术负责人、生产矿长、安全矿长文化程度偏低，无法实现对煤矿的科学有效管理。

因此，建议煤矿关键技术岗位管理人员（矿长、分管副矿长、总工程师和分管副总工程师）的聘任专业、学历准入，其第一学历应具备相关专业全日制本科以上学历，并具备良好的学习能力以及时进行新的相关法律法规、标准和规范的培训与新技术的更新。

4. 加强矿井瓦斯等级管理和重点省市安全生产监管 “十一五”期间，我国煤矿发生在非煤与瓦斯突出矿井的较大以上瓦斯事故有355起，死亡2768人，分别占较大以上瓦斯事故的74.3%和74.6%，这一比例远高于煤与瓦斯突出矿井占矿井总数的比例，这说明矿井瓦斯等级管理还存在纰漏，应加强对矿井瓦斯等级的管理，从制度上真正使矿井瓦斯等级真实反映煤矿的瓦斯涌出状况，并彻底消灭未鉴定矿井。

由前面的分析可知，我国南方几个产煤区，由于煤层赋存条件复杂，构造应力发育，煤与瓦斯突出严重，造成较大以上瓦斯事故比例远高于其对煤炭产量的贡献率。因此，应加强对我国南方重点产煤省市如重庆、湖南、四川、贵州、江西和云南安全生产的监管，使其建立完善“通风可靠、抽采达标、监控有效、管理到位”的瓦斯治理工作体系，从根本上提高煤矿瓦斯治理水平，彻底改善安全生产形势。

总之，瓦斯爆炸事故的防治是煤矿安全工作的一个系统工程，除了完善可靠的安全装备和采取有效的措施外，还应加强安全管理和安全监督，重视员工安全意识的培养。在生产实践中，我们应不断研究、探索，进行防范和治理，保证煤矿的安全生产。只有把安全放在首位，认真落实瓦斯治理“安全第一，预防为主，防治结合”的方针，健全各项规章制度，合理加大安全投入，加大瓦斯管理投入，拿出资金，进行瓦斯治理与监控及其他安全问题的研究，以寻求科学合理的防治措施，保障煤矿安全状况得到改善，瓦斯爆炸事故及其他灾害事故才能大幅度减少，煤矿的安全状况才能得到根本好转，这样的煤矿才具有更好的发展前景。2010年5月，中国煤炭工业出版社先后出版发行了《2010最新煤矿安全生产与瓦斯爆炸事故防范案例分析应用手册》和《最新煤矿瓦斯爆炸与水害防治技术和通风操作规范及国家强制性标准实务全书》，是从源头上预防瓦斯爆炸事故发生的技术规程和培训教材，只要按照科学要求去施工、去设计、去照章办事，瓦斯爆炸事故定会大幅度减少和甚至彻底遏制。

（白俊清　李树峰）

参考文献

[1] 张永刚．煤矿瓦斯爆炸事故原因分析及对策．科技之友，2010，9：21-22.
[2] 张让洪．煤矿瓦斯爆炸的原因分析及防治措施．中国新技术新产品，2011，8：144-145.
[3] 陈元峰．煤矿瓦斯爆炸的原因与防治措施．山东煤炭科技，2013，3：205-206.
[4] 杨殿海．煤矿瓦斯爆炸事故防治对策的研究．中国新技术新产品，2013，6：179.
[5] 牛泽光．煤矿瓦斯爆炸原因分析及防治．山东煤炭科技，2014，9：84-85.
[6] 钟元华，孙继宏．煤矿瓦斯爆炸原因分析与防治．企业技术开发，2014，33（11）：172-173，175.
[7] 冯灿逵．煤矿瓦斯爆炸伤救治分析（附98例报告）．中国煤炭工业医学杂志，2005，8（2）：157-158.
[8] 杨科之，杨秀敏．坑道内化爆冲击波的传播规律．爆炸与冲击，2003，23（1）：37-40.
[9] 张守中．爆炸基本原理．北京：国防工业出版社，1988.
[10] 曲志明，周心权，和瑞生等．掘进巷道瓦斯爆炸衰减规律及特征参数分析．煤炭学报，2006，31（3）：324-328.
[11] 王从银，何学秋．瓦斯爆炸火焰厚度的实验研究．爆破器材，2001，30（2）：28-32.
[12] 王东武，杜春志．巷道瓦斯爆炸传播规律的试验研究．采矿与安全工程学报，2009，26（4）：476-

480.
[13] 贾智伟，景国勋，张强．瓦斯爆炸事故有毒气体扩散及危险区域分析．中国安全科学学报，2007，17（1）：91-93.

第二章

我国瓦斯爆炸伤害医疗救治的现状与思考

为了提高我国瓦斯爆炸伤医疗救治水平，2009 年检索了包括 44 个煤业集团公司及其定点医院 1989—2009 年国内医学期刊学术论文 74 篇，以 1989—1998 年和 1999—2009 年入院病例为对象，以资料完整、病例数不跨年度、限制在 1989—1998 年和 1999—2009 年两个时间段为纳入标准，对照比较、分析研究了我国瓦斯爆炸伤医疗救治的进展和存在的问题，同时也提出了今后的发展方向。

一、1999—2009 的 11 大进展

（一）救治重度瓦斯爆炸伤害的成功率有极大提高 [1-9]

由表 2-1 中可见，1989—1998 年的 10 年与 1999—2009 年的 10 年相比较，送入到医院救治的瓦斯爆炸伤害者总例数、死亡率、死于呼吸衰竭、合并吸入性损伤等基本相同，无统计学意义（$P > 0.05$）。唯有死于多系统器官功能衰竭（multiple systemic organ failure，MSOF）具有统计学意义，说明 1999—2009 年的 10 年 ICU 救治重度瓦斯爆炸伤害的成功率有极大提高（$P < 0.05$）[10-13]。

表 2-1　瓦斯爆炸伤害统计

年限	总例数	死亡率	主要死亡原因		主要并发症		
			呼吸衰竭	MSOF	吸入性损伤	有害气体中毒	鼓膜、角膜穿孔
1989 ~ 1998	1688 （女 6）	149 （8.83%）	84 （54.55%）	69* （46.31%）	862 （51.1%）	226 （13.39%）	138 （8.16%）
1999 ~ 2009	1887 （女 11）	193 （10.22%）	86 （44.56%）	45* （23.32%）	810 （42.92%）	161 （8.53%）	132 （6.7%）

* $P < 0.05$

（二）明确了对煤矿瓦斯爆炸造成主要危害的认识

瓦斯爆炸所造成的主要危害如下：

1．爆炸瞬间温度高 1650 ~ 1850℃，对人身和设施造成严重伤害和破坏。

2．爆炸后空气压力平均为爆炸前的 9 倍，冲击波可直接伤害人体，破坏井道和设备并间接伤害

人体。

3．产生大量一氧化碳（CO）等有害气体，导致人员中毒。

4．瓦斯爆炸时，处于爆炸源附近者，主要被高温和高压冲击波所伤；远离爆炸源者，主要因CO为主的有毒气体中毒和缺氧窒息所害。

（三）瓦斯爆炸伤害概念的新认识

王正国院士指出：创伤通常是指机械力能量传给人体后所造成机体结构完整性破坏的损伤。而瓦斯爆炸伤属于典型的复合性损伤，包括：爆炸冲击伤、减压伤、机械性损伤、有害气体吸入、缺氧窒息和高温烧伤等损害，而且伤情特点为多致伤因素的多脏器、多组织严重复合伤。伤情互为因果，致使伤情重，发展迅速，且多为外伤轻而内伤重，所以应该将瓦斯爆炸伤概括为瓦斯爆炸伤害。

造成瓦斯爆炸伤害不仅仅是煤矿，凡是瓦斯（甲烷）蓄积的场所，一旦条件成熟就会发生瓦斯爆炸，如隧道等。而煤矿瓦斯爆炸伤害又与其他作业场所发生的瓦斯爆炸伤害不同，具有多种有害气体中毒、烧伤创面煤尘不易清除、伤者因多伴有休克而不允许早期彻底清创、创面污染严重等特殊性。据统计，在井下持续10～30分钟，均有不同程度的CO等有害气体中毒，同时表现有轻度骨髓抑制，白细胞计数偏低，一般持续15天左右，此乃煤矿瓦斯爆炸伤害患者的又一特点。因此，完整的伤病名称应该为“煤矿瓦斯爆炸伤害”[14-16]。

（四）煤矿瓦斯爆炸伤害应急救援体系的确立

全国各煤业集团公司都建立了适应于各地不同情况的瓦斯爆炸伤害应急预案和体系，根据煤矿瓦斯爆炸伤的特点，在整合人员、设备等救治资源的同时，建立了一套煤矿瓦斯爆炸伤院前评分标准（RPMB），组织了严密的创伤急救组织、先进的医疗急救装备和高效的医疗救援机制：成立了煤矿瓦斯爆炸伤害医疗应急救援小组，在煤矿瓦斯爆炸伤害应急救援指挥部的统一指挥下，分为四个梯队：第一梯队赶赴现场，医护人员密切配合对患者进行快速检伤分类，根据伤情分死亡、重、中、轻四类，分别用黑、红、黄、绿布条标志，本着“先抢后治，先急后缓，先重后轻，先特殊后一般”的原则，对重伤者现场急救，采取抗休克、心肺复苏、快速补液、止血吸氧等措施，具备转运条件时由现场紧急转院，转运途中严密监测生命体征及保持呼吸道通畅并输液，保护创面。条件具备时，最好现场进行高级生命支持。第二梯队，在医院急诊科进行呼吸道管理、创面清创和辅助检查。第三梯队，负责院内救治，特别是ICU内配备完善、先进的设备，包括呼吸机、血气机、血滤机、输液泵等，按照肺、胃肠、肾、脑、心、肝、骨与软组织等序贯性进行救治，按照“降阶梯疗法”使用抗生素，采用烧伤湿性医疗技术（MEBT/MEBO）对烧伤进行治疗，同时全程重视心理、精神损害的干预和治疗。第四梯队，负责后勤保障、物资供应和通讯联络。

（五）对吸入性损伤的新认识

吸入性损伤是瓦斯爆炸伤害的第一合并症，几乎50%的伤者都合并有呼吸道的损伤，更有报道说可以高达98.8%，死于呼吸衰竭的患者也占到了死亡患者的50%，在序贯性MSOF的发生过程中呼吸衰竭也是第一位。为此，各医院都对吸入性损伤和有害气体中毒进行了基础、影像学、病理、临床治疗的研究。有学者认为，吸入性损伤和肺部感染常导致肺功能衰竭，主要是由于热力、烟雾中的有毒成分等的直接作用和触发的炎症反应共同作用的结果，造成肺的通气换气功能严重障碍，组织严重缺氧。吸入性损伤肺部的病理生理变化主要有气道损伤、早期缺氧，随后并发肺水肿、肺萎陷、肺部感染等，进而发生急性呼吸衰竭。吸入性损伤患者喉镜可见上气道、咽喉部黏膜充血、水肿，呈荔枝肉样发白，或黏膜溃破。双肺闻及啰音，X线检查提示双肺大片阴影，以泡性肺水肿为特征，肺水肿可呈散在点状、片状阴影，一般沿肺纹理走行。游贵芳等[17]对3例死于瓦斯爆炸伤者进行了尸检，发现肺组织明显淤血、肿胀，病理切片发现肺组织毛细血管扩张、充血，肺泡腔与支气管腔有大量红细胞，并有吞噬尘埃和含铁血黄素的组织细胞及炎症细胞浸润。影像检查是必要的，尤其在伤后半个月内的影像随访更有价值，其对了解伤情和伤情的分度有重要意义。轻、中度吸入性损伤患者可用 CT 随访检查，重者 CR 床旁随访检查。临床上，放宽气管切开指征、早期机械通气、纤维支气管镜做早期气管检查，判断损伤程度，吸除气管内异物、分泌物，并做冲洗、给药、止血等治疗，以减少肺不张和肺部感染 [18-21]。

（六）对有害气体中毒的新认识

造成瓦斯爆炸伤害的有三个致伤因素：一是冲击波造成的肺部冲击伤，即原发性冲击效应；二是继发性冲击效应导致的严重复合伤，包括烧伤、颅脑损伤、脏器损伤、骨折、软组织损伤等；三是有害气体中毒。煤矿瓦斯爆炸可产生数十种有害化学物质，主要有 CO、CO_2、NO、NO_2、N_2O、H_2S 和乙烯、乙烷、烟尘等，有的气体本身毒性就很强，有的脂溶性气体如 NO_2 因溶于细胞膜的脂质部分而致肺损伤。通常，在井下持续 10 ～ 30 分钟，均有不同程度的 CO 等有害气体中毒，同时产生轻度骨髓抑制，白细胞计数偏低，一般持续 15 天左右，此乃煤矿瓦斯爆炸伤害患者的特点。有的离爆炸源较远、仍有回风、通风相对较好区域的伤者，其爆炸伤和烧伤并不严重，但中毒症状明显：主要表现为脑水肿、肺水肿和休克，远期会遗留智力下降、精神障碍和脑电图改变。如果现场给予高浓度吸氧、早期高压氧舱治疗或血滤治疗，定会有好的疗效 [22-38]。

（七）提高了对创伤急救“黄金 1 小时”和链式救治质量的认识

经流行病学调查显示，近 50% 创伤性死亡发生都在伤后 60 分钟内，故提出了创伤急救“黄金 1 小时”之说。经回顾性调查发现，瓦斯爆炸伤后 20 分钟送到医院，90% 以上成活 [39-41]。王建军等 [39] 报道，在 25 例入院后死亡的病例中，有 11 例入院 6 小时内死亡，6 例入院 6 ～ 12 小时死亡，8 例为入院 12 小时后死亡。赖运泰等 [41] 报道，16 例死亡病例中，都是伤后 4 小时以后才转送至科室，7 例甚至是伤后 24 小时后才入院。由此可见，似乎伤后 30 分钟是瓦斯爆炸伤的黄金时段。

任何创伤的救治都涉及 3 个主要环节，即院前急救、急诊室救治和院内治疗。有关资料表明，大多数预后良好的重度损伤患者在“黄金 1 小时”内都经历了这 3 个主要环节。这就要求在伤后应该得到反应迅速、有效的院前急救。如何在最短的时间内将患者转送至有现代化创伤救治能力的医院或专科医院至关重要。我国煤炭医院救护体系就具有反应迅速、在转送途中能提供有效的医疗保障的优势。对于急诊室救治和院内治疗这两个环节就应当由综合实力强、专科技术突出的医院来承担。因为患者在伤后黄金时间内得到及时、有效的专科救治的同时，还需要技术力量雄厚的相应专科对骨、胸、腹等部位的伤情进行协同处理 [42-51]。

如果我们对严重损伤患者在宝贵的“黄金时间”内进行争分夺秒的多方位、一体化的合理急救，就可以有效降低危重损伤患者的死残率。另外，院内治疗实际上是专业 ICU 和病房的链式救治过程，它是维持急救效果、使这类患者获得高质量生存的保证。否则，这类患者尽管得到了有效的急救，但后续的 ICU 治疗薄弱，也会是半途而废，导致患者长期昏迷或死亡。有了专科 ICU 的承上启下作用，将对患者的康复及功能训练打下良好的基础。

（八）对煤矿瓦斯爆炸烧伤感染的认识

蒋新安等 [10] 通过 56 例矿井瓦斯爆炸伤病原菌流行病学调查，发现瓦斯爆炸烧伤伤员创面分泌物病原菌分布和烧伤病区及井下空气、煤层及物体表面细菌分布相一致（$r = 0.50$）。地面烧伤患者痰液中几乎培养不出病原菌，而瓦斯爆炸后痰液病原菌几乎和创面细菌分布一致（$r = 0.83$），痰液中病原菌分布和矿井空气煤层中细菌分布更一致（$r = 0.76$），由此说明，瓦斯爆炸烧伤创面和痰液细菌分布与环境的直接污染有关。

据细菌检测结果表明，煤矿瓦斯烧伤患者细菌感染均以革兰氏阴性杆菌为主，占 67.9%；革兰氏阳性球菌仅占 32.1%。革兰氏阴性菌以铜绿假单胞菌、肺炎克雷伯杆菌、阴沟肠杆菌为主，革兰氏阳性菌主要以金黄色葡萄球菌、肠球菌属、酿脓链球菌为主。近年来金黄色葡萄球菌、铜绿假单胞菌、阴沟杆菌、不动杆菌等检出率呈逐渐上升趋势，且具有多重耐药的特点。另外，瓦斯爆炸伤害中肺炎克雷伯杆菌亚种为绝对占优势菌株，必须给予特殊的重视。建议在采用创面灯烤、早期切削痂植皮、病室空气净化去湿、烧伤湿性医疗技术（MEBT/MEBO）等烧伤治疗的同时，超早期选用抗生素时，使用足量超广谱抗生素，如亚胺培南西司他丁、头胞吡肟、头孢他啶、头孢哌酮舒巴坦钠及第三、四代喹诺酮类抗菌药物，以后随着药敏培养再选用敏感类抗生素，即所谓“降阶梯疗法”[52-61]。

（九）对心理精神障碍干预与治疗的认识

据统计，90% 以上受到瓦斯爆炸伤害的患者，都会出现程度不同的精神障碍。早期表现的精神兴奋、躁动不安、恶心、头痛、精神萎靡、抑郁、幻视、谵妄等精神症状可能与休克、冲击波致脑震荡、脑缺血、吸入性中毒等多因素有关，随后产生的怕死亡、怕残疾、怕痛苦的“三怕”心理则为心理障碍，严重者可产生视听幻觉、迫害妄想、精神抑郁等症状甚至精神分裂症。因此，全程进行心理精神障碍干预与治疗，树立患者面对和接受现实、配合治疗的决心以及敢于重新适应社会的信心非常重要[47,70]。

（十）开展了瓦斯爆炸伤害的基础性研究

平顶山煤业集团总医院的任文杰等[62-69]，首次采用中国煤炭科学院重庆分院 Φ2000 瓦斯爆炸系统，成功地建立了重复性和稳定性均能够达到实验要求的动物模型，并在此基础上，进行了主要器官病理形态学、动脉血气分析、相关因子基因表达等研究，发表了 8 篇论文，为临床治疗提供了可靠的理论依据。

（十一）将高质量的辅助检查应用于临床治疗

晋城煤业集团公司医院观察了瓦斯爆炸伤后不同时期苍白球、海马及乳突 MRI 扩散加权成像（DWI）及表观扩散系数（ADC）值的动态变化。发现苍白球及海马是瓦斯爆炸伤后最易受累的脑区，海马损伤更为普遍。MRI 是有效的诊断及评价手段，ADC 值有助于定量评价脑损伤的程度。一氧化碳中毒性脑病是引发乳突炎的主要原因。

胸部平片最好用床旁 CR 或 DR 照相，CT 最好用胸部螺旋 CT 平扫。吸入性损伤影像学表现与临床发展转归密切相关，早期表现为肺水肿、肺渗出性改变或肺不张，即表现为肺纹理增多或淡薄、斑片状的磨玻璃样改变，斑片状、团絮样模糊的渗出性病灶，散在性、点片状渗出灶，或部分肺实变；继而并发肺部感染，并随治疗转归而逐渐吸收。因此认为，对吸入性损伤进行影像学动态观察则能为临床提供可靠的治疗依据，可做到早期确立诊断。

二、救治过程中存在的主要问题

1．煤矿瓦斯爆炸伤害救治体系需要完善　依据《中华人民共和国安全生产法》《国家突发公共事件医疗卫生救援应急预案》《突发公共卫生事件应急条例》《医疗机构管理条例》《国家安全生产事故灾难应急预案》制定了《矿山灾难事故医疗应急救援预案》等法律法规，但缺少专门的煤矿瓦斯爆炸伤害救治体系和规范，致使全国各煤业集团的应急救援体系很不统一，有的为三个梯队，有的为四个梯队，人员配备参差不齐，急救装备差。

2．现场救治和运送的医疗装备、技术水平不高，致使升井后的部分伤员死于现场或途中。

3．目前我国还缺少煤矿瓦斯爆炸伤害救治指南，以明确瓦斯爆炸伤害的指导性、规范化的救治方法，存在以下问题：①造成概念、救治方法不统一，救治水平不一，救治效果差异极大；②现场处理不规范、入院不及时，丧失了救治“黄金时间”；③由于伤情评分没有得到统一和规范，以致造成对群体伤员现场伤情鉴别有误差，甚至轻重颠倒，延误急救与治疗。比如，文献报道中有一批瓦斯爆炸伤共 9 例，特重烧伤 5 例。轻伤员痛苦呻吟、狂躁不安，严重者精神极差，又都是全身煤黑，一时难以分辨，抢救时主次颠倒，先处理的是轻度烧伤，使重患者复苏更加延迟，休克不能及时纠正，清创也不能进行，造成恶性循环。

4．对煤矿工人、救护人员、医护人员培训质量不到位，致使对出井后的伤员处理不当，有的用压力较高的水管冲洗，导致二次损伤；有的创面不能得到及时处理，多数患者入院时，用破棉被包裹得严严实实，或是一身煤灰，污染较重，造成继发感染机会增多，也是救治失败的另一个主要原因。

5．煤矿瓦斯爆炸伤害造成全身脏器损害的序贯性尚不十分肯定，致使救治过程中重点先后顺序不明确，延误确切治疗。这也是没有深入开展瓦斯爆炸伤害基础性研究的结果。

6．对于瓦斯爆炸伤害的临床特点认识不够全面，往往只重视烧伤、休克和其他复合伤，而忽略了具有瓦斯爆炸伤害特点的呼吸道损伤、自体挤压伤或自体挤压综合征的早期发现与治疗，致使病情延误，或遗留重残，或导致死亡。

7．对伤者的创伤后心理应激反应重视不够，以致治疗期延迟，甚至导致创伤后精神障碍或精神分裂症。

8．对于煤矿瓦斯爆炸伤害的基础性研究远远不够，比如，煤矿瓦斯爆炸伤害造成全身脏器损害的序贯性如何？受煤矿瓦斯爆炸伤害的伤员，为什么多数继发白细胞、血小板持续性下降？煤矿瓦斯爆炸伤害者是机体免疫过度耗竭还是免疫抑制？……都需要深入地进行基础研究。

三、瓦斯爆炸伤害救治中值得重视的问题及今后发展的方向

1．加强煤矿瓦斯爆炸伤害救治体系建设，编写“煤矿瓦斯爆炸伤害救治指南”，充实救治装备，将进一步生命支持前移至现场，这是保证“黄金时间”、提高救治成功率的关键。

2．提高全体职工素质，开展瓦斯爆炸伤害科普教育，提高防护意识，学会自救互救知识。

3．建立“矿山医疗救护伤情信息报告制度”，各级医疗机构与行政机构相互配合，确切了解瓦斯爆炸事故的原因、现场伤情评估与鉴别、院前急救方法、院内救治方法、合并症、转归等相关资料。

4．加强人才培养，壮大瓦斯爆炸伤害救治专业队伍。我国幅员广阔，受经济条件制约，瓦斯爆炸伤害救治事业发展很不平衡，有许多矿山医疗单位还没有设立瓦斯爆炸伤害救治专科，亟待通过继续教育和学术交流等方式，为边远地区和基层培养烧伤专业人才，提高全矿山系统的瓦斯爆炸伤害救治水平。

5．瓦斯爆炸伤害救治的目的不仅是保存生命，更重要的治愈标准应是功能与形态均较满意，特别是对中小面积烧伤更要予以关注，他们疗程短、出院快，有助于更快地恢复工作。大面积烧伤的救治能显示整体治疗水平，希望在治疗全过程都能注意功能康复，用整形美容的原则处理创面，减少瘢痕挛缩与功能障碍，使他们能很快地走向社会，成为自食其力的劳动者。

6．强调科研与临床相结合　我国的基础研究还比较薄弱，许多研究项目与国外有较大差距，国内的基础研究发展也不平衡。希望有条件开展基础研究的单位根据我国瓦斯爆炸伤害的特点，瞄准危害最大的吸入性损伤、内脏并发症、休克、感染、自体挤压伤或自体挤压综合征、创伤免疫等并发症，利用细胞生物学、分子生物学、生物物理学和生物工程学等高新技术手段，在细胞、亚细胞

和分子水平研究发病机制和综合治疗措施。以提高瓦斯爆炸伤害的救治成功率、降低伤残率，提高伤员的生存、生活质量，保证社会和谐与稳定。

具体研究课题建议如下：

（1）煤矿瓦斯爆炸伤害救治体系与现场急救方法学的研究；

（2）吸入性损伤的研究；

（3）自体挤压伤或自体挤压伤综合征发生机制及防治的研究；

（4）创伤免疫学研究；

（5）脏器衰竭的序贯性与病理特征的研究；

（6）血滤机在有害气体治疗中的应用；

（7）瓦斯爆炸伤害者心理干预与应激性精神障碍防治的研究。

（白俊清　张　柳）

参考文献

[1] 李君，孙宝田，张春华等．煤矿爆炸复合伤的临床特点．中华整形烧伤外科杂志，1994，10（6）：439.

[2] 戴海华，李克荣，李华涛．成批瓦斯爆炸伤的救治．南京部队医药，1995 年烧伤整形外科专刊．67-68.

[3] 万向荣．19 例瓦斯爆炸的肺部表现．实用放射学杂志，1997，13（4）：243-244.

[4] 芮长宜，陈义和，张树平等．瓦斯爆炸烧伤行气管切开术临床分析．蚌埠医学院学报，1997，22（3）：188-189.

[5] 原宁育，陈志刚．16 例爆炸伤救治的体会．宁夏医学杂志，1997，19（6）：351.

[6] 周惠丽．抢救成批烧伤病员的护理管理．中华护理杂志，1998，33（12）：729-731.

[7] 康克富．瓦斯爆炸烧伤 54 例救治体会．西南国防医药，1998，6（3）：166-167.

[8] 吕建中，于爱香，史绯绯等．成批特重烧伤救治失败分析．中华整形烧伤外科杂志，1999，15（4）：254.

[9] 叶松．瓦斯爆炸伤特点与救治研究．锦州医学院学报，1999，20（5）：22-23.

[10] 蒋新安，童冠军．56 例矿井瓦斯爆炸伤病原菌流行病学调查．创伤外科杂志，1999，1（4）：235-236.

[11] 于长顺．成批瓦斯爆炸伤的救治体会．中原医刊，1999，26（11）：26-27.

[12] 孔豫苏，李嘉瑰．瓦斯爆炸伤的 MSOF 特点．贵阳医学院学报，1999，1（增刊）：210.

[13] 王瑞海，纪平．瓦斯爆炸伤 7 例分析．中国煤炭工业医学杂志，2000，3（3）：251.

[14] 刘旭盛，张红卫，唐鏖等．36 例瓦斯爆炸伤临床小结．中华烧伤杂志，2000，16（6）：361.

[15] 邹同荣，毛波，吕英等．治疗成批瓦斯爆炸伤患者 146 例．中华烧伤杂志，2000，21（5）：373.

[16] 彭志辉，黄爱平，简繁等．瓦斯爆炸伤 19 例临床分析．中国冶金工业医学杂志，2000，(17)：290.

[17] 游贵芳，阳纯兵，莫伟等．瓦斯爆炸致吸入性损伤 106 例分析．中华烧伤杂志，2000，16（3）：170.

[18] 王从银，何学秋．瓦斯爆炸火焰厚度的实验研究．爆破器材，2001，30（2）：28-32.

[19] 徐创明．煤矿井下瓦斯爆炸伤的救治（附 50 例报告）．中国煤炭工业医学杂志，2001，4（5）：41.

[20] 米庆辉，蒋光昶. 6批51例瓦斯爆炸伤患者的救治体会. 中国烧伤创疡杂志，2002，14（3）：150.
[21] 樊新海. 26例瓦斯爆炸烧伤的救治特点. 青海医药杂志，2002，32（3）：42.
[22] 银永革，韦明忠. 62例特重瓦斯爆炸烧伤治疗分析. 右江民族医学院学报，2002，24（2）：241.
[23] 杨晋杰，林志铭，王晓君等. 矿井内瓦斯爆炸烧伤1087例临床分析. 江西煤炭科技，2002，3：52-53.
[24] 周诚，刘新建，樊晋荣等. 矿井瓦斯爆炸烧伤特点. 农垦医学，2002，24（6）：421-422.
[25] 黄斌，成茂江，程宇等. 瓦斯爆炸伤成批救治临床分析. 中国煤炭工业医学杂志，2002，5（5）：519.
[26] 刘福清，鞠光亚，李兆龙等. MEBT/MEBO救治成批瓦斯爆炸伤临床体会. 中国烧伤创疡杂志，2003，15（4）：295-296.
[27] 邓永峰，刘大东，陈宁等. 瓦斯爆炸致危重复合伤42例救治体会. 中华劳动卫生职业病杂志，2003，21（5）：387-388.
[28] 魏平，叶小莉，唐昌俊等. 成批瓦斯爆炸伤患者的救治体会. 中国烧伤创疡杂志，2003，15（4）：294.
[29] 肖蓉，董莉. 煤矿瓦斯爆炸伤的急救. 河南医药信息，2003，24（2）：20.
[30] 罗新中. 大面积瓦斯烧伤并吸入性损伤170例治疗分析. 海南医学，2004，15（7）：55-56.
[31] 冯茂胜，宋梅田，冬梅等. 瓦斯爆炸后一氧化碳气体中毒远期脑电图观察. 中国疗养医学，2004，13（6）：373-374.
[32] 戴怀勇，凌传鑫，张雷等. 5批瓦斯爆炸伤救治的体会. 安徽医药，2005，9（1）：35.
[33] 徐长广，王树华，李凤权等. 煤矿瓦斯爆炸伤的临床特点. 黑龙江医学，2005，29（6）：430.
[34] 冯灿逵. 煤矿瓦斯爆炸伤救治分析（附98例报告）. 中国煤炭工业医学杂志，2005，8（2）：157.
[35] 何延奇. 瓦斯爆炸成批伤员救治观察分析. 实用诊断与治疗杂志，2005，19（6）：439-440.
[36] 莫定彪. 胸部爆震伤46例X线分析. 右江民族医学院学报，2005，5：673.
[37] 赵晓明，谢育民，段凤阁等. 瓦斯爆炸伤的救治. 中国煤炭工业医学杂志，2005，8（11）：1218.
[38] 吕涛，娄季鹤，王胜利等. 瓦斯爆炸伤87例分析. 中原医刊，2005，32（17）：30.
[39] 王建军，湛煌. 140例瓦斯爆炸烧伤救治分析. 湖北民族学院学报（医学版），2005，22（4）27-29.
[40] 丁杰，马凤杰. 救治成批瓦斯爆炸伤临床体会. 中华实用医药杂志，2006，6（23）：2180.
[41] 赖运泰，吕刚. 百例多批瓦斯爆炸伤抢救体会（附118例报告）. 中国烧伤创疡杂志，2006，18（1）：28.
[42] 李庆华，任永强. 成批瓦斯爆炸烧伤特点及治疗体会. 河北医药，2006，28（10）：955-956.
[43] 刘婉红，夏胜超. 成批瓦斯爆炸伤伤员抢救的护理组织管理. 现代医药卫生，2006，22（23）：3482-3483.
[44] 徐卫红，侯翠侠. 成批烧伤患者的急救及护理. 蚌埠医学院学报，2006，31（6）：675-676.
[45] 谭嘉韬，宋哲，罗仁甫等. 群体瓦斯爆炸烧伤救治体会. 实用医院临床杂志，2006，3（1）：35-36.
[46] 马凤香，高延敏. 成批瓦斯爆炸伤的护理. 医学信息，2007，20（8）：1506-1507.
[47] 张功宝，李松岳，刘东海. 瓦斯爆炸伤致精神障碍26例治疗分析. 中国煤炭工业医学杂志，2007，10（6）：711-713.
[48] 李汉伟，姚志伟，杨泽兵等. 瓦斯爆炸烧伤80例治疗分析. Journal of Clinical and Experimental，2007，6（3）：88.
[49] 刘林洪，孟伟正，李嵩岳等. 瓦斯爆炸烧伤并发成人呼吸窘迫综合征17例临床分析. 郑州大学学报

（医学版），2007，42（4）：803-804.
[50] 刘晓岩，轩冬青，张秀玲等．瓦斯爆炸烧伤合并爆震伤一例报道．上海交通大学学报（医学版），2007，127（6）：封 3.
[51] 刘林洪，任文杰，李嵩岳等．煤矿瓦斯爆炸烧伤的临床特点．医药论坛杂志，2007，28（12）：1-3.
[52] 赵瑞峰，李树峰，李海学等．磁共振扩散加权成像对瓦斯爆炸所致苍白球及海马病变的动态研究．中国医学影像技术，2008，24（9）：1371-1379.
[53] 赵瑞峰，李华兵，晋记龙．煤矿瓦斯爆炸导致乳突炎的 MR 表现．长治医学院学报，2008，22（4）：292-293.
[54] 齐长春，张明，谢宇曦等．瓦斯爆炸烧伤合并爆震伤病例报告．中外医疗，2008 ，24：155.
[55] 孙晋中．中重度吸入性损伤 10 例治疗体会．基层医学论坛，2008，12（10 月中旬刊）：877-878.
[56] 杨荣华，吴国兰，张礼等．煤矿瓦斯爆炸群死群伤的院前急救体会．临床急诊杂志，2008，9（6）：385-387.
[57] 陈军，杨加保，王静等．4 批煤尘爆炸烧伤的救治体会 . 中国厂矿医学，2009，22（1）：52.
[58] 刘生发，曾勤．瓦斯爆炸烧伤 33 例报告．实用临床医学，2009，10（4）：44.
[59] 孙维国．煤矿瓦斯爆炸伤 72 例分析．中国煤炭工业医学杂志，2009，12（4）：627.
[60] 马小平，吴国兰，李淑玲等．煤矿瓦斯爆炸伤的院前救治体会．甘肃医药，2009，28（1）：46-48.
[61] 陈新晖，张廷，葛昊等．瓦斯爆炸吸入性损伤的影像随访研究．中国劳动卫生职业病杂志，2006，24（11）：690-692.
[62] 王桂芝，任文杰，王正国等．瓦斯爆炸伤致大鼠肺脏缺氧的研究．中国公共卫生，2004，20（12）：1461-1463.
[63] 任文杰，秦祖暄，王桂芝等．大鼠瓦斯爆炸伤伤情特点．中华创伤杂志，2005，21（3）：208-211.
[64] 王桂芝，任文杰，吴松远等．瓦斯爆炸对大鼠心肌损伤过程中 HIF-1α 的动态变化．第三军医大学学报，2005，27（7）：640-642.
[65] 王桂芝，任文杰，秦祖暄等．瓦斯爆炸伤大鼠脑组织蛋白激酶 CαmRNA 与 c-fos 基因表达的关系．中华劳动卫生职业病杂志，2005，23（1）：24-25.
[66] 任文杰，刘雅，秦祖暄等．瓦斯爆炸伤大鼠肺泡上皮细胞凋亡和肺泡表面活性物质的变化．中华创伤杂志，2006，22（5）：389-390.
[67] 刘林洪，任文杰，王桂芝等．瓦斯爆炸伤对大鼠肺组织核因子 κB 及细胞间黏附分子 -1 表达的影响及意义．中华劳动卫生职业病杂志，2006，24（7）：209-211.
[68] 任文杰，刘良明，王桂芝．大鼠瓦斯爆炸伤后肺 HIF-lα、NF-κB、ICAM-1、Caspase-3 蛋白及 mRNA 表达的变化及意义．中华创伤杂志，2007，23（6）：468-470.
[69] 任文杰，王明君，孟伟正等．重组人表皮生长因子在瓦斯爆炸Ⅱ°烧伤创面修复中的应用．中华劳动卫生职业病杂志，2007，25（7）：419-420.
[70] 张功宝，李松岳，刘东海．瓦斯爆炸伤致精神障碍 26 例治疗分析．中国煤炭工业医学杂志，2007，10（6）：711-713.

第三章

瓦斯爆炸有害气体中毒

煤矿瓦斯是一种复合气体，主要成分是烷烃，其中甲烷（CH_4）占绝大多数，另有少量的乙烷、丙烷和丁烷。此外一般还含有硫化氢、二氧化碳、氮和水汽，以及微量的惰性气体，如氦和氩等。当空气中氧气浓度达到10%，若瓦斯浓度在5%～16%，就会发生爆炸。浓度在30%左右时，能引起燃烧。在相对密闭的煤矿井下发生瓦斯爆炸时，消耗了巷道空气中的氧并产生大量低氧混合有毒气体，对人体有明显的毒害作用[1]。

第一节　甲烷中毒

一、理化性质

甲烷（CH_4）是无色、无味、极难溶于水的可燃性气体，化学性质相当稳定，相对密度0.554，甲烷和空气成适当比例（5%～15%）的混合物，遇火花会发生爆炸。

二、发病机制

当甲烷占人体吸入气体的85%以上、吸入氧浓度低于15%时，导致机体缺氧而引发机体一系列病理生理改变，由于中枢神经系统对缺氧敏感（脑组织代谢特征——低储备、高消耗、高供应），所以临床症状显著。

三、临床表现

临床症状与吸入氧浓度呈负相关，与中毒时间呈正相关，即吸入氧浓度越低，中毒时间越长，临床症状越严重。

1. 神经系统 头晕、头痛、耳鸣、眼花、四肢无力，随着缺氧的加重，会出现意识模糊，抽搐、昏迷。

2. 呼吸系统 胸闷、气短、呼吸急促、呼吸困难，全身皮肤、黏膜青紫。

3. 循环系统 心慌、心跳加速，严重者血压下降，休克、心律失常、心脏停搏，最终可因缺氧窒息而死亡。

4. 消化系统 恶心、呕吐，严重者导致上消化道出血、黄疸。

四、实验室检查

白细胞增高（应激反应），转氨酶增高，尿素氮、血肌酐增高，尿中出现蛋白质、管型，代谢性酸中毒，磷酸肌酸激酶增高。

五、诊断

有明确的高浓度甲烷接触史，如井下作业场所瓦斯突出或检测到高浓度瓦斯等，结合临床症状，可以诊断。如两人以上同时发病，更有助于诊断。

六、鉴别诊断

需要与脑血管意外、心脏病、糖尿病酮症酸中毒、低血糖昏迷等疾病鉴别。

七、治疗

1. 尽快将中毒者抬离现场，并立即给予吸氧；但救助者需保证自身安全。

2. 昏迷者尽快送至医院，进行治疗。

（1）降颅内压：20% 甘露醇 250 ml，静脉滴注，每 6 ~ 8 小时一次；呋塞米 20 ~ 40 mg，静脉注射，每日 2 ~ 3 次；白蛋白 10 ~ 20 g，静脉滴注，每日 1 ~ 2 次；甘油果糖 250 ~ 500 ml，静脉滴注，每日 1 ~ 2 次。

糖皮质激素：地塞米松 10 ~ 20 mg，静脉注射，每日 1 ~ 2 次；或甲泼尼龙 40 ~ 80 mg，静脉注射，每日 2 ~ 4 次；或氢化可的松 100 ~ 200 mg，静脉滴注，每日 2 ~ 4 次，治疗 3 ~ 5 天。

（2）吸氧：高压氧舱治疗，每日 1 ~ 2 次，鼻导管或面罩吸氧。

（3）营养、支持治疗：

能量合剂：三磷腺苷（20 ~ 40 mg）、辅酶 A（50 ~ 100 单位）、细胞色素 C（30 ~ 60 mg），静脉滴注；胞磷胆碱（0.5 ~ 1.0 g），谷胱甘肽（50 ~ 100 mg）静脉滴注；纠正酸碱水电失衡，合并感染时，予抗生素治疗。补足热量需求。

第二节 一氧化碳中毒

瓦斯燃烧或爆炸后，会产生大量一氧化碳（CO）气体，是井下发生急性一氧化碳中毒的主要原因。

一、理化性质

一氧化碳是一种无色、无臭、无味、无刺激性的窒息性气体，微溶于水，易溶于氨水，与酸碱不起反应，相对密度 0.967，能燃烧但不助爆。瓦斯爆炸时，一氧化碳浓度可达到 0.6% ~ 2%；瓦斯煤尘爆炸时，一氧化碳浓度可达到 3% ~ 4%；发生火灾时一氧化碳浓度可达到 10% 以上。当一氧化碳浓度达到 13% ~ 19% 时，遇明火则发生爆炸。

二、发病机制

一氧化碳中毒主要引起组织缺氧。一氧化碳吸入体内后，85% 与血液中红细胞的血红蛋白（Hb）结合，形成稳定的碳氧血红蛋白。一氧化碳与血红蛋白的亲和力比氧与血红蛋白的亲和力大 240 倍。吸入较低浓度的一氧化碳即可产生大量的碳氧血红蛋白。碳氧血红蛋白不能携带氧，且不易解离，是氧合血红蛋白（HbO_2）解离速度的 1/3600。碳氧血红蛋白的存在还能使血红蛋白氧解离曲线左移，血氧不易释放给组织而造成细胞缺氧。此外，一氧化碳还与还原型细胞色素氧化酶二价铁结合，抑制细胞色素氧化酶活性，影响细胞呼吸和氧化过程，阻碍氧的利用。组织缺氧程度与血液中碳氧血红蛋白占血红蛋白的百分比密切相关，而血液中碳氧血红蛋白百分比又与空气中一氧化碳浓度和接触时间有密切关系。

一氧化碳中毒时，体内血管吻合支少而代谢旺盛的器官如脑和心脏最易遭受损害。脑内小血管迅速麻痹、扩张。脑内三磷腺苷（ATP）在无氧情况下迅速耗尽，钠泵运转不灵，钠离子蓄积于细胞内而诱发脑细胞内水肿。缺氧使血管内皮细胞发生肿胀而造成脑血管循环障碍。缺氧时，脑内酸性代谢产物蓄积，使血管通透性增加而产生脑细胞间质水肿。脑血循环障碍可造成血栓形成、脑皮质和基底节局灶性缺血性坏死以及广泛的脱髓鞘病变，导致迟发性脑病发生。

三、病理

急性 CO 中毒在 24 小时内死亡者，血呈樱桃红色。各脏器有充血、水肿和点状出血。昏迷数日后死亡者，脑明显充血、水肿。苍白球常有软化灶。大脑皮质可有坏死灶；海马区因血管少，血液供应少，受累更明显。小脑有细胞变性。有少数患者大脑半球白质可发生散在性、局灶性脱髓鞘病变。心肌可见缺血性损害或内膜下多发性梗死。

四、临床表现

1. 急性中毒　正常人血液中碳氧血红蛋白含量可达 5% ~ 10%。急性一氧化碳中毒的症状与血液中碳氧血红蛋白浓度有密切关系，同时也与患者中毒前的健康状况，如有无心血管疾病和脑血管病，以及中毒时体力活动等情况有关。按中毒程度可分为三级。

（1）轻度中毒：血液中碳氧血红蛋白浓度 10% ~ 20%。患者有不同程度的头痛、头晕、心悸、四肢无力、恶心、呕吐，偶尔也可有短暂的晕厥等。原有冠心病患者可出现心绞痛。脱离中毒环境吸入新鲜空气或氧疗，症状很快会消失。

（2）中度中毒：血液中碳氧血红蛋白浓度 30% ~ 40%。患者出现胸闷、气短、呼吸困难、幻觉、视物不清、判断力降低、运动失调、嗜睡、意识模糊或浅昏迷，口唇黏膜可呈樱桃红色。经治疗患者可恢复正常且无明显并发症。

(3) 重度中毒：血液中碳氧血红蛋白浓度 40% ~ 60%。患者迅速出现昏迷、抽搐、脑水肿、肺水肿、呼吸衰竭、心律失常或心力衰竭、休克、上消化道出血。患者可呈去皮质综合征 (decortical syndrome) 状态：可以睁眼，但无意识，不语，不动。不主动进食或大小便，呼之不应，推之不动，并有肌张力增强；或脑局灶损害如锥体系或锥体外系损害体征。部分患者因吸入呕吐物引起吸入性肺炎。受压迫的部位皮肤可出现大水疱和红肿，该部肌肉血液供给受压可导致压迫性肌肉坏死（横纹肌溶解症）。坏死肌肉释放的肌红蛋白可引起急性肾小管坏死和肾衰竭。眼底检查可发现视盘水肿。昏迷时间超过 48 小时者，急性一氧化碳中毒迟发脑病的发生率较高。

2. 急性一氧化碳中毒迟发性脑病（神经精神后发症） 急性一氧化碳中毒患者在意识障碍恢复后，经过 2 ~ 60 天的"假愈期"，可出现下列临床表现之一：

(1) 精神意识障碍：呈痴呆状态、谵妄状态或去大脑皮质状态。

(2) 锥体外系神经障碍：由于基底节和苍白球损害出现震颤麻痹综合征，即表情淡漠、四肢肌张力增高、静止性震颤、前冲步态。

(3) 锥体系神经损害：如偏瘫、病理反射阳性或尿失禁等。

(4) 大脑皮质局灶性功能障碍：如失语、失明、不能站立，或出现继发性癫痫。

(5) 脑神经及周围神经损害：如视神经萎缩、听神经损害及周围神经病变等。

五、实验室检查

1. 血液碳氧血红蛋白测定

(1) 加碱法：为碳氧血红蛋白的简易测定方法，取患者血液 1 ~ 2 滴，加蒸馏水 3 ~ 4 ml 稀释，再加 10% 氢氧化钠溶液 1 ~ 2 滴，混匀。血液中碳氧血红蛋白增多时，加碱后血液仍保持淡红色不变。正常血液则呈绿色。该实验在碳氧血红蛋白浓度达 50% 以上才呈现阳性反应。

(2) 分光镜检查法：取患者血液数滴，加蒸馏水 10 ml 稀释，用分光镜检查可见特殊的吸收带。该实验可测定血液中碳氧血红蛋白含量，不仅能明确诊断，而且有助于分级和估计预后。

2. 脑电图检查 可见弥漫性低波幅慢波，与缺氧性脑病进展相平行。

3. 头部影像学检查

(1) 头颅 CT 检查：轻者表现为双侧基底节区对称性分布的低密度区；重症者表现为弥漫性脑水肿，波及双侧大脑半球、基底节、小脑白质区，侧脑室和基底池可变小或闭塞，呈现占位效应。

(2) 头颅 MR 检查：海马、苍白球呈现稍长 T_1、稍长或长 T_2 信号，以双侧多见，少数为单侧。

六、诊断和鉴别诊断

根据吸入较高浓度一氧化碳的接触史（如井下瓦斯、煤尘爆炸或火灾），急性发生的中枢神经损害的症状和体征，结合血液碳氧血红蛋白及时测定的结果，按照《职业性急性一氧化碳中毒诊断标准》(GBZ23-2002)，可做出急性一氧化碳中毒诊断。

急性一氧化碳中毒应与脑血管意外、脑震荡、脑膜炎、糖尿病酮症酸中毒以及其他中毒引起的昏迷相鉴别。既往史、体检、实验室检查有助于鉴别诊断。血液碳氧血红蛋白测定是有价值的诊断指标，但采取血标本要求在脱离中毒现场 8 小时以内尽早抽取静脉血，因为脱离现场数小时后碳氧血红蛋白即逐渐消失。

七、治疗

1. 终止一氧化碳吸入　迅速将患者转移到空气新鲜的地方，终止一氧化碳吸入，卧床休息、保暖、保持呼吸道通畅。

2. 氧疗　给予氧疗，迅速纠正缺氧状态。

（1）吸氧：鼻导管或面罩吸氧。吸入氧气可加速碳氧血红蛋白解离。增加一氧化碳的排出。吸入新鲜空气时，一氧化碳由碳氧血红蛋白释放出半量约需 4 小时；吸入纯氧时可缩短至 30 ～ 40 分钟，吸入 3 个大气压的纯氧可缩短至 20 分钟。

（2）高压氧舱治疗：高压氧舱治疗能增加血液中溶解氧，提高总体氧含量，促进氧释放和加速一氧化碳排出，可迅速纠正组织缺氧，缩短昏迷时间和病程，预防一氧化碳中毒引发的迟发性脑病。中、重度一氧化碳中毒者应尽快进行高压氧舱治疗；50 岁以上患有高血压病、糖尿病、高脂血症、心脑血管病等基础病的轻度一氧化碳中毒者也应考虑高压氧舱治疗。

治疗疗程：首次高压氧舱治疗后，可根据病情需要于 12 小时后再次高压氧舱治疗一次，以后改为每日一次，10 次为一个疗程。

1）年龄 40 岁以下，昏迷时间 4 小时以内，无基础疾病者，神志清楚后连续高压氧舱治疗 1 ～ 2 个疗程。

2）年龄 40 岁以上，或昏迷时间 4 小时以上，或有基础疾病者神志清楚后连续高压氧舱治疗 2 ～ 3 个疗程。

3）昏迷时间过久的患者，应间断高压氧舱治疗，连续 2 ～ 3 个疗程后休息 2 周，再高压氧舱治疗 2 个疗程，以后治疗视病情酌定。

4）迟发性脑病者，间断高压氧舱治疗，连续 2 ～ 3 个疗程后休息 2 周，循环多次，治疗终点是痊愈或病情无进一步好转，治疗时间 3 ～ 6 个月。

3. 机械通气　呼吸停止时，行气管插管，进行机械通气，吸入 100% 浓度氧。

4. 防治脑水肿　严重中毒后，脑水肿可在 24 ～ 48 小时发展到高峰。在积极纠正缺氧的同时给予脱水治疗。20% 甘露醇，每千克体重 1 ～ 2 g，静脉快速滴注（10 ml/min）。待 2 ～ 3 天后颅内压增高现象好转，可减量。也可注射呋塞米脱水。三磷腺苷、肾上腺糖皮质激素如地塞米松也有助于缓解脑水肿。如有频繁抽搐，首选地西泮，10 ～ 20 mg，静脉注射，抽搐停止后再静滴苯妥英钠 0.5 ～ lg，剂量可在 4 ～ 6 小时内重复应用，也可实施人工冬眠疗法。

5. 促进脑细胞代谢　应用能量合剂，常用药物有三磷腺苷、辅酶 A、细胞色素 C 和大量维生素 C 及甲氯芬酯（氯酯醒）250 ～ 500 mg，肌内注射；胞磷胆碱，0.5 ～ 1.0 g，加入 5% 葡萄糖溶液 250 ml 中，静脉滴注，每日一次。重度一氧化碳中毒，可给予纳洛酮、醒脑静等。

6. 防治并发症和后发症　现场抢救时或搬运过程中，对意识不清的患者，在呕吐时，一定让其头部歪向一侧，防止患者窒息或合并吸入性肺炎。

昏迷期间护理工作非常重要。保持呼吸道通畅，必要时行气管切开。定时翻身以防发生褥疮和肺炎。注意营养，必要时鼻饲。高热可影响脑功能，可采用物理降温方法，如头部用冰帽，体表用冰袋，使体温保持在 34 ～ 35℃，如降温过程中出现寒战或体温下降困难时，可用冬眠药物。急性一氧化碳中毒患者从昏迷中苏醒后，应尽可能休息观察 2 周，以防神经系统和心脏后发症的发生。如有后发症，给予相应治疗。

八、预后

轻度中毒可完全恢复。重症患者昏迷时间长者，多提示预后严重，但也有不少患者仍能恢复。迟发脑病恢复缓慢，有少数可留有永久性症状，故中度及重度急性一氧化碳中毒患者昏迷清醒后，应观察 2 个月。

第三节　硫化氢中毒

一、理化性质

硫化氢（H_2S）是无色、有刺激性又有窒息性的气体，低浓度时有臭鸡蛋味。蒸气压：2026.5 kPa/（25.5 ℃）；沸点：−60.4 ℃；闪点：＜ −50 ℃；熔点：−85.5 ℃；溶解性：溶于水、乙醇；溶解度：1 : 2.6（溶于水）；相对密度（空气 = 1）1.19；稳定性：稳定。易积聚在低洼积水处，局部形成高浓度。

二、发病机制

新煤矿开采时，如果通风不良，有时可发生以硫化氢为主的气体中毒。硫化氢气体通过呼吸道进入机体，与呼吸道内水分接触后很快溶解，并与钠离子结合成硫化钠，对眼和呼吸道黏膜产生强烈的刺激作用。硫化氢吸收后主要与呼吸链中细胞色素氧化酶及二硫键（—S—S—）起作用，影响细胞氧化过程，造成组织缺氧。吸入极高浓度时，强烈刺激颈动脉窦，反射性地引起呼吸停止；也可直接麻痹呼吸中枢而立即引起窒息，产生“电击样”死亡。

1. 硫化氢对中枢神经系统的毒理作用机制　硫化氢的急性毒作用和中毒机制可因其不同的浓度和接触时间而异。浓度越高则中枢神经抑制作用越明显，浓度相对较低时黏膜刺激作用明显。人每 1 ～ 2 小时吸入 70 ～ 150 mg/m^3，出现呼吸道及眼刺激症状，吸入 2 ～ 5 分钟后嗅觉疲劳，不再闻到臭气。每小时吸入 300 mg/m^3，6 ～ 8 分钟出现眼急性刺激症状，稍长时间接触引起肺水肿。每 15 ～ 60 分钟吸入 760 mg/m^3，发生肺水肿、支气管炎及肺炎，头痛、头昏、步态不稳、恶心、呕吐。数秒内吸入 1000 mg/m^3，很快出现急性中毒，呼吸加快后呼吸麻痹而死亡。

小剂量硫化氢兴奋中枢神经系统，大剂量则抑制中枢神经系统，引起呼吸中枢麻痹，造成“闪电样”死亡。硫化氢是细胞色素氧化酶的强抑制剂，能与氧化型细胞色素氧化酶中的三价铁结合而阻碍其还原为含二价铁的还原型细胞色素氧化酶，从而抑制电子传递和分子氧的利用，引起组织细胞缺氧，而中枢神经系统对缺氧非常敏感，最易受到损害。

2. 硫化氢对肺的毒理作用机制　动物实验研究表明硫化氢对肺的毒理作用机制如下。

（1）动态分析支气管肺泡灌洗液（BALF）中反映细胞损伤的酶学指标乳酸脱氢酶（LDH）、碱性磷酸酶（AKP）、酸性磷酸酶（ACP）、血管紧张素转换酶（ACE）、蛋白质、唾液酸、总细胞数、中性多形核白细胞（PMN）、肺泡吞噬细胞（PAM），结合光镜和电镜观察，发现硫化氢吸入 3 小时后出现明显的酶学、蛋白质、唾液酸及细胞学和组织学改变；吸入 6 ～ 12 小时生化指标改变最为明显，120 小时恢复正常，实验结果表明硫化氢对肺组织细胞有强烈的细胞毒作用，其损伤程度与吸入硫化氢的浓度有关，生化指标的改变较组织学改变出现早，恢复快。

（2）中毒后 3 小时溶酶体、线粒体破裂，细胞能量代谢抑制，细胞破裂及血清酶活性增高；12 小时亚细胞损伤达高峰，随后逐渐恢复，72 小时恢复至正常水平。血清酶活性变化与亚细胞水平变化高度相关，提示血清酶变化源于肺损伤。测定血清酶活性也能较好地反映亚细胞水平的肺损伤。

（3）肺病理形态改变：硫化氢对肺有广泛的损伤作用。病变累及支气管上皮、肺泡上皮、肺血管内皮及肺间质，基本病理变化为：①广泛的肺血管损伤导致肺水肿与肺出血；②肺泡上皮及支气管上皮细胞改变尤为明显；③肺间质炎症改变、炎细胞退变及间质结缔组织增生。

（4）硫化氢吸入中毒肺水肿发生机制：肺微血管通透性增高，导致水、蛋白质进入肺泡；脂质过氧化作用增强及天然抗氧化系统削弱；肺毛细血管内皮细胞损伤；能量物质代谢受损。

3. 硫化氢对循环系统的毒理作用机制 硫化氢中毒对心脏活动有明显影响：动物实验研究表明低浓度硫化氢中毒（120 ppm ± 20 ppm）动物心率减慢，心输出量、主动脉压、左心室压及其变化最大速率，左心室舒张末压等经短暂升高后下降，但停止吸入硫化氢后，各项指标减慢或下降程度趋于平缓，唯肺动脉压仍维持较高水平。提示急性低浓度硫化氢中毒动物心功能的变化与缺氧类似，先表现为轻度兴奋而后出现明显抑制；此外，缺氧可使肺血管收缩，硫化氢对肺血管刺激引起血管收缩，均能导致肺循环阻力增加，进而发生肺动脉压升高。在较高浓度硫化氢（200 ppm ± 20 ppm）中毒组，动物各项指标下降程度明显强于低浓度组，且无回升现象，停止吸入硫化氢后，各观察指标仍继续下降；当硫化氢吸入中毒浓度在 500 ppm 以上时，中毒犬在 30 分钟内各项指标急剧下降死亡，提示中毒浓度越高，硫化氢对心血管功能的抑制越明显，甚至引起急性死亡。

三、临床表现

急性硫化氢中毒的程度主要取决于空气中的硫化氢浓度和暴露时间。特点是：浓度越低，对呼吸道及眼的局部刺激作用越明显；浓度越高，全身作用越明显。中毒表现为多脏器损害，主要危害是对神经系统、呼吸系统的毒性作用。

1. 黏膜刺激症状 畏光、流泪、眼刺痛、异物感、视物模糊、复视、流涕、鼻及咽喉灼热感。检查可见眼结膜充血、水肿，角膜溃疡，咽部充血等。

2. 呼吸系统症状 刺激性咳嗽、咳白色或粉红色泡沫痰、咯血、胸闷、心慌，严重者呼出气有腐臭味，呼吸道多量白色或血性分泌物、呼吸困难（呼吸急促或呼吸抑制 - 呼吸浅慢）。检查可见呼吸困难、发绀、脉搏微弱、心音低钝、心律不齐，肺内可闻及湿啰音，甚至大量水泡音，血压下降。

3. 中枢神经系统症状 小剂量兴奋中枢神经系统，大剂量则抑制中枢神经系统。表现为头晕、头痛、心悸或心动过缓、胃肠功能紊乱、行动迟钝，烦躁、全身皮肤湿冷、意识模糊、抽搐，昏迷等，最后可因呼吸麻痹而死亡。若暴露的浓度在 1000 ppm 以上，常很快发生呼吸麻痹致死（闪电式死亡）。

四、实验室检查

1. 血中硫化血红蛋白增高 中毒后立即使用亚硝酸钠或亚甲蓝治疗者尤为明显，可作为可靠接触指标。

2. 化验检查 血气分析呈现低氧血症、代谢性酸中毒；血液生化检查肌酸磷酸激酶（CK）及肌酸磷酸激酶同工酶（CK-MB）增高，肌红蛋白（Mb）增高，血清丙氨酸转氨酶（ALT）、谷氨酸转氨酶（AST）、乳酸脱氢酶（LDH）增高（常为一过性），血尿素氮（BUN）、血肌酐（Scr）增高。

白细胞多明显升高。

3. X线胸片可显示肺纹理增强 沿支气管走向有点片状阴影，以中下肺野为主。发生肺水肿时，早期为间质性肺水肿期，仅见两肺透光度减低、肺纹理增粗、紊乱和外延。随着肺水肿的加重，两肺可见散在的1～10 mm大小不等的蝶形阴影。

4. 心电图 常出现ST-T改变或心律失常，Q-T间期延长等。

5. 头颅CT 中重度中毒者，24～48小时后可出现脑水肿征象，主要表现为髓质区对称性、弥漫性密度降低；灰白质密度降低，灰白质交界消失，继而广泛的脱髓鞘改变，豆状核轮廓模糊界限消失，苍白球卵圆形小片状低密度区，多两侧对称。

五、诊断及分级标准

1. 刺激反应 接触硫化氢后出现流泪、眼刺痛、流涕、咽喉部灼热感等刺激症状，在短时间内恢复者。

2. 轻度中毒 有眼胀痛、畏光、咽干、咳嗽，以及轻度头痛，头晕，乏力，恶心等症状。检查见眼结膜充血，肺部可有干性啰音等体征。

3. 中度中毒 具有下列临床表现之一者，诊断为中度中毒：①有明显的头痛、头晕等症状，并出现轻度意识障碍；②有明显的黏膜刺激症状，出现咳嗽、胸闷、视物模糊、眼结膜水肿及角膜溃疡等，肺部闻及干性或湿性啰音，X线胸片显示肺纹理增强或有片状阴影。

4. 重度中毒 具有下列临床表现之一者，诊断为重度中毒：①昏迷；②肺水肿；③呼吸循环衰竭；④闪电型死亡。

六、治疗

现场正确施救对硫化氢中毒的恢复尤为重要，应采取“一戴二隔三救出”及“六早”的急救原则。“一戴”，即施救者应首先做好自身应急防护；“二隔”，即做好自身防护的施救者应尽快隔绝毒气，以防被中毒者继续吸入，以免中毒进一步加深，失去抢救时机；“三救出”即抢救人员在“一戴二隔”的基础上，争分夺秒地将中毒者移离出毒源区，进一步予以医疗急救。“六早”即：①早期现场处理；②早期使用地塞米松和山莨菪碱；③早期抗中毒治疗；④早期气道湿化；⑤对重度吸入中毒患者早期气管切开；⑥早期预防肺水肿的发生。

1. 立即给伤员戴好防毒面具后脱离染毒现场，脱去带硫化氢气味的衣物。

2. 解毒剂

（1）在中毒现场立即给中、重度中毒者肌内注射10% 4-二甲氨基苯酚（4-DMAP）2 ml，一次即可。

（2）对有自主呼吸的中毒者取亚硝酸异戊酯安瓿（0.2 ml）置手帕中捏破吸入，每次吸30秒，每2分钟1支，可吸入3～6支。

（3）3%的亚硝酸钠10 ml，静脉注射。

（4）1%亚甲蓝50～100 ml，静脉注射。

3. 使患者保持安静、卧床休息，保持呼吸道通畅。通气不良、阻塞或呼吸衰竭危重患者必要时进行气管切开，呼吸机辅助呼吸。

4. 吸氧 病情许可，应尽早行高压氧舱治疗（参见一氧化碳中毒）。

5. 脑水肿治疗　20% 甘露醇，每千克体重 1 ~ 2 g，静脉快速滴注（10 ml/min）。也可注射呋塞米脱水。三磷腺苷、肾上腺糖皮质激素如地塞米松也有助于缓解脑水肿。应用能量合剂，促进脑细胞代谢。

6. 防治肺水肿和肺损伤　早期应用糖皮质激素地塞米松，待肺水肿阴影基本消失即可停药；常量应用维生素 E、山莨菪碱等可减轻肺损伤，改善微循环。

7. 对心肌损伤者应给予心肌营养剂　极化液、1，6- 二磷酸果糖 50 ml 静脉滴注，每天 1 次，并注意纠正心衰，控制心律失常。

8. 大剂量使用含二巯基或巯基的药物　如谷胱甘肽、半胱氨酸、硫辛酸、胱氨酸。

9. 提高细胞的氧化还原能力　应用三磷腺苷、辅酶 A、细胞色素 C 和大量维生素 C。

10. “猝死”患者立即进行心肺复苏术。

11. 眼部损伤者，尽快用温水或 2% 碳酸氢钠冲洗，可的松眼药水滴眼。

12. 有呼吸道刺激症状者，用 5% 碳酸氢钠雾化吸入及润喉止咳。

13. 防治感染，纠正酸中毒，抗休克及对症支持治疗。

第四节　氮氧化物中毒

一、理化性质

氮氧化物是氮和氧化物的总称，包括氧化氮、一氧化氮、二氧化氮、三氧化二氮、四氧化二氮、五氧化二氮等。氮氧化物因氧化程度不同而具有不同的颜色（黄至深棕），氮氧化物除二氧化氮外均不稳定，遇湿、气或热可变为二氧化氮和一氧化氮，在瓦斯爆炸时接触的硝烟中含有大量氮氧化物气体，其中主要是二氧化氮和一氧化氮。其中二氧化氮在常温 21.1 ℃时为棕红色刺鼻气体，21.1 ℃时为暗褐色液体。

二、发病机制

二氧化氮是刺激性低水溶性毒物，生物活性大，毒性高，主要引起肺损害；对上呼吸道刺激性小，主要作用于深部呼吸道，与黏膜上的水缓慢起作用，形成硝酸和亚硝酸，对肺组织产生强烈的刺激和腐蚀，损害肺终末支气管和肺泡上皮，使肺泡和毛细血管通透性增加，导致肺水肿。

肺水肿的发生机制主要可能有以下几方面：①肺泡及肺泡间隔毛细血管壁通透性增加：毒物直接损伤肺泡Ⅰ型、Ⅱ型上皮细胞和毛细血管内皮细胞，使肺泡表面上皮细胞肿胀、坏死、脱落，毛细血管内皮细胞质突起回缩，细胞间紧密结合发生分离、裂隙增宽、通透性增加、液体渗出。肺泡间隔肿胀，肺泡内液体增多，肺弥散功能障碍。②炎症细胞及其介质与毛细血管通透性增加：刺激性气体损伤，激活肺泡巨噬细胞、中性粒细胞、内皮细胞和血小板，产生多种细胞因子和介质，释放自由基，损伤细胞和间质，并启动脂质过氧化，膜通透性增高。血管活性物质如 5- 羟色胺、前列腺素等大量释放使血管通透性增加。③肺泡表面活性物质减少：肺泡Ⅱ型细胞受损，表面活性物质合成减少，活性降低，使肺泡表面张力增加，肺泡塌陷，促使液体从血管渗出进入肺间质，当肺水肿时，肺泡表面活性物质被稀释而导致恶性循环。④肺淋巴循环受阻：肺毛细血管渗出液的回吸收与淋巴循环有关，肺内液体增多，使血管邻近的淋巴管亦发生肿胀，循环阻力增加。交感神经兴奋导致右淋巴总管痉挛。肺动脉高压、静脉回流障碍、右心功能衰竭等均能影响肺内液体的排出。⑤缺氧：缺氧可通过神经 - 体液反射，使毛细血管痉挛，增加毛细血管压力和渗出，促进肺水肿发生，并可导致一系列病理生理改变。

迟发型阻塞性毛细支气管炎：在吸入氮氧化物后，无明显急性中毒症状或在肺水肿基本恢复 2 周后，突然发生咳嗽、胸闷及进行性呼吸困难等症状，有明显发绀，两肺可闻及细湿啰音，胸部 X 线片显示：两肺满布粟粒状阴影，结节大小不等，可融合成片，主要是由于细支气管炎和细支气管周围发生机化的结果。

肺纤维化：如无严重并发症，处理得当，肺水肿可在 3 天内得到控制，症状体征逐渐消失。X 线异常所见约在 1 周内大部分消失。7 ~ 11 天基本恢复，多数不留后遗症。可在肺水肿消退后 2 ~ 3 周引起广泛的肺纤维化和支气管腺体肿瘤样增生，导致肺功能障碍。

三、病理生理

二氧化氮通过上呼吸道时溶解少，对上呼吸道刺激小，进入呼吸道深部，与水逐渐作用而产生刺激和腐蚀作用，达肺泡时肺表面活性物质发生过氧化反应而破坏，随后肺泡细胞受损，上皮细胞更新停止，细胞质分泌泡沫减少，纤毛减少或消失，导致化学性肺炎、肺水肿及肺纤维化。

四、临床表现

人接触二氧化氮 1.3 ~ 3.8 mg/m^3 时气道阻力增加；70 mg/m^3 时有黏膜刺激作用，可耐受数小时；140 mg/m^3 时可引起支气管炎和肺炎；220 ~ 290 mg/m^3 时可致肺水肿；560 ~ 940 mg/m^3 时可造成致命性肺水肿、窒息；1460 mg/m^3 时可很快致死。

1. 一般急性作用

（1）仅有一过性眼和上呼吸道刺激症状，肺部无阳性体征，胸部 X 线检查无异常发现。

（2）喉痉挛或水肿：表现为呼吸困难和喉鸣，由于缺氧、窒息而出现发绀甚至猝死。

（3）化学性气管、支气管炎及肺炎：剧烈咳嗽、胸闷、胸痛、气促。肺部听诊两肺有散在的干、湿啰音。

2. 化学性肺水肿 临床上分为四期。

（1）刺激期：吸入二氧化氮气体后出现一过性胸闷、咳嗽症状，可伴有头晕、乏力、恶心、呕吐等全身症状，有时症状并不明显。

（2）潜伏期：刺激期后，患者的自觉症状减轻或消失，病情似已好转，属“假象期”，但肺部潜在的病理变化仍在发展，经过一段时间潜伏期后发生。潜伏期最长可达 1 ~ 72 小时。潜伏期症状不多。X 线胸片可见纹理增多、模糊不清等。此期间临床表现虽然不突出，但是在病情的转归上具有重要的意义，此时应避免活动和过度补液，积极防止水肿发生。

（3）肺水肿期：潜伏期后，症状突然加重，表现为剧烈咳嗽、气急、烦躁、呼吸困难、大汗、咳大量粉红色泡沫痰。体检可见口唇指端明显发绀、两肺满布湿啰音、血压下降、血液浓缩、白细胞增加、心率剧增，血氧分析可见低氧血症。胸部 X 线检查，早期为间质性肺水肿期，仅见两肺透光度减低、肺纹理增粗、紊乱和外延。随着肺水肿的形成和加重，两肺可见散在的 1 ~ 10 mm 大小不等的蝶形阴影。该期可并发混合型酸中毒、自发性气胸、纵隔气肿，肝、肾、心等脏器损伤及继发性肺部感染等。一般肺水肿发生后 24 小时内变化最剧烈，应高度重视，若控制不力，有可能进入急性呼吸窘迫综合征期。

（4）恢复期：如无严重并发症，更无处理不当，肺水肿可在 3 天内得到控制，症状和体征逐渐消失。X 线胸片异常所见约在 1 周内大部分消失。7 ~ 11 天基本恢复，多数不留后遗症。严重者可在肺水肿消退后 2 ~ 3 周引起广泛的肺纤维化和支气管腺体肿瘤样增生，导致肺功能障碍。

3. 急性呼吸窘迫综合征 急性呼吸窘迫综合征临床可分为四个阶段：①原发疾病阶段；②原发病后 24 ~ 48 小时，出现呼吸急促、发绀；③出现呼吸窘迫、肺水泡音，X 线胸片有散在的浸润反应；④呼吸窘迫加重，出现意识障碍，X 线胸片显示广泛毛玻璃样融合阴影。

4. 迟发型阻塞性毛细支气管炎 在吸入氮氧化物后，无明显急性中毒症状或在肺水肿基本恢复 2 周后，突然发生咳嗽、胸闷及进行性呼吸困难等症状，有明显发绀，两肺可闻及细湿啰音，胸部 X 线片显示两肺满布粟粒状阴影。

5. 慢性影响 长期接触较低浓度的氮氧化物，可有上呼吸道黏膜刺激症状，出现慢性咽炎、支气管和肺气肿，以及类神经症样症状。尚无慢性中毒的可靠证据。

五、诊断（依据 GBZ15-2002 标准）

1. 诊断原则 根据短期内吸入较大量的二氧化氮的职业史，呼吸系统损坏的临床表现和胸部 X 线征象，结合血气分析及现场劳动卫生学调查资料综合分析，并排除其他原因所致的类似疾病，方可诊断。

2. 刺激反应 出现一过性胸闷、咳嗽等症状，肺部无阳性体征，胸部 X 线检查无异常表现，可列为观察对象。

3. 诊断分级标准

（1）轻度中毒：出现胸闷、咳嗽等症状；可伴有头痛、无力、心悸等；肺部有散在干啰音；胸部 X 线征象：肺纹理增强，可伴边缘模糊；动脉血氧分压值低于预计值 10 ~ 20 mmHg，符合急性气管 - 支气管炎或支气管周围炎。

（2）中度中毒：咳嗽胸闷加剧，呼吸困难，咳痰或痰中可有血丝等症状；常有头晕、头痛、无力、心悸等症状；体征有轻度发绀，两肺可闻及干、湿啰音；胸部 X 线征象：肺野透亮度减低，肺纹理增多、紊乱、模糊，呈网状阴影，符合间质性肺水肿；或斑片状阴影，边缘模糊，符合支气管肺炎。血气分析在吸入＜ 50% 浓度氧时，能维持动脉血氧分压＞ 60 mmHg。

（3）重度中毒：具有下列之一者：①明显的呼吸困难，剧烈咳嗽，咳大量白色或粉红色泡沫痰；②烦躁不安、意识障碍；③明显发绀，两肺满布湿性啰音；④胸部 X 线征象：两肺野有大小不等、边缘模糊的斑片状或云絮状阴影，有的可融合成大片阴影，符合肺泡性肺水肿；⑤血气分析常呈现重度低氧血症，在吸入＞ 50% 浓度氧时，动脉血氧分压＜ 60 mmHg。

（4）迟发型阻塞性毛细支气管炎：在吸入氮氧化物后，无明显急性中毒症状或在肺水肿基本恢复 2 周后，突然发生咳嗽、胸闷及进行性呼吸困难等症状，有明显发绀，两肺可闻及细湿啰音，胸部 X 线片显示：两肺满布粟粒状阴影。应注意与粟粒性肺结核、矽肺等疾病相鉴别。

六、治疗

瓦斯爆炸有害气体中毒主要危害是化学性肺水肿和急性呼吸窘迫综合征。积极防治肺水肿是抢救的关键。

1. 一般处理 立即脱离接触，保持安静、保暖。出现刺激反应者，应严密观察，观察期应避免活动，对症治疗，必要时给予预防性治疗药物如吸入气雾剂、吸氧、注射肾上腺皮质激素等。

（1）迅速将患者移离现场，脱去污染衣服，眼与皮肤污染者立即清水或生理盐水彻底冲洗，可使用5%可的松眼药水及抗生素眼药水或药膏，对吸入量较大者，应留院观察24～72小时，安静卧床休息，避免用力、情绪激动，以减少肺部渗出，必要时给予镇静剂和对症处理。

（2）吸氧并保持呼吸道通畅。

（3）预防肺水肿：①雾化吸入中和剂，吸入酸性毒物者可雾化吸入5%碳酸氢钠进行中和解毒；②应用肾上腺皮质激素。

（4）给予心理治疗。

2. 严重中毒性呼吸系统损害的处理 中毒性肺水肿和急性呼吸窘迫综合征是刺激性气体的主要危害。

（1）迅速纠正缺氧：根据患者病情选择给氧方式，防止吸入高浓度氧而发生氧中毒，应进行动脉血气分析，用最低的有效浓度氧，在最短时间内达到纠正低氧血症的目的。使动脉血氧分压维持在80～100 mmHg。

（2）降低毛细血管通透性，维持良好的循环功能：如保持适宜的血容量、改善心泵功能和纠正微循环障碍、预防微血栓形成等。给予肾上腺皮质激素，原则是早期、足量、短期应用，重症者初次用地塞米松20～40 mg/d，分次给药，轻度、中度中毒可酌减剂量，并改为肌内注射或口服，大剂量一般不超过3～5日，以后逐渐减量。重症者可酌情延长应用时间，以预防阻塞性细支气管炎。

低分子右旋糖酐500 ml每日静脉滴注，可减少红细胞凝聚和微血栓形成，增加血容量。注意维持水、电解质平衡。

（3）保持呼吸道通畅：吸入泡沫剂二甲基硅油，清除气道内水泡，增加氧吸入量和改善弥散功能，应用氨茶碱解除支气管痉挛，应用支气管解痉药和祛痰药，必要时气管切开。

（4）积极治疗并发症：合理应用抗生素控制肺部感染，防止真菌感染。气胸、纵隔气肿可抽气或闭式引流。严重中毒性呼吸系统疾病，一旦发生较重的继发感染，不但使病情更为严重及复杂，也是产生治疗矛盾的原因之一，因此，从起病开始，即采取各种措施预防继发性传染，并严密监护，及时发现并控制并发症是治疗的重要环节。

（5）营养支持：急性重症患者处于高代谢状态，病程中因能量消耗过多和营养摄取不足，导致机体免疫力降低，易发生继发感染，呼吸肌疲劳，影响组织修复，故应及早给予营养支持，及时补充能量，每日总能量在150 kJ/kg左右，蛋白质、脂肪分别占总能量的20%和30%左右。

（6）其他治疗措施：使用利尿剂、β受体激动剂等可加速肺泡水肿转移至间质并经淋巴管转走，有助于减轻肺水肿。根据病情可采取镇静、解痉、止咳、定喘等治疗方法。

呼吸窘迫综合征（ARDS）治疗原则与肺水肿相似，但更强调尽快改善缺氧，使用呼气末正压通气（PEEP），短期、大量、短程冲击使用糖皮质激素，以及积极处理各种并发症。

3. 急性期后，应有计划地随访3～4周，以防治迟发型阻塞性细支气管炎，一旦发生及时使用糖皮质激素及对症治疗。

七、预防措施

1. 安全技术措施 生产设备防腐蚀，密闭抽风，生产流程自动化，避免直接接触。贮存和运输应注意防爆、防火、防泄漏。对三废综合治理。

2. 组织措施　严格执行安全操作规程，防治设备跑、冒、滴、漏和意外事故，进行安全教育和上岗前培训。接触者具有自救互救知识。

3. 个人防护措施　配置有针对性的耐腐蚀防护用品：工作服、手套、面罩等，并按规定正确使用。

第五节　二氧化硫中毒

一、化学性质

二氧化硫（SO_2）是一种无色、高度水溶性、有辛辣气味的刺激性气体，比空气重。广泛用于工业中，是硫矿、造纸业、矿物燃料燃烧的副产品，也是大气的常见污染物。接触较高浓度的二氧化硫可致病。

二、发病机制

二氧化硫是一种刺激性气体，是一种全身性毒物。由于溶解性高，在机体黏膜与水接触生成硫酸和亚硫酸，引起黏膜损伤，SO_2 不仅对呼吸系统有毒性作用，SO_2 在血液和其他组织中的含量会随吸入空气中 SO_2 浓度的增加而成比例增加，SO_2 可以引起肺的脂质过氧化损伤、DNA 损伤、基因组表达谱的改变以及细胞超微结构的损伤，而且对中枢神经系统（如脑）、心血管系统（如心脏）、消化系统（如胃、肠、肝）、免疫系统（如脾）及生殖系统（如睾丸）均有毒性作用，造成临床一系列症状、体征。

1. 呼吸系统　人体接触二氧化硫后症状可分为双相反应：即刻反应包括对眼睛、鼻、喉的刺激和烧伤，并有胸部紧束感、气急和干咳，表现为结膜炎、角膜烧伤、红斑样咽炎，胸部听诊可有啰音。接触高浓度的二氧化硫在数小时内可引起急性肺水肿和死亡。急性期存活的患者于中毒后 2 ～ 3 周产生第二相的呼吸系统症状，患者可因弥漫性肺浸润而致呼吸衰竭；慢性长期吸入 SO_2 可降低鼻部纤毛细胞的摆动频率，从而降低机体的异物清除能力和对外部有害物质的抵抗力，使机体处于气管炎和支气管炎的易感状态。SO_2 还能影响气道分泌活性，影响气管、支气管的正常功能，部分可引起气道阻塞性疾病如气管炎、哮喘、肺气肿等多种呼吸道疾患，甚至与肺癌的发生有关。

化学性肺水肿的发生机制尚未完全阐明。主要可能有以下几方面：①肺泡及肺泡间隔毛细血管壁通透性增加：毒物直接损伤肺泡Ⅰ型、Ⅱ型上皮细胞和毛细血管内皮细胞，使肺泡表面上皮细胞肿胀、坏死、脱落，毛细血管内皮细胞质突起回缩，细胞间紧密结合发生分离、裂隙增宽、通透性增加、液体渗出。肺泡间隔肿胀，肺泡内液体增多，肺弥散功能障碍。②炎症细胞及其介质致毛细血管通透性增加：刺激性气体损伤，激活肺泡巨噬细胞、中性粒细胞、内皮细胞和血小板，产生多种细胞因子和介质，释放自由基，损伤细胞和间质，并启动脂质过氧化，膜通透性增高。血管活性物质如 5- 羟色胺、前列腺素等大量释放使血管通透性增加。③肺泡表面活性物质减少：肺泡Ⅱ型细胞受损，表面活性物质合成减少，活性降低，使肺泡表面张力增加，肺泡塌陷，促使液体从血管渗出进入肺间质，当肺水肿时，肺泡表面活性物质被冲掉而导致恶性循环。④肺淋巴循环受阻：肺毛细血管渗出液的回吸收与淋巴循环有关，肺内液体增多，使血管邻近的淋巴管亦发生肿胀，循环阻力增加。交感神经兴奋，导致右淋巴总管痉挛。肺动脉高压、静脉回流障碍、右心功能衰竭等均能影响肺内液体的排出。⑤缺氧：缺氧可通过神经 - 体液反射，使毛细血管痉挛，增加毛细血管压力和渗出，促进肺水肿发生，并可导致一系列病理生理改变。

2. 脑和心血管系统 SO_2 吸入，脏器脂质过氧化水平显著提高，并伴随着 SOD、GPx 酶活性及 GSH 含量的显著降低，脑组织的氧化应激；SO_2 衍生物可能通过影响神经元和心肌细胞膜上离子通道的活动而对中枢神经、传导神经以及心血管系统产生不利影响。提示大气 SO_2 污染可能与神经系统和心血管系统疾病的发生有关。

3. 消化系统 SO_2 可进入胃组织并产生过氧自由基造成胃细胞脂质过氧化。随着 SO_2 吸入浓度增加，MDA 升高加剧，表明胃组织脂质过氧化作用呈浓度依赖性增高。SO_2 能引起胃组织超氧化物歧化酶（SOD）的显著变化，SO_2 破坏机体正常的氧化 / 抗氧化内稳态平衡，引起体内自由基或活性氧（ROS）浓度升高，造成氧化应激。其作用机制可能有两种途径：一是 SO_2 被吸入体内，遇体液形成亚硫酸盐和亚硫酸氢盐，然后通过电子氧化作用形成三氧化硫阴离子自由基（SO_3^-），SO_3^- 再与 O_2 迅速反应生成过氧自由基和其他活性氧自由基种类；二是通过降低抗氧化防御系统的抗氧化功能（如 GSH 含量、GSH/GSSH 比值、GSH-Px 和 SOD 酶活力下降）而使过多的自由基不能及时清除而攻击核酸、蛋白质、酶和脂肪酸等，引起生物大分子和生物膜的损伤，最终破坏胃的正常功能。

4. 血液系统 二氧化硫吸入对大鼠血红细胞的氧化损伤作用表明，SO_2 吸入可引起细胞脂质过氧化作用显著增加，Cu、Zn-SOD 酶活性显著降低，及 GSH-Px 酶活性发生适应性增高。这些抗氧化酶系统的改变，以及脂质过氧化作用的增高，甚至可在低浓度 SO_2 短期吸入（如在实验条件下，SO_2 14 mg/m^3，吸入 1 周）的情况下发生。这不仅会影响细胞的各种功能（包括免疫功能），而且会使细胞内各种生物膜结构破坏；导致细胞内各隔室之间各种重金属和各种水解酶的渗漏，成为细胞衰老、突变、凋亡或死亡的起因。

5. 遗传物质 SO_2 能够引起 DNA 损伤，可能与以下几方面因素有关：SO_2 进入机体后，溶于体液之中，生成亚硫酸离子（HSO_3^-）和重亚硫酸离子（SO_3^{2-}），并产生氢离子（H^+），SO_3^{2-} 可直接与核酸中的嘧啶碱基起作用，可使胞嘧啶脱氨基而成为尿嘧啶，从而引起 DNA 的损伤。此外，SO_2 在细胞内很快氧化为 SO_4^{2-}，在氧化过程中可产生大量自由基，如 HSO_3^- 等。所产生的自由基可直接攻击 DNA 链上嘌呤的 C8、胞嘧啶的 C5 和 C6 之间的双烯键，引起碱基损伤，导致碱基置换、碱基脱落（如脱嘌呤）、DNA 链断裂及嘧啶二聚体形成等基因突变，从而造成 DNA 损伤。

三、临床表现

1. 急性作用

（1）一般急性作用：①仅有一过性眼和上呼吸道刺激症状，肺部无阳性体征，胸部 X 线检查无异常发现；②喉痉挛或水肿：表现为呼吸困难和喉鸣，由于缺氧、窒息而出现发绀甚至猝死；③化学性气管、支气管炎及肺炎：剧烈咳嗽、胸闷、胸痛、气促，肺部听诊两肺有散在的干、湿啰音。

（2）化学性肺水肿：临床上分为四期。

1）刺激期：吸入刺激性气体后出现呛咳、咳痰、气急、胸闷、呼吸困难，伴有头晕、乏力、恶心、呕吐等全身症状，有时症状并不明显。

2）潜伏期：刺激期后，患者的自觉症状减轻或消失，病情似已好转，属“假象期”，但肺部潜在的病理变化仍在发展，经过一段时间后发生。潜伏期的长短主要取决于接触毒物的水溶性和浓度。

水溶性大、浓度高者潜伏期短。潜伏期多为 2 ~ 24 h，最长可达 36 小时，也有短至半小时者。潜伏期症状不多。X 线胸片可见纹理增多、模糊不清等。此期间在临床上虽然表现不突出，但是在病情的转归上具有重要的意义，必须抓紧，此时应避免活动和过度补液，积极防止水肿发生。

3）肺水肿期：潜伏期后，症状突然加重，表现为剧烈咳嗽、气急、烦躁、呼吸困难、大汗、咳大量粉红色泡沫痰。体检可见口唇指端明显发绀、两肺满布湿啰音、血压下降、血液浓缩、白细胞增加、心率剧增，血氧分析可见低氧血症。胸部 X 线检查，早期为间质性肺水肿期，仅见两肺透光度减低、肺纹理增粗、紊乱和外延。随着肺水肿的形成和加重，两肺可见散在的 1 ~ 10 mm 大小不等的蝶形阴影。该期可并发混合型酸中毒、自发性气胸、纵隔气肿，肝、肾、心等脏器损伤及继发性肺部感染等。一般肺水肿发生后 24 小时内变化最剧烈，应高度重视，若控制不力，有可能进入急性呼吸窘迫综合征期。

4）恢复期：如无严重并发症，处理不当，肺水肿可在 3 天内得到控制，症状体征逐渐消失。X 线胸片异常所见约在 1 周内大部分消失。7 ~ 11 天基本恢复，多数不留后遗症。

（3）急性呼吸窘迫综合征

1）刺激性气体中毒是引起急性呼吸窘迫综合征的主要原因之一，统称化学性肺水肿。

2）急性呼吸窘迫综合征临床可分为四个阶段：①原发疾病阶段；②原发病后 24 ~ 48 小时，出现呼吸急促、发绀；③出现呼吸窘迫，肺水泡音，X 线胸片有散在的浸润反应；④呼吸窘迫加重，出现意识障碍，X 线胸片显示广泛毛玻璃样融合阴影。

（4）根据临床表现分度

1）刺激反应：仅有一过性眼和上呼吸道刺激症状，肺部无阳性体征，胸部 X 线检查无异常发现。

2）急性轻度中毒：流泪、畏光、视物模糊、咽干、咽痛、声音嘶哑、咳嗽、咳痰，胸闷及轻度头痛、头晕、乏力等症状，眼结膜充血，肺纹理增强，或出现活动时轻度吸气性呼吸困难及轻度“三凹征”。

3）急性中度中毒：上述症状加重，呼吸困难，有时痰中带血丝，轻度发绀，眼结膜充血明显，三度喉水肿，“三凹征”明显，肺部有干、湿啰音。胸部 X 线检查符合化学性支气管肺炎表现，血气分析：$PaO_2 \geqslant 60$ mmHg。

4）急性重度中毒：剧咳，咳大量粉红色泡沫样痰，气急、心悸、呼吸困难，明显发绀，或出现急性呼吸窘迫综合征，较重的气胸和纵隔气肿等。两肺满布湿啰音。胸部 X 线片显示两肺有边缘模糊的斑片状或云絮状阴影。血气分析 $PaO_2 \leqslant 40$ mmHg；或出现急性呼吸窘迫综合征，较重的气胸和纵隔气肿，窒息、Ⅳ度喉水肿等。

2. 眼、皮肤化学性灼伤　可见结膜充血水肿，眼烧灼痛，眼角混浊，角膜溃疡，晶状体混浊，甚至角膜穿孔、失明。皮肤可引起灼伤，除直接接触部位外，灼伤以体表潮湿部位为主。

3. 慢性影响　长期接触较低浓度的二氧化硫，可有上呼吸道黏膜刺激症状，出现慢性结膜炎、鼻炎、慢性咽炎和嗅觉、味觉减退、消化不良，贫血、白细胞减少，心慌胸闷、心律失常、心功能减退，早期记忆力减退以及类神经症样症状，阴囊及皮肤可有皮炎。

4. 实验室检查　常见白细胞计数增高，肝、肾功能异常，心电图出现 ST-T 波改变、心律失常等。

四、诊断

1. 诊断原则　根据短时间内吸入高浓度二氧化硫的职业史，以呼吸系统损害为主的临床表现和胸部 X 线影像，结合血气分析检查及现场劳动卫生学调查结果综合分析，排除其他病因所导致的类似疾病，方可诊断。

2. 刺激反应 仅有一过性的眼和上呼吸道刺激症状，肺部无阳性体征，胸部X线检查无异常发现。

3. 诊断及分级标准

（1）轻度中毒：具有以下表现之一者：①流泪、咽痛、声音嘶哑、咳嗽、咳痰；肺部出现干性啰音；胸部X线检查显示肺纹理增强，符合急性气-支气管炎表现。②Ⅰ～Ⅱ度喉水肿。

（2）中度中毒：具有下列表现之一者：①声音嘶哑、胸闷、呼吸困难、剧烈咳嗽，有时咳血丝痰；呼吸频速、轻度发绀、肺部出现干、湿啰音；胸部X线检查显示肺纹理增多、紊乱，边缘模糊的散在的斑片状阴影，符合支气管肺炎；血气分析：常呈现轻度至中度低氧血症。②Ⅲ度喉水肿。

（3）重度中毒：具有下列表现之一者：①剧烈咳嗽、咳大量粉红色泡沫痰、胸闷气急、心悸；呼吸困难，明显发绀，双肺满布干、湿啰音；胸部X线检查显示两肺野有大小不等边缘模糊的斑片状或云絮状阴影，有的可融合成大片状或蝶状阴影。符合肺泡性肺水肿表现；血气分析呈现重度低氧血征。②急性呼吸窘迫综合征（ARDS）。③Ⅳ度喉水肿。④并发较重气胸或纵隔气肿。⑤窒息。

（4）眼或皮肤灼伤：轻、中、重度急性中毒均可伴有眼或皮肤灼伤。

4. 其他 不明原因贫血、血细胞减少、消化不良等症状，有长期二氧化硫接触职业或居住环境时，可考虑。

五、治疗

与第四节氮氧化物中毒相同。

六、预防措施

与第四节氮氧化物中毒相同。

第六节 氨中毒

一、发生机制

氨是刺激性高的水溶性毒物，接触到湿润的眼和上呼吸道黏膜时，易溶解附着在局部立即产生刺激作用，大量吸入高浓度气体，可造成化学性肺炎、肺水肿。

接触到湿润的眼和上呼吸道黏膜时，使黏膜炎症细胞及其介质与毛细血管通透性增加，因而出现眼和上呼吸道刺激症状。

肺水肿的发生机制可能有以下几方面：①肺泡及肺泡间隔毛细血管壁通透性增加：毒物直接损伤肺泡Ⅰ型、Ⅱ型上皮细胞和毛细血管内皮细胞，使肺泡表面上皮细胞肿胀、坏死、脱落，毛细血管内皮细胞质突起回缩，细胞间紧密结合发生分离、裂隙增宽、通透性增加、液体渗出，肺泡间隔肿胀，肺泡内液体增多，肺弥散功能障碍。②炎症细胞及其介质与毛细血管通透性增加：刺激性气体损伤，激活肺泡巨噬细胞、中性粒细胞、内皮细胞和血小板，产生多种细胞因子和介质，释放自由基，损伤细胞和间质，并启动脂质过氧化，膜通透性增高。血管活性物质如5-羟色胺、前列腺素等大量释放使血管通透性增加。③肺泡表面活性物质减少：肺泡Ⅱ型细胞受损，表面活性物质合成减少，活性降低，使肺泡表面张力增加，肺泡塌陷，促使液体从血管渗出进入肺间质，当肺水肿时，肺泡表面活性物质被稀释而导致恶性循环。④肺淋巴循环受阻：肺毛细血管渗出液的回吸收与淋巴循环有关，肺内液体增多，使血管邻近的淋巴管亦发生肿胀，循环阻力增加。交感神经兴奋，导致右淋巴总管痉挛。肺动脉高压、静脉回流障碍、右心功能衰竭等均能影响肺内液体的排出。⑤缺氧：缺氧可通过神经-体液反射，使毛细血管痉挛，增加毛细血管压力和渗出，促进肺水肿发生并可导致一系列病理生理改变。

二、病理生理

进入肺泡的氨少部分与CO_2中和，其余吸入血液，少量由尿、汗及呼出气排出，氨在肝内解毒形成尿素，随尿排出。氨易溶于水，侵犯眼及呼吸道黏膜，而且迅速渗透到组织内，造成组织蛋白溶解变性，结构破坏，使病变向深层发展。低浓度接触使眼结膜、呼吸道黏膜充血、水肿，高浓度可导致眼及呼吸道灼伤、化学性肺炎和肺水肿、低氧血症及ARDS。血氨增高可影响糖代谢和三羧酸循环，并引起脑内谷氨酰胺合成增加，从而造成中枢神经递质代谢紊乱，导致开始兴奋、惊厥，继而嗜睡乃至昏迷。

三、临床表现

环境中氨浓度0.7 mg/m^3时，人可感到气味；67.2 mg/m^3时有强烈刺激现象；1745 ~ 4500 mg/m^3时，接触30分钟可危及生命。

急性中毒：吸入后当时可能发生呼吸道刺激症状。吸入极高浓度可迅速死亡。短期内吸入大量氨气后可出现流泪、咽痛、声音嘶哑、咳嗽、痰可带血丝、胸闷、呼吸困难，可伴有头晕、头痛、恶心、呕吐、乏力等，可出现发绀、眼结膜及咽部充血及水肿、呼吸频率快、肺部啰音等。严重者可发生肺水肿、成人呼吸窘迫综合征，喉水肿痉挛或支气管黏膜坏死脱落致窒息，还可并发气胸、纵隔气肿。胸部X线检查呈支气管炎、支气管周围炎、肺炎或肺水肿表现。血气分析显示动脉血氧分压降低。眼接触液氨或高浓度氨气可引起灼伤，严重者可发生角膜穿孔。皮肤接触液氨可致灼伤。

四、诊断

1. 诊断原则 根据短时间内吸入高浓度氨气的职业史，以呼吸系统损害为主的临床表现和胸部X线影像，结合血气分析检查及现场劳动卫生学调查结果综合分析，排除其他病因所致类似疾病，方可诊断。

2. 刺激反应 仅有一过性的眼和上呼吸道刺激症状，肺部无阳性体征，胸部X线检查无异常发现。

3. 诊断及分级标准

（1）轻度中毒：具有以下表现之一者：①流泪、咽痛、声音嘶哑、咳嗽、咳痰；肺部出现干性啰音；胸部X线影像检查显示肺纹理增强。符合急性气管-支气管炎表现。②Ⅰ ~ Ⅱ度喉头水肿。

（2）中度中毒：具有下列表现之一者：①声音嘶哑、胸闷、呼吸困难、剧烈咳嗽，有时咳血丝痰；

呼吸频速，轻度发绀，肺部出现干、湿啰音；胸部X线检查显示肺纹理增多、紊乱，边缘模糊的散在的斑片状阴影。符合支气管性肺炎；血气分析：常呈现轻度至中度低氧血症。②Ⅲ度喉头水肿。

（3）重度中毒：具有下列表现之一者：①剧烈咳嗽、咳大量粉红色泡沫痰、胸闷、气急、心悸；呼吸困难、明显发绀、双肺满布干、湿啰音；胸部X线检查显示两肺野有大小不等边缘模糊的斑片状或云絮状阴影，有的可融合成大片状或蝶状阴影。符合肺泡性肺水肿表现；血气分析呈现重度低氧血症。②急性呼吸窘迫综合征（ARDS）。③Ⅳ度喉头水肿。④并发较重气胸或纵隔气肿。⑤窒息。

（4）眼或皮肤灼伤：轻、中、重度急性中毒均可伴有眼或皮肤灼伤，其诊断分级参照GBZ54或GBZ51。

五、治疗

氨气中毒多发生意外事故，往往导致多人中毒，其主要危害是化学性肺水肿和急性呼吸窘迫综合征。积极防治肺水肿是抢救的关键。

1．一般处理 立即脱离接触，保持安静、保暖。出现刺激反应者，应严密观察，观察期应避免活动，对症治疗，必要时给予预防性治疗药物如吸入气雾剂、吸氧、注射肾上腺皮质激素等。

（1）迅速将患者移离现场，脱去污染衣服，眼与皮肤污染者立即清水或生理盐水彻底冲洗，可使用5%可的松眼药水及抗生素眼药水或药膏，对吸入量较大者，应留院观察24～72小时，安静卧床休息，避免用力、情绪激动，以减少肺部渗出，必要时给予镇静剂和对症处理。

（2）吸氧并保持呼吸道通畅。

（3）预防肺水肿：①雾化吸入中和剂，吸入酸性毒物者可雾化吸入5%碳酸氢钠进行中和解毒；②合理应用肾上腺皮质激素。

（4）给予心理治疗。

2．严重中毒性呼吸系统损害的处理 中毒性肺水肿和急性呼吸窘迫综合征是刺激性气体的主要危害。

（1）迅速纠正缺氧：根据患者病情选择给氧方式，应监测动脉血气分析，用最低的有效浓度氧，在最短时间内达到纠正低氧血症的目的。使动脉血氧维持在80～100 mmHg。

（2）降低毛细血管通透性，维持良好的循环功能：如保持适宜的血容量，改善心泵功能和纠正微循环障碍，预防微血栓形成等。早期、足量、短程应用肾上腺糖皮质激素。根据病情轻重每日给予20～60 mg地塞米松，糖皮质激素常用3～5天。低分子右旋糖酐500 ml，每日静脉滴注，可减少红细胞凝聚和微血栓形成，增加血容量。肺水肿时应限制静脉补液的量，最好使出量大于入量500～1000 ml，并维持水、电解质平衡。

（3）保持呼吸道通畅：吸入泡沫剂二甲基硅油，清除气道内水泡，增加氧吸入量和改善弥散功能，应用氨茶碱解除支气管痉挛，给予支气管解痉药和祛痰药，必要时气管切开。

（4）积极治疗并发症：合理应用抗生素控制肺部感染，防止真菌感染。气胸、纵隔气肿可抽气或行闭式引流。严重中毒性呼吸系统疾病，一旦发生较重的继发感染，不但使病情更为严重及复杂，也是产生治疗矛盾的原因之一，因此，从起病开始，即采取各种措施预防继发性传染，并严密监护，及时发现并控制并发症是治疗的重要环节。

（5）营养支持：急性重症患者处于高代谢状态，病程中因能量消耗过多和营养摄取不足，导致机体免疫力降低，易发生继发感染，呼吸肌疲劳，影响组织修复，故应及早给予营养支持，及时补充热量，每日总热量在150 kJ/kg左右，蛋白质、脂肪分别占总热量的20%和30%左右。

（6）其他治疗措施：使用利尿剂、β 受体激动剂等可加速肺泡水肿转移至间质并经淋巴管转走，有助于减轻肺水肿，根据病情可采取镇静、解痉、止咳、定喘等治疗方法。

ARDS 治疗原则与肺水肿相似，但更强调尽快改善缺氧，使用 PEEP，短期、大量、短程冲击使用糖皮质激素，以及积极处理各种并发症。

3. 眼、皮肤灼伤的处理原则　同化学性皮肤灼伤和眼灼伤。

六、预防措施

1. 安全技术措施　生产设备防腐蚀，密闭抽风，生产流程自动化，避免直接接触。贮存和运输应注意防爆、防火、防泄漏。对三废综合治理。

2. 组织措施　严格执行安全操作规程，防治设备跑、冒、滴、漏和意外事故，进行安全教育和上岗前培训。接触者懂得自救互救知识。

3. 个人防护措施　配置有针对性的耐腐蚀防护用品，工作服、手套、防护面具等，并按规定正确使用。

第七节　矿井有毒气体中毒特征与急救

一、矿井有毒气体中毒的特征

在矿山井下采掘生产过程中，由于矿岩表面氧化、硫化矿物的自燃或水解、有机物（坑木）的腐烂、地下涌水、爆破作业、柴油设备的使用以及发生瓦斯煤（矿）尘爆炸、发生火灾等原因，将产生一氧化碳、二氧化氮、二氧化硫、硫化氢等多种有毒气体，污染矿井环境，不仅给矿工身体健康带来危害，如有不慎还可造成人身中毒事故，威胁矿工的生命安全。因此，认识矿井有毒气体的危害性，了解有毒气体的中毒原因及各种症状，掌握有毒气体中毒时的正确急救措施，就能尽量避免中毒事故发生和减少中毒造成的死亡事故。

矿井主要有毒气体的危害及中毒症状

一氧化碳是一种剧毒气体，它与血红蛋白的亲和力比氧和血红蛋白的亲和力大 250 ～ 300 倍，阻碍氧与血红蛋白的结合，使人体缺氧，引起窒息和死亡。矿井空气中一氧化碳的安全浓度应不大于 0.0024%。当其浓度为 0.048% 时，一小时以内即可使人发生轻微中毒，出现耳鸣、心跳、头昏、头痛等症状。当浓度为 0.128% 时，半小时后即可出现严重中毒症状，使人头痛、耳鸣、心跳、呕吐、四肢无力，丧失行动能力。当浓度为 0.4% 时，短时间内可使人体发生致命中毒，丧失知觉，呼吸停顿，患者两颊出现红斑，嘴唇呈桃红色，如不及时抢救，就会中毒死亡。

二氧化氮有强烈毒性，能和水结合生成硝酸，对肺组织起破坏作用，造成肺水肿；对眼睛、鼻腔、呼吸道等有强烈的刺激作用。矿井空气中二氧化氮的安全浓度应不大于 0.00025%。当其浓度为 0.006% 时，短时间内即对人体呼吸器官有刺激作用，引起咳嗽、胸痛。当浓度为 0.01% 时，由于短时间内呼吸器官受强烈刺激，会引起剧烈咳嗽、呕吐，神经麻木。当浓度为 0.025% 时，短时间内使人发生中毒死亡。二氧化氮中毒时的特征是患者手指尖及头发变黄。二氧化氮中毒有潜伏期。

硫化氢有很强的毒性，能使血液中毒。对眼睛黏膜及呼吸道有强烈的刺激作用。其在矿井空气中的安全浓度应不大于 0.00066%。当矿井环境中硫化氢浓度达 0.01% ～ 0.015% 时，可引起流唾液、流清鼻涕、瞳孔放大、呼吸困难。当浓度达 0.02% 时，经 5 ～ 8 分钟后，引起头痛、呕吐，四肢无力、昏睡。当浓度为 0.05% 时，经半小时后就可使人失去知觉，脸色发白，不急救便会死亡。

二氧化硫具有强烈的刺激性，与眼、呼吸道的湿表面接触后能形成硫酸，因而对眼、呼吸道有强烈的腐蚀作用，诱发喉炎和支气管炎，严重时引起肺水肿。矿井空气中二氧化硫的安全浓度应不大于 0.0007%。当其浓度达 0.002% 时，引起眼睛红肿，流泪和头痛、喉痛。当浓度达 0.05% 时，引起急性支气管炎和肿水肿，如抢救不及时，短时间即造成死亡。

二、矿井有毒气体中毒时的急救措施

当矿工不慎发生了有毒气体中毒时，其急救原则是首先要保证下井抢救人员的自身安全，防止抢救人员本身发生中毒。其次是尽快使患者脱离中毒现场和及早恢复正常呼吸，必要时施行药物治疗。具体急救措施如下：

1．立刻从中毒现场将患者移到附近空气新鲜的地点或地表，将患者口中一切妨碍呼吸的东西（如黏液、血、泥土）除去，并将衣领扣和腰带松开。

2．要使患者保暖，防止受凉。因为患者中毒后，体内氧化过程减弱，体温下降，保暖的目的是避免患者受凉后呼吸和血液循环进一步受到阻碍，同时还可减少体内氧气的过多消耗。

3．为了促进患者体内毒气排除，有条件的要给患者输氧（由一氧化碳、硫化氢引起的中毒，应在纯氧中加入 5% 的二氧化碳，以刺激呼吸中枢神经，增强呼吸能力，促使毒气尽快排出体外）并进行人工呼吸。对由二氧化氮、二氧化硫引起中毒的患者进行人工呼吸时，应尽量避免对肺部的刺激，以免加剧肺水肿。特别对二氧化氮中毒患者，只能用拉舌头的人工呼吸法刺激神经，引起呼吸。

4．一氧化碳中毒时，可让患者闻醋、氯化铵溶液等，用以刺激神经，增加呼吸。硫化氢中毒时，用浸有氯水的药棉或毛巾放在患者的口与鼻旁，或给患者饮稀氯水溶液，利用药物解毒。二氧化氮中毒时，在患者喉部碱性溶液（小苏打水）喷雾，以减轻肺水肿症状。

5．患者眼睛被有毒气体刺激后，可用 1% 的硼酸水或弱明矾溶液冲洗。喉部被刺激时，用苏打溶液或硼酸水漱口。

矿工发生有毒气体中毒，只要发现及时，抢救迅速，方法正确，就可避免和减少中毒死亡事故的发生。

第八节　有毒气体中毒所致呼吸衰竭的呼吸支持技术

急性化学物质中毒所致呼吸衰竭是临床中较为常见的问题，如硫化氢中毒、氯气中毒、一氧化碳中毒等。有毒气体中毒导致呼吸衰竭的主要原因有颗粒性粉尘进入呼吸道引起炎性反应、毒性气体引起呼吸道及全身炎性反应、致敏物质引起呼吸道过敏反应。有毒气体中毒引起的呼吸衰竭临床上表现为呼吸窘迫、呼吸抑制，最终导致低氧血症和高碳酸血症，影响全身各个脏器功能。呼吸支持技术对救治这类患者具有重要意义，维持其有效通气和氧合为机体修复赢得时间。呼吸支持技术主要包括氧气治疗、人工气道的建立与管理和机械通气 [2]。

一、氧气治疗

一般而言，对于急性呼吸衰竭患者，只要动脉血氧分压（PaO_2）低于正常即可开始氧疗。急性有毒气体中毒时多为不伴 CO_2 潴留的低氧性呼吸衰竭（Ⅰ型），患者的主要问题为氧合功能发生障碍而通气功能基本正常。此时予以高浓度吸氧（ > 35 %）使 PaO_2 提高到 60 mmHg 或血氧饱和度（SpO_2）达 90% 以上。合理的氧疗使体内可利用氧明显增加，并可减轻呼吸做功，降低缺氧性肺动脉高压，减轻右心负荷。若出现伴 CO_2 潴留的低氧性呼吸衰竭（Ⅰ型），需予以低流量吸氧。这是因为高碳酸血症患者的呼吸中枢化学感受器对 CO_2 反应性差，呼吸主要靠低氧血症对颈动脉窦、主动脉体的化学感受器的刺激来维持。若吸入高浓度氧使血氧迅速上升，解除了低氧对外周化学感受器的刺激，便会抑制患者呼吸，造成通气状况进一步恶化，CO_2 上升，严重时陷入 CO_2 麻醉状态。因此应予以低流量（< 35%）持续吸氧，控制 SpO_2 于 60 mmHg 或血氧饱和度（SpO_2）于 90% 左右。

临床中常用的吸氧装置有：

1．鼻导管或鼻塞，其主要优点为简单、方便，不影响患者咳嗽、进食、谈话。缺点为氧浓度不恒定，易受患者呼吸影响。高流量时对局部黏膜有刺激，氧流量不能大于 7 L/min。吸入氧浓度与氧流量的关系 FiO_2（%）= 21+4 给氧流速（L/min）。

2．简单面罩供氧浓度可达 40% 以上。缺点为面罩需贴紧面部以防止漏气，因而长时间佩戴会引起不适，并影响咳嗽、进食。

3．Venturi 面罩根据 Venturi 原理制成，利用氧流量产生负压吸入空气以稀释氧，调节空气进量，控制 FiO_2 在 25% ~ 50% 范围内，面罩内氧气浓度比较稳定，耗氧量较稳定，耗氧量较少，不需湿化，基本上无重复呼吸。面罩不必与面部紧密接触，但仍对咳嗽、进食有一定影响。适用于需严格控制的持续低流量吸氧。

氧疗的注意事项主要有：①避免长时间高浓度吸氧（FiO_2 > 50%），防止氧中毒；②注意吸入气体的湿化；③预防交叉感染，吸氧装置需定期消毒；④注意防火。

二、人工气道的建立与管理

在有毒气体的中毒急救治疗工作中，维持呼吸道通畅，保持足够的通气和充分的气体交换，以防止呼吸道并发症及呼吸功能不全，是关系到重要脏器功能保障和救治能否取得成功的重要环节，而不是一味地强求气管插管。有时一些简单的气道管理方法能起到重要作用，甚至可以免除紧急情况下的气管插管，主要包括：①防止气道梗阻，保持气道通畅，清除呼吸道、口咽部分泌物和异物，头后仰托起下颌；②放置口咽通气道；③用简易呼吸器经面罩加压给氧。

1．气管插管的应用指征

（1）急性呼吸道梗阻。

（2）清除呼吸道内分泌物。

（3）咽喉缺乏保护性反射。

（4）呼吸衰竭引起的低氧血症和高碳酸血症需正压通气治疗。

气道的建立分为喉上途径和喉下途径。喉上途径是指经口和经鼻插管；喉下途径是环甲膜穿刺和气管切开。

2．插管过程中需监测

（1）呼吸频率、幅度、方式。

（2）口唇、甲床、皮肤黏膜的色泽。

（3）血压、脉搏。

（4）血氧饱和度（SpO_2）：监测 SpO_2 对及时发现低氧血症是最有价值的，应尽量用于每个气管插管的患者。

（5）呼气末二氧化碳（$ETCO_2$）：监测 $ETCO_2$ 对于确定气管导管是否插入气管，发现导管插入食管或急性环路脱连接有重要价值。插管前让患者持续呼吸几分钟 100% 氧气，能使可允许插管时间明显延长，称之为“预充氧”。

3．气管插管并发症

（1）动作粗暴可致牙齿脱落或损伤口鼻腔和咽喉部黏膜，引起出血或造成下颌关节脱位。

（2）浅麻醉下进行气管插管可引起剧烈咳嗽或喉支气管痉挛。有时由于迷走神经过度兴奋而产生心动过缓、心律失常甚至心搏骤停。有时会引起血压剧升。

（3）导管过细使呼吸阻力增加甚至因压迫、扭曲而使导管堵塞。导管过粗则容易引起喉头水肿。

（4）导管插入过深误入支气管内可引起一侧肺不张。

4．人工气道管理 主要应注意以下几点。

（1）固定好插管，防止脱落移位，记录插管外露的长度，观察患者在操作中的耐受情况、气囊的最佳充气量等。

（2）气囊管理：定时给气囊放气，注意在决定拔管及气囊放气前必须清除气囊上的滞留物，以防止误吸、呛咳及窒息发生。注意观察气囊有无漏气、破损现象。

（3）做好胸部物理治疗。

（4）细致的口腔护理，每日两次，预防由于口腔病原菌引起的呼吸道感染。

三、机械通气

机械通气（这里指正压通气）可通过改善通气及气体交换、降低呼吸功的消耗，为呼吸衰竭患者提供有效的呼吸支持。

1．适应证

（1）阻塞性通气功能障碍：COPD 急性发作、哮喘急性发作。

（2）限制性通气功能障碍神经肌肉疾病、弥漫性肺间质纤维化、胸廓畸形。

（3）肺实质病变、急性呼吸窘迫综合征（ARDS）、肺炎、心源性肺水肿。

2．禁忌证 随着机械通气技术的进步，现代机械通气已无绝对禁忌证。相对禁忌证主要为：气胸及纵隔气肿未行胸腔引流者，严重肺出血、肺大泡、急性心肌梗死。

3．常用的通气模式及参数

（1）控制通气（CV）：由呼吸机控制通气的频率（D）、潮气量（VT）和吸呼时间比（If）。

（2）辅助通气（AV）：靠患者触发呼吸机以预设的参数提供通气。

（3）辅助 - 控制通气（AV-CV）：通气由患者触发，以 CV 的预设频率保证最小通气量。

（4）同步间歇指令通气（SINVI）：呼吸机间断对患者提供通气，间歇期间患者行自主呼吸。

（5）支持通气（PSV）：患者自主吸气触发呼吸机以预设的压力（PS）进行通气支持。

（6）双相正压通气（BIPAP）：呼吸机交替以高压（PH）和低压（PL）进行通气，支持患者可以在任何相进行自主呼吸。

4．机械通气的并发症 主要与正压通气和建立有创人工气道有关，主要有：

（1）气压伤表现为肺间质气肿、纵隔气肿、气胸等。

（2）血流动力学影响：胸腔内压力升高，心输出量减少，血压下降。

（3）呼吸机相关肺炎（VAP）。

（4）气管导管插入过浅、过深，导管气囊压迫至气管 - 食管瘘、痰栓阻塞导管。

撤机和拔管时机的把握：撤机前应基本去除呼吸衰竭病因，各重要脏器功能改善，纠正水电解质酸碱失衡。以下型管、SIMV、PSV 等方式撤机、拔管。

近年来，无创机械通气（NPPV）已从传统的治疗阻塞性呼吸睡眠暂停综合征（OSAS）扩展为治疗多种急慢性呼吸衰竭。NPPV 无须建立有创人工气道而是经鼻 / 面罩行机械通气。放 NPPV 较有创通气更易为患者接受，呼吸机相关肺炎等与机械通气有关的严重并发症也随之减少，但要求患者具备以下基本条件：①清醒能够合作；②血流动力学稳定；③不需要气管插管保护（无误吸、严重消化道出血、气道分泌物过多且排痰不利等情况）；④无影响使用鼻 / 面罩的面部创伤；⑤能够耐受鼻 / 面罩。

总之，无创呼吸机在 COPD 早期急性加重、COPD 有创 - 无创序贯通气、哮喘急性发作、急性心源性肺水肿等的治疗中已取得良好的效果。

（杨大明　刘连寅）

参考文献

[1] 白俊清，李树峰主编．瓦斯爆炸伤害学．北京：北京大学医学出版社，2012：163-180.

[2] 杨飞．有毒气体中毒所致呼吸衰竭的呼吸支持技术使用方法探讨．求医问药，2013，11（8）：15-16.

第四章

瓦斯爆炸性烧伤的救治

瓦斯爆炸性烧伤是综合了烧伤、吸入伤、爆震伤和有害气体中毒的特殊创伤。它有以下特点：①瓦斯爆炸时可产生高温气浪，温度可高达 1859 ~ 2659 ℃，气浪运动速度可达到 2000 m/s。高温可致皮肤、呼吸道烧伤甚至窒息。②创面多有煤尘颗粒或附着物嵌入皮内，不易除掉、渗出多、易感染。③瓦斯爆炸产生的巨大冲击波又可引起颅脑、胸、腹部脏器冲击伤，脊柱、四肢骨折等。④瓦斯爆炸时可产生一氧化碳、二氧化碳、二氧化氮、二氧化硫、硫化氢、乙烯、乙烷和烟雾等。不但造成人体缺氧，还可引起吸入性中毒。故不同于一般烧伤。

第一节　现场与院前急救

瓦斯爆炸虽然发生在矿井下，由于瓦斯爆炸的矿井现场情况特殊，不仅不具备急救条件，而且也不允许在井下进行急救，这与地面条件完全不一样，所以瓦斯爆炸伤的院前（现场）急救要在井口。院前处理时要充分估计伤情并及时施行紧急正确的救治措施[1-2]。

伤情检查、判定与急救处置包括：

（1）迅速检查意识、呼吸道情况、瞳孔、血压、脉搏、心肺听诊。初步评估有无心跳呼吸骤停，有无昏迷及昏迷深度，有无吸入性损伤，有无休克等，重点是生命体征。

（2）清除口咽部异物或分泌物，建立通气通道，必要时立即行气管内插管、心肺复苏，或机械辅助呼吸等生命支持。

（3）迅速建立输液通道，针对性地应用液体和药物。

（4）检查有无头颅、颈、胸、腹、脊柱、骨盆、会阴、四肢的合并损伤并做相应处理。

（5）检查烧伤部位，剪除烧坏的衣物，初步估算烧伤面积和深度，创面用无菌棉垫、清洁棉被保暖。

（6）用“腕带”或“伤员卡”对意识不清的伤员进行身份（无法知道姓名可暂时编统一的号码）、伤情分类的标识，以便转运过程中交接、识别，有利于到达医院后分科收住入院，及时展开后续救治；尤其是一个矿难事故中成批伤员的救治时更应该如此。

（7）即使对于那些已经救治无望的伤者，也应该由 3 个以上的医务人员共同进行检查和判定。

第二节 入院后早期处理

由于瓦斯爆炸特点是成批性、同一时间有大批伤员入院，故入院后必须做到有条不紊、忙而不乱。由医务科抽调相关人员组成抢救小组，烧伤科主任统一指挥，制订统一方案，坚持四早原则（早期快速补液、早期气管切开、早期切痂、早期胃肠营养），抢救组长要将患者分成轻、重两组（占全身总面积 30% 以下为轻组，占全身总面积 30% 以上为重组），轻组按 1∶2（1 名医生负责管理 2 名患者），重组按 1∶1 分配患者[3-4]。

一、早期清创原则

1．一般在全身情况稳定后进行，危重烧伤入院后的重点是抗休克，以及各种合并症的紧急处理，不能因清创延误抗休克治疗。

2．不宜在全麻下大刷大洗，大面积烧伤伤员入院后，即被送至手术室，给予全麻，对全部创面实施消毒、清洗，这种做法极不妥当，甚至是严重错误的。因全麻后影响早期病情观察。此外，机械性刷洗还会加重创面损伤，延误抗休克治疗，加重病情，使得多器官功能障碍综合征发病率大大增高，给后期治疗带来一系列困难。从另一方面讲，早期清创再彻底也不能避免以后的创面感染。

二、清创方法

1. 剪除创面及其周围的毛发，若手足烧伤应剪除指（趾）甲，去除粘在创面上的异物。

2. 创面污染较重或已在外院涂了油膏等外用药者，应用洗洁净等去污剂和清水轻擦与冲洗；再用 1∶1000 苯扎溴铵和生理盐水冲洗干净后，用无菌纱布拭干创面。对于陷入创面的煤渣或沙土等，不强求清除彻底，但面部的皮内异物应尽量去净，以免愈后留下永久的色素痕迹。

3. 对水疱皮的处理 若水疱已破，应剪除皱缩的水疱皮；小水疱予以保留；大水疱应表面消毒后在低位剪小口引流；完整的水疱皮不要撕掉。

4. 清创后处理 对四肢、胸背部创面用生物敷料覆盖后包扎治疗。头、面、颈、会阴部暴露治疗（详见创面处理相关内容）。

第三节 抗休克治疗

一、瓦斯爆炸烧伤休克的特点

1．烧伤患者休克为低血容量性休克，与急性出血性休克不同。烧伤患者的体液丢失和有效血循环量的减少是逐渐发生的，且有一定的规律性，体液渗出以伤后 4 ~ 8 小时为最高峰，36 小时后开始回收。

2．瓦斯爆炸烧伤患者也不完全与一般烧伤患者相同，瓦斯爆炸烧伤一般为大面积烧伤，且多为成批烧伤，并且有吸入性损伤、冲击伤、骨折、脑外伤等并发症，故低血容量休克较一般烧伤发生早而重，就诊时已多为延迟复苏患者。

3．瓦斯爆炸烧伤患者体液丢失的主要成分是白蛋白、电解质，因此有明显的电解质紊乱和血浆渗透压下降改变，主要表现为低血钠、低蛋白血症。

4．大面积烧伤患者代谢性酸中毒与呼吸性碱中毒多并存。

5．烧伤患者发生休克的时间和程度与烧伤面积和深度有关。

6．瓦斯爆炸烧伤患者休克重，极易诱发内脏并发症，如不能平稳渡过休克期，极易发生多器官功能障碍综合征和全身脓毒症等，对预后有重大影响。

二、瓦斯爆炸烧伤休克的诊断

早期诊断的目的是为了早期治疗，预防烧伤休克的发生或减轻其程度，防止延迟复苏后各种并发症的发生。切不可为了诊断指标而延误抗休克时间。

烧伤患者休克的主要依据有：

1．烦躁不安 是瓦斯爆炸烧伤患者最早最典型的症状，这是因为脑细胞受到多种有害气体和介质的刺激，使血液灌注不足和缺氧的表现；疼痛刺激也是因素，主要处理方法为补液、给氧，保持呼吸道通畅和给予镇静镇痛剂。

2．口渴 可能与细胞内外渗透压改变及血容量不足有关。当患者脱水量占体重的2%时，细胞外液变为高渗，刺激口渴中枢而致口渴。有时严重烧伤患者虽经补液后休克得以纠正，但有时口渴仍难以完全消失。

3．尿量减少 尿量是烧伤患者休克早期诊断的可靠指标。尿量的变化在大面积烧伤患者休克期表现最为敏感，尿量减少主要是有效血循环量不足、肾血流量减少所致。尿量的多少不但可反映休克的严重程度，而且可间接反映抗休克治疗的效果。

4．脉搏增速 由于烧伤患者血管活性物质增多，增高心肌收缩力和心率，代偿性地增加心输出量，休克早期虽然脉搏快但有力，休克加重时则脉搏细速。

5．恶心呕吐 主要是大脑和消化道缺氧以及胃肠道黏膜水肿所致，如过量进食、大量饮水可加重恶心呕吐。

6．末梢循环不良 早期为毛细血管及表浅静脉充盈不良，皮肤发白，肢体发凉，继则出现发绀。按压甲床或皮肤，恢复正常颜色较慢。严重时患者肢体冰凉，毛细血管充血反应消失。

7．血压和脉压的改变 烧伤早期由于血管收缩、周围阻力增加，血压往往增高，尤其舒张压高，脉压变小。如休克未得以纠正，则毛细血管床扩大，血液淤滞，有效循环血量减少，血容量和血管床容量的比例进一步失调，血压下降，此时表示休克严重。

8．中心静脉压降低。

三、瓦斯爆炸烧伤休克期的治疗

迅速恢复血容量是防治瓦斯爆炸烧伤休克的根本措施。瓦斯爆炸烧伤性休克属低血容量性休克，与出血性休克血容量急剧减少的发病机制不同，它是由于体液渗出所致的渐进性血容量减少。尽管烧伤早期机体会有一系列的病理生理改变，但最主要的还是细胞外液减少。这种减少有一个过程，随烧伤面积与深度和机体状况的不同而不同，大面积瓦斯爆炸烧伤患者伤后1小时内就可能发生休克。所以烧伤后及时快速补液，就成为防治休克的最主要措施，但纠正血容量不足不是休克期复苏的唯一目的，还要尽快改善机体缺氧状况，使组织氧输送量和氧耗量恢复正常，以满足机体的代谢需要。其次，要迅速恢复胃肠道血液供应，纠正“代偿性隐匿性休克”，以保护肠壁屏障功能，同时要尽早给予清除氧自由基药物，减轻组织的再灌注损伤[5]。

1. 口服补液　危重烧伤患者普遍存在口渴，伤情越重、复苏越晚，口渴越明显。此时不可大量饮用白开水，以防水中毒，而且过量饮水会诱发呕吐，甚至急性胃扩张。口渴时可饮用少量含盐溶液，常用烧伤口服补液盐（每 1000 ml 内含食盐 3 g、碳酸氢钠 1.5 g、葡萄糖 10 g）少量多次口服，每次饮用以不超过 50 ml 为宜。烧伤休克期内不应禁食，适量喂一些易消化的流食，对保护胃肠黏膜、预防应激性溃疡的发生是有益的。但对于大面积烧伤来说，不可以口服作为补液的主要途径，休克期复苏的主要手段是以静脉输液为主。

2. 静脉输液

（1）补液量的计算公式：烧伤休克期体液渗出量与烧伤面积和体重关系最密切，渗出液的成分主要是电解质和血浆的丢失，只有根据烧伤面积和体重的变量因素调整休克期补液的质和量，才可以使大批危重烧伤患者安全地度过休克期。为了便于计算输液量，许多单位在成功经验的基础上归纳出休克期输液公式。

其中最早的是 Evans 公式，它是美国的 Evans 根据狗烧伤观察到的血浆容量变化，于 1952 年首先提出体重和烧伤面积作为计算基础的，公式中包括了电解质与胶体，各为每 1% 烧伤面积 1 ml/kg，另加水分 2000 ml。目前临床所用的含有电解质与胶体的公式都是在 Evans 公式基础上改良的。

此公式不足之处是规定烧伤面积超过 50% 者，仍按 50% 计算输液量，且规定第 1 个 24 小时输入总量不能超过 10 000 ml，显然这种限制会导致一些特大面积深度烧伤患者输液量不足。

国内的输液公式比较通用的是第三军医大学于 1962 年提出的，为烧伤面积 × 体重 ×1.5 ml，再加水分（5% 葡萄糖）2000 ml，晶体与胶体的比例有的按 2∶1，大面积深度烧伤时为 1∶1。国内绝大多数单位比较普遍地采用电解质与胶体同时兼顾的复苏原则，既不易出现液体输入不均衡，也不致出现严重水肿。若复苏及时，大多数患者都可以比较安全地度过休克期。

（2）输液注意事项

1）输液量与时间的分配：输液量按输液公式中的烧伤面积（皆按Ⅱ度、Ⅲ度面积之和）计算，但输液量分配原则大体是：使伤后 3 ～ 4 小时内输入总量的 30%，伤后 8 小时输入总量的 60%，余下的 40% 在后 16 小时内输入。

2）不可拘泥于公式：输液公式只是为计算方便而提供的一个参考，切不可一成不变地遵循公式计算补液量。因为伤后许多烧伤患者并不能准确地告之伤前体重，病房内又没有卧床测重条件，只能靠估计；另外烧伤面积的计算更做不到绝对准确；再者患者体形的差异，也常招致估算误差。基于上述因素的考虑，应把输液公式视为治疗的初步计划，一定要根据临床表现随时调整。

（3）常用的复苏液体

1）胶体溶液：输入胶体溶液，能改善因血浆成分外渗所致的低胶体渗透压，从而有效地维持血浆容量。常用的胶体包括血浆、白蛋白、全血、代血浆如右旋糖酐、低分子右旋糖酐等。

血浆：因为渗出液主要成分是血浆，所以烧伤后补充血浆是比较理想的。但由于血浆有传染病毒性肝炎、艾滋病之忧，所以对小面积烧伤不主张使用，对大面积烧伤，输胶体液也应以血浆为主。

白蛋白：胶体渗透压的维持主要靠白蛋白，而渗出液中白蛋白含量相当于血浆白蛋白浓度的 90%，其丢失量是可观的。因此，补充白蛋白对维持胶体渗透压至关重要。

全血：由于严重烧伤后主要是血浆成分的丢失，血液多浓缩，早期一般不主张应用全血。

右旋糖酐：由于休克期补液胶体需要量大，全血、血浆和白蛋白供应不足时常应用一些血浆代用品，右旋糖酐就是常用的血浆扩容剂之一，输入后能提高胶体渗透压。中、高分子右旋糖酐有封闭单核 - 巨噬细胞系统作用，故不宜多用。应用低分子右旋糖酐（相对分子质量 20 000 ~ 40 000）和小分子右旋糖酐（相对分子质量 1 万左右）不仅能维持循环血量，还兼有减低血黏度、解除红细胞聚集、改善微循环和利尿作用。全天用量 1000 ~ 1500 ml。

右旋糖酐的不良反应是过敏反应、肾损害、出血倾向、影响血型鉴定等，分子量大者比分子量小者更易出现，且右旋糖酐不可连续输注，每次 500 ml，要与其他液体交叉开。在复苏之初血液制品尚未到位时，先与电解质溶液和 5% 葡萄糖液交替输入，它只起临时替代作用，最终还是要靠输入全血或血浆成分维持胶体渗透压。

706 代血浆：相对分子质量与人体白蛋白近似，具有血浆扩容作用，可在休克期应用。由于亦有封闭单核 - 巨噬细胞系统作用，影响机体免疫功能，用量不宜过大，每日限于 1000 ml 左右。

2）电解质溶液：主要指以含钠离子为主的电解质溶液，用以补充细胞外液，输入后很快即能显示扩张血浆容量作用。但由于烧伤早期血管通透性增加和细胞外液只能按一定比例存在于血浆中，大部分输入的电解质溶液都要渗至组织间隙或创面，只有输入量的 1/4 左右能留在血管内发挥血浆容量作用。

生理盐水：为等渗的氯化钠溶液，是最常用的电解质溶液。实际上生理盐水并不完全符合生理，生理盐水中氯化钠的浓度为 0.9%，其中含钠离子和氯离子各 154 mmol/L，而血浆中钠离子的浓度为 140 mmol/L 左右，氯离子浓度为 103 mmol/L 左右。可见如果大量输入生理盐水，易导致血浆中氯离子比例升高，易产生高氯性酸中毒。因此，输注量大时应与 1.25% 碳酸氢钠按 2∶1 的比例输入。为避免生理盐水的不良反应，当前主张以输注乳酸钠林格液为主。

乳酸钠林格液：含钠离子 130 mmol/L，氯离子 109 mmol/L，乳酸根离子 28 mmol/L，钾离子 5 mmol/L，pH7.4，习惯上称之为平衡液。其氯离子与血浆氯离子近似，不会引起高氯性酸中毒，但钠离子低于血浆钠离子，乳酸根进一步代谢为碳酸氢根。

3. 休克期的其他治疗

（1）碱性药物：大面积烧伤患者在未得到满意复苏前，由于组织血流灌注不足所致缺氧代谢，乳酸堆积，易产生代谢性酸中毒。在治疗中除了加速补液，改善组织灌注，减轻缺氧代谢所致代谢性酸中毒外，还要输入碱性药物纠正酸中毒。大面积深度烧伤常伴有血红蛋白尿和肌红蛋白尿，为了碱化尿液，使其不易在肾小管内沉积或堵塞肾小管，从而保护肾功能，也需要给予碱性药物。临床应用的碱性药物多为 5% 碳酸氢钠溶液，若无严重代谢性酸中毒，通常稀释成等张碱性液（浓度为 1.25%）输注。将 5% 碳酸氢钠溶液 125 ml 加在生理盐水 375 ml 中滴注。常规全天可输入 5% 碳酸氢钠溶液 250 ~ 500 ml。

（2）利尿剂的应用：在复苏过程中为保护肾功能，在纠正低血容量之后常应用溶质性利尿剂甘露醇，以起到扩张肾入球动脉，增加肾血流量，清除氧自由基的作用。一般将 20% 的甘露醇溶液 125 ml 加在生理盐水或 5% 葡萄糖 500 ml 内，用量可根据烧伤严重程度每日给予 2 ~ 4 次，既可持续较长时间缓慢利尿（伴有血红蛋白尿或肌红蛋白尿时更需利尿），又可避免由快速脱水而致的再度血容量不足。在应用甘露醇前一定要保证入量已基本满足，低血容量已得到纠正。切忌在入量不足导致少尿的情况下靠甘露醇利尿，这样会更加重血容量不足，加重休克。应用甘露醇效果不明显时，可改用呋塞米或依他尼酸钠，两者均可增加肾血流量及肾小球滤过率，抑制肾小管重吸收，使尿量及排钠排氯量增加，钾离子排泄增加较少，呋塞米一次用量 20 ~ 100 mg，依他尼酸钠 25 ~ 50 mg。

（3）激素的应用：烧伤早期由于肾上腺皮质功能亢进，一般不需要激素治疗。若危重患者早期复苏不理想，入院后补足血容量仍不见尿量增多时，可以一次冲击性给予地塞米松 50 ~ 100 mg，接着再快速滴入呋塞米 100 mg，利尿效果较好。

（4）维持呼吸功能：伴有中度吸入性损伤的伤员，在持续吸氧的情况下注意观察呼吸改变。为防止上呼吸道梗阻，早期可行气管内插管，并保留 3 ～ 5 天，持续吸氧，并以地塞米松等雾化吸入，以减轻黏膜水肿，待面部消肿后拔管。

（5）保护心功能：严重烧伤后存在心肌抑制因子，大量补液后也加重心脏负担。故早期可应用心肌营养药物，如 1，6- 二磷酸果糖、强心药物西地兰等。

（6）抗生素的应用：早期应用广谱抗生素预防感染。

（7）防止氧自由基损伤：鉴于组织血供必须恢复，而恢复血供必然会导致组织重灌注、氧自由基产生。因此，抗休克的另一重要任务，就是预防伴随血供恢复而来的氧自由基损伤。常用治疗措施包括：维生素 C 和维生素 E 联合使用。维生素 C 加入静脉补液中，从补液开始时使用，每天总量约 10 g。维生素 E 用量为每日 5 mg/kg，分 3 次肌内注射。甘露醇不仅是一种溶质性利尿剂，同时也具有较好的氧自由基清除作用。在烧伤休克复苏过程中适量应用，对肾功能的保护和自由基的清除均有积极意义。

（8）山莨菪碱的应用：胃肠道对缺血很敏感，血容量减低时，胃肠道缺血发生最早，恢复最晚，可长达 72 小时。在血流动力学指标已恢复正常时胃肠道仍缺血，称为隐匿性代偿性休克。在积极补液抗休克的同时，可应用山莨菪碱以扩张胃肠道的血管，增加血循环量。

（9）早期进食：积极补液抗休克的同时，在没有明显恶心、呕吐的情况下，可早期进食，开始肠道喂养，以保护胃肠黏膜。

总之，休克期复苏应达到三个目的：补足血容量，使组织获得足够的氧输送；预防和治疗缺血再灌注所致的氧自由基损伤；纠正隐匿性代偿性休克，保护肠黏膜，防止细菌和内毒素移位。

第四节　烧伤的延迟复苏

一、烧伤延迟复苏的概念

凡严重烧伤后未能及时有效地补充血容量，进行积极抗休克治疗，入院时已存在明显休克症状者均称之为延迟复苏。延迟性休克对机体的影响广泛而深远。复苏开始时间越晚，休克纠正所需时间越长，全身性感染及多器官障碍综合征的发病率和病死率亦越高。因而，延迟性休克已成为制约烧伤救治成功率进一步提高的主要障碍之一。瓦斯爆炸伤多属大面积特重度烧伤，伤后由于环境特殊，就诊一般较迟，故延迟复苏发生率极高，是瓦斯爆炸烧伤救治的重点和难点之一。

二、延迟复苏的危害

延迟性休克可对机体各系统脏器产生广泛的影响，其程度随烧伤严重程度的加大和复苏延迟时间的延长而加重。其主要危害有以下三个方面：

1．组织缺血低氧、多器官功能障碍发生概率增加　延迟复苏由于组织低灌注、严重时无灌注，可使组织细胞缺血缺氧。组织细胞的生存和正常的生理活动有赖于氧的存在，而氧又不能为组织细胞所储存。因此，任何影响组织氧供的因素均可导致细胞的功能紊乱、损伤和最终的死亡，从而导致脏器功能不全或衰竭。

2. 氧自由基损伤加重 这与缺血组织的再灌注过程有关。组织器官在缺血状态下，组织细胞的能量储备大量消耗，无氧代谢增加，灌注恢复后，在有氧状态下，产生大量的氧自由基。氧自由基除通过其特有的连锁式反应造成组织细胞广泛的氧化损害外，还可诱导心、肝、肠黏膜等脏器的细胞凋亡。这在烧伤后器官结构和功能损伤中发挥重要作用。

3. 延迟性患者感染概率增加 延迟性休克的患者，由于以下三个方面的因素，其发生感染和脓毒症的危险性大大增加。

（1）组织水肿：随复苏的延迟，补液量加大，组织水肿发生的时间长、程度重。

（2）肠道微生态失衡和肠黏膜损伤：肠道缺血再灌注、氧自由基损伤可破坏黏膜机械屏障和免疫屏障功能，同时还能造成肠道内微生态平衡紊乱。这使肠道细菌移位和肠源性感染的发生机会增加。

（3）免疫抑制：复苏的延迟可加重巨噬细胞、中性粒细胞的吞噬功能抑制，影响巨噬细胞的抗原提呈，从而导致机体的免疫抑制。这也是延迟复苏增加感染发生危险性的重要原因。

三、延迟复苏的治疗

对延迟性休克患者，首先必须实施有效的抗休克治疗。解放军 304 医院在动物和临床研究的基础上提出了休克防治的 4 个要求，用于延迟性休克患者后，提高了延迟性休克的救治质量。

1. 及时、快速、充分的液体复苏

（1）要打破输液公式的限制，在尽可能短的时间内纠正有效循环容量的不足。患者一入院，立即建立静脉通路，采用推注或加压的方法输液，直至休克症状改善满意为止。开始复苏时间在伤后 6 小时或更长，常需在 2 ～ 3 小时内补足第 1 个 24 小时计划输液量的 1/2。第 1 个 24 小时补液在每 1% 体表面积每公斤体重 1.8 毫升以上。

（2）迅速恢复肠道血供：烧伤早期肠道血供变化不同于心、脑等其他器官。烧伤休克患者即使给予充分复苏，使血流动力学指标恢复生理值时，肠道缺血仍持续 2 ～ 3 天。而肠道缺血性改变导致需氧较高的黏膜损伤，有利于肠道内细菌和内毒素移位。因此必须重视恢复肠道血供。在大量补液的同时，对严重大面积烧伤患者每天添加山莨菪碱 20 mg 3 ～ 4 次。有利于肠道血供迅速恢复，减少内毒素吸收。

2. 防止氧自由机损伤 鉴于组织血供必须尽快恢复，而恢复血供必然会导致组织再灌注，氧自由基产生。因此，抗休克的另一重要任务，就是预防伴随血供恢复而来的氧自由基损伤。常用治疗措施包括：维生素 C 和维生素 E 联合使用以及甘露醇的合理应用。

3. 注意各脏器功能的保护

（1）肠黏膜的保护：在综合应用黏膜保护剂的同时，可根据患者胃肠功能情况酌情给予肠道喂养，以起到维持肠道微生态平衡、提高机体免疫力的作用。喂养物也应为低脂、易消化的流质食物为主。

（2）心脏的保护：应用心肌营养药物，如 1，6- 二磷酸果糖。心功能较差，补液量大时可加西地兰等强心药物。

（3）肾的保护：根据烧伤严重程度及尿量变化及时应用碱性药物和利尿剂以保护肾功能。

4. 抗感染治疗 由于延迟复苏导致免疫抑制和各脏器功能的广泛损害，全身感染，肠道细菌移位的概率会明显增加，因此要十分重视抗感染治疗，首先易联合应用两种以上抗生素，以后再根据细菌培养结果加以调整。

第五节 吸入性损伤

吸入性损伤是由于大量的热、蒸汽、火焰、有毒烟雾或化学毒剂等吸入所致的鼻腔及咽、喉部、气道甚至肺实质的损伤。1942 年美国波士顿夜总会火灾受害 491 人，死亡 452 人，主要是因吸入烟雾与高热空气造成的损伤致死，即使存活的 39 人也仅 3 人无吸入性损伤。当时的尸检对呼吸道的损害做了较详尽的描述与记载，并提出呼吸道损害是烧伤的重要死亡原因，以后随着医学界对吸入性损伤的重新认识，吸入性损伤逐渐成为烧伤的第一杀手，其发病率、死亡率均很高。在瓦斯爆炸伤害中吸入性损伤更是第一合并症，几乎 50% 的伤者都合并呼吸道的损伤，更有报道说可能高达 98.8%，死于呼吸衰竭的患者也占到了死亡患者的 50%。如何提高吸入性损伤的治疗效果，是提高烧伤治愈率的第一关键。

一、致伤因素和机制

吸入性损伤的主要致伤因素是热力和烟雾，烟雾除含炽热的炭颗粒外，主要因由于含有大量化学物质而致伤。一般吸入性损伤多发生在密闭的火灾现场，能同时吸入高热空气和烟雾，有热力与化学物质的损伤。

1. 热力损害 热能直接损伤呼吸道黏膜和肺组织，使组织细胞脱水、蛋白质变性及炎症反应。热力损伤的程度与吸入气体的温度、湿度、流速及吸入时间有关，严重者可伤及黏膜全层、基膜乃至气管、支气管软骨。

热力可分为干热与湿热。干热不仅热容量低，而且由于上呼吸道通过湍流、对流和蒸发作用，使吸入的干热气体迅速冷却。其中黏膜水量的蒸发可吸收大量热量，对降低吸入干热气体的温度起重要作用。另外，吸入的热空气刺激咽喉，声门迅速反射性地关闭，可阻挡和减少高温气体的吸入。因此干热空气到达喉头时，温度约为原吸入气的 20% 左右，因此吸入干热空气主要损伤上呼吸道和（或）气管上部黏膜，较少伤及隆突以下支气管和肺实质。当吸入气温度过高（如 500 ℃以上）、流速过快，有昏迷、意识丧失，声门开放，大量热空气毫无阻拦地不断被吸入，可导致严重下呼吸道损伤。但在瓦斯爆炸性燃烧时，在反射性喉痉挛未发生前已冲入气道，可导致下呼吸道和肺实质损伤。

湿热空气一般指蒸汽，具有热容量高、传热快、散热慢、穿透力强等特点。蒸汽的热容量比干热空气约大 2000 倍，传导能力约强 4000 倍。因此，吸入蒸汽可以酿成严重的吸入性损伤。

2. 烟雾损伤 烟雾是由一些大小不等的颗粒悬浮在热空气或毒性气体内所组成的一种固体气溶胶，烟雾的成分很复杂，已知的达 200 多种，其中含有大量腐蚀性、刺激性和毒性物质。烟雾中悬浮有许多大小不等的颗粒。吸入烟雾时，大于 5 μm 的颗粒通常沉积在上呼吸道，1 ～ 5 μm 的颗粒可沉积在气管支气管树，而小于 1 μm 的颗粒可随吸入气体到达肺泡。烟雾中的炭粒，除热力外无毒性，但有许多有毒物质包被其表面而被带入，引起组织损害。烟雾中含有一氧化碳、二氧化碳、一氧化氮、二氧化氮、氧化亚氮、二氧化硫、光气、醛类、氰化物、氯、氯化物、氨、酮类、砷化物、有机酸等。这些化学物质有的本身毒性甚强，如光气、醛类、氰化物等；有的与水结合后形成酸、碱或其他化合物，如二氧化硫、氨、氯化氢等，引起气道黏膜损害；有的为脂溶性气体，如氮氧化物、醛类、光气等，可溶解于细胞膜的脂质成分而致肺损伤。这些化学物质可直接被吸入支气管和肺泡，或包裹在颗粒表面而被带入下呼吸道，从而引起黏膜和（或）肺实质损害。

二、临床表现

吸入性损伤的临床表现根据损伤的程度差异很大，主要有缺氧、呼吸功能不全、肺水肿的表现。吸入性损伤早期可有呼吸增快、意识障碍，轻者烦躁，重者躁动、谵妄，甚至昏迷，是缺氧的表现，但需与休克引起的意识障碍相鉴别。声嘶和喘鸣是早期最常见且具有诊断意义的症状。声嘶表明喉部损伤，喘鸣则表明由于痉挛和水肿，气道变窄。刺激性咳嗽也为常见症状，呈“铜锣声”，并有疼痛感。开始为干咳，痰液稀薄，逐渐变稠；严重者可咳出脱落坏死黏膜，甚至气管 - 支气管管型。并发肺水肿时，则可咳泡沫状痰，有时为粉红色，痰中带血。

三、诊断

1. 严重的火焰烧伤常伴吸入性损伤，有时无体表烧伤也可发生吸入性损伤。一般吸入性损伤的诊断并不太困难，患者有下列情况便可考虑有吸入性损伤的可能性：

（1）于密闭环境发生的烧伤。

（2）面、颈和前胸部烧伤，特别是口、鼻周围深度烧伤。

（3）鼻毛烧焦，口唇肿胀，口腔、口咽部红肿有水疱或黏膜发白者。

（4）刺激性咳嗽，痰中有炭屑。

（5）声嘶、吞咽困难或疼痛。

（6）呼吸困难和（或）哮鸣。

但上述情况也不能完全肯定或否定吸入性损伤的诊断。有时吸入性损伤也可发生于开阔的火灾现场；虽然 70% 的吸入性损伤患者有面部烧伤，但反过来 70% 的面部烧伤患者并不一定伴有明显的吸入性损伤。

2. 临床表现 临床上吸入性损伤的严重程度差别很大，轻度吸入性损伤可无明显征象，而严重吸入性损伤，伤后可迅速并发呼吸衰竭。一般吸入性损伤早期表现主要与气道阻塞、缺氧有关。声嘶和喘鸣是早期最常见且具有诊断意义的症状。呼吸增快是伤后早期症状，有时可发生呼吸性碱中毒。并发上呼吸道梗阻时可见吸气性呼吸困难、呼吸费力、鼻翼煽动等表现。

3. 胸部 X 线检查 胸部 X 线检查是诊断吸入性损伤严重程度，及时发现肺水肿、肺不张、肺部感染等并发症的重要手段，因此应定期检查。严重吸入性损伤患者气管的异常 X 线影像常出现较早，伤后 2 ～ 6 小时于右前斜位摄片进行观察，即可见到气管腔明显缩窄，有的呈“圆锤形”阴影；有的气管壁黏膜有明显增厚影；有的靠脊柱侧表现为高低不平、边缘不整；有时还可见气管影的透光度减低，或伴有斑片状淡薄影。上述异常 X 线影像所见可作为吸入性损伤的早期诊断依据之一。

4. 纤维支气管镜检查 纤维支气管镜可观察自鼻咽部至 4 级、5 级支气管的损伤情况，是目前诊断吸入性损伤最准确、最直接的方法。纤维支气管镜既可用于诊断也可用于治疗。检查前用 2% 利多卡因气雾化吸入、环甲膜穿刺注入进行局部麻醉，直观下见鼻、咽、喉部黏膜轻度充血、水肿时为轻度损害。严重损害时，黏膜肿胀显著，可见咽后壁水疱，黏膜剥脱，气道阻塞，假声带突出使真声带不明显，犁状隐窝消失，会厌水肿明显等。会厌部黏膜肿胀严重，可见黏膜鲜红或损伤。纤维支气管镜检查所见的气管黏膜损害分为三度：Ⅰ度损伤：气管黏膜仅轻度充血；Ⅱ度损伤：黏膜明显充血、水肿，呈暗红色，有黏膜下出血和（或）黏膜破损；Ⅲ度损伤：黏膜苍白、坏死、剥脱，重者可深达黏膜下组织及软骨，基膜、肌肉及气管、支气管软骨环暴露。

对于吸入性损伤患者应用纤维支气管镜，无绝对禁忌证，但对有严重心肺功能不全患者，除非抢救需要，应避免使用。

纤维支气管镜检查的并发症虽不多见，但仍可发生，有的还比较严重，应予注意。常见的有麻醉药物过敏、出血、缺氧、喉痉挛、喉头水肿、心律失常、心搏骤停、气胸、纵隔气肿等。故检查前应做好必要的抢救准备，以便及时发现，立即抢救。

四、吸入性损伤的分度和分期

1. 由于吸入性损伤的严重程度差异很大，病程、预后与治疗都有不同，因此判断其严重程度具有重要的实际意义。临床上常结合损伤部位将其分为轻度、中度和重度吸入性损伤。

（1）轻度吸入性损伤：指声门以上，包括鼻、咽和声门的损伤。黏膜充血、肿胀，或水疱形成，或黏膜坏死、糜烂，尤其是声门以上区域肿胀显著。在头 24 小时内，临床上有喘鸣、嘶哑、口鼻渗液多、吞咽困难，以及进行性上气道阻塞。

（2）中度吸入性损伤：指气管隆突水平以上，包括喉和气管损伤。可产生喘息、刺激性咳嗽。临床上除上述症状外，尚有含炭粒的痰及脱落的气管黏膜、哮鸣音和啰音，严重者咳嗽反射消失或减弱。经常出现在伤后第 2 ～ 5 天。

（3）重度吸入性损伤：指支气管和（或）肺泡单位水平以上的损伤。气管黏膜广泛坏死剥脱，出现肺水肿和肺不张等。临床上除上述症状外，突出表现是伤后立即或几小时内有严重的呼吸困难。

2. 临床分期　为强调不同时期的诊疗要点，可将其病程分为四期：

（1）即期：伤后 6 小时左右，是吸入性损伤的急救阶段。因吸入空气氧浓度低、二氧化碳增多和一氧化碳中毒，严重者可致死，或迅速并发呼吸衰竭。严重的上呼吸道烧伤可迅速出现咽喉水肿，发生上呼吸道梗阻。此期应尽快纠正缺氧，消除一氧化碳中毒和解除呼吸道梗阻。

（2）水肿期：伤后 6 ～ 48 小时，由于毛细血管通透性增高，与皮肤烧伤一样，损伤的气道黏膜都会发生水肿，伤后 6 小时为高峰，48 小时开始回吸收。在此阶段可并发声门水肿，也可发生肺水肿。又由于损伤黏膜脱落，肺泡表面活性物质减少，也可发生气道阻塞，致肺不张或肺萎陷，并发急性呼吸衰竭。

（3）感染期：吸入性损伤后气道黏膜损伤，随后并发肺水肿和肺不张，大多于伤后 48 小时才出现明显肺部感染症状，是吸入性损伤后并发呼吸衰竭的重要原因。应予积极防治。

（4）修复期：吸入性损伤患者渡过水肿期，即进入漫长的修复期。损伤黏膜的修复和肺功能的恢复常需 1 个月以上。吸入性损伤患者痊愈后，常有肺顺应性下降和肺阻力增加，即使愈后无明显并发症者，也要定期行肺功能检查，及时进行防治。

五、治疗

由于吸入性损伤程度不同，病程差异大，治疗也不尽相同。轻度吸入性损伤的治疗较简单，重点是清洁气道，避免再损伤和感染；中度吸入性损伤的治疗重点是防治上呼吸道阻塞；而重度吸入性损伤的治疗复杂，重点是治疗化学性气管 - 支气管炎，防治肺水肿和肺萎陷，防治急性呼吸衰竭。

1. 一般治疗 吸入性损伤后，均要注意清洁气道，清除气道分泌物，促进损伤黏膜愈合。要鼓励患者深呼吸及咳嗽，经常翻身拍背，以利痰液排出。湿化气道也是重要的治疗措施。吸入性损伤后，特别是建立了人工气道后，气道黏膜干燥，分泌物黏稠、结痂，不易排出。因此应重视湿化，一般可用超声雾化器行雾化吸入，如已建立人工气道，可从气管内持续滴入 0.45% 氯化钠，3 ~ 5 滴 / 分。

2. 氧气治疗 吸入性损伤患者由于在火灾现场吸入低浓度氧和高浓度一氧化碳及二氧化碳，常有缺氧，除迅速将患者移至新鲜空气流通处外，应立即给予氧气治疗，临床常用经鼻导管、面罩给氧，缺氧纠正不满意时，可行高压氧治疗。

3. 保持气道通畅、解除梗阻 上呼吸道梗阻是吸入性损伤早期的主要威胁，发展迅速，数小时即可并发危及生命的梗阻，一般持续 3 ~ 5 天。在此期间，任何体位变动、麻醉、手术等，均可使之加重，可使不全阻塞变为完全阻塞，患者突然窒息死亡。因此对吸入性损伤患者，应密切观察呼吸道梗阻的征象。吸入性损伤伴面颈深度烧伤者，出现以下情况时，则应考虑气管切开：①呼吸困难。②出现梗阻性呼吸，吸气时出现哮鸣音等。③ $PaCO_2$ 持续低于 25 mmHg 或高于 45 mmHg。④吸空气时，PaO_2 低于 50 ~ 60 mmHg；或吸氧气仍低于 70 mmHg。⑤呼吸频率持续超过 35 次 / 分。出现上述症状时应行气管切开，切勿犹豫等待。即使误行手术，数日后拔管后也并无大害。若万一失去机会，则可致死。要注意气管切开并发症，在梗阻解除呼吸平稳后及时拔管，一般为五天左右。

4. 清除分泌物 吸入性损伤均要发生呼吸道烧伤和化学性气管 - 支气管炎，轻者损伤黏膜，重者伤及黏膜下层、肺实质，稍后并发感染。管腔内充满脱落黏膜、水肿液、纤维蛋白炎性渗出液等。因此，清除呼吸道分泌物应是吸入性损伤贯穿始终的重要治疗措施。要保持气道内湿润，鼓励患者咳嗽，定期更换体位，以利引流。单纯吸引常不易清除干净，应采用灌洗。将吸痰管缓慢插入左或右支气管内，然后注入 5 ml 消毒生理盐水，数秒钟后，患者呛咳后吸痰。

5. 呼吸机辅助呼吸 重度吸入性损伤并发呼吸衰竭时，一般通气治疗难以纠正低氧血症和通气障碍，机械性通气是必须采用的治疗措施，而且要在出现明显呼吸衰竭以前开始应用。临床出现下列情况时即可应用机械行通气：①呼吸频率持续超过 40 次 / 分；②吸氧时 PaO_2 低于 70 mmHg；③ $PaCO_2$ 低于 25 mmHg 或高于 45 mmHg。机械通气的方式很多，常用的有间歇正压通气、呼气末正压通气（PEEP）、高频通气等，以前两者为宜。

6. 合理补液 一般重度吸入性损伤均伴大面积体表烧伤，因而早期补液是治疗此类患者的基本措施。而伤后血管通透性增高，补充的液体大多渗出血管外，并发组织水肿，也会加重已发生的肺水肿，因此以往主张要限制吸入性损伤患者的补液量。近年的动物实验表明，限制补液量并不能减轻肺水肿的发生率和严重程度，认为烧伤伴吸入性损伤患者早期补液量不但不应限制，而且较同等烧伤面积还应有所增加。因此，目前多数观点认为早期补液既不要有意限制补液量，也不必一定增加补液量，以及时、有效地纠正休克，保证组织良好的血液灌流为目的。若已并发呼吸衰竭，肺水肿严重时，则应酌情给予利尿剂，如呋塞米 40 mg，每日 2 ~ 3 次，同时输注少量多巴胺类药物。

7. 药物的应用

（1）皮质激素：吸入性损伤后不宜常规和长期应用皮质激素，有并发严重肺水肿或支气管痉挛时，应用大剂量皮质激素可能有效。一般可用甲泼尼龙 30 mg/kg 或地塞米松 2 ~ 4 mg/kg，加入 100 ml 生理盐水静滴，每 4 ~ 6 小时 1 次。有效时第 2 日可考虑再应用，无效则停用，应避免长期应用。

（2）非皮质醇类抗炎药物：有用布洛芬、吲哚美辛等。

（3）氧自由基清除剂和抗氧化剂：氧自由基在吸入性损伤的发病中有重要作用。因此应用过氧离子清除剂和抗氧化剂有一定辅助作用。常用静滴大剂量维生素 C。近年来发现人参皂苷、三七皂苷等中药有一定的抗氧化作用，动物实验也证明能减轻肺水肿、改善呼吸功能，可试用于临床。

（4）血管扩张类药物：山莨菪碱用于治疗吸入性损伤有一定作用，山莨菪碱除扩张血管外，还能稳定溶酶体膜，减少溶酶体酶释放。

8. 抗感染 防治感染是治疗吸入性损伤的重要组成部分。清理气道分泌物，必要时行肺内灌洗是防治肺部感染的基本措施。要尽可能减少医院交叉感染，一切接触气道的操作与器械均需严格遵守无菌技术与原则，经常更换气管内导管，呼吸机的管道要常消毒，面颈部烧伤创面要优先处理，使之尽快愈合。应用抗生素预防肺部感染虽难以奏效，但重度吸入性损伤后很快即并发肺部感染，因此伤后立即应用抗生素是必需的。在未弄清病原菌前，可采用广谱抗生素或根据面颈部创面细菌选用抗生素。伤后要定期行气道分泌物细菌培养，了解肺部细菌的动态。根据细菌的敏感度采用针对性强的抗生素。除全身应用抗生素外，在每次清理气道后，可将抗生素直接注入气道内，或经雾化吸入。

第六节 烧伤创面的治疗

烧伤创面的处理不但贯穿烧伤治疗的全过程，而且与烧伤治愈率的提高、病程的缩短、烧伤部位外观和功能的恢复、住院费用的高低有直接的关系。因此，正确处理创面是抢救治疗烧伤患者成功的关键。

创面处理的基本原则主要是清洁保护创面，减轻创面疼痛，预防创面感染加重，促进创面早期愈合，最大限度地恢复功能。

创面处理方法比较多，如包扎疗法、暴露疗法、半暴露疗法、湿敷疗法、干热疗法、局部外用药、植皮治疗、皮瓣移植治疗等[6-7]。

一、包扎疗法

即用消毒敷料封闭创面。目的是防止外源性感染，保持创面湿润环境，减少渗液、肿胀和疼痛，避免创面机械性再损伤。包扎对病室环境要求较低，患者较舒适，肢体适于保持功能位，便于转送。缺点是不便观察创面变化，炎热季节中患者不易耐受，消耗大量敷料。

1. 适应证

（1）门诊患者、需转送的单个或少量患者。

（2）不能合作的小儿患者或躁动的患者。

（3）寒冷季节和无条件使用暴露技术者。

（4）四肢、躯干烧伤。

（5）新鲜肉芽创面。

2. 禁忌证

（1）感染创面，尤其是铜绿假单胞菌感染的创面。

（2）头面部、会阴部烧伤。

（3）大面积深度烧伤，需要保痂者。

3. 操作方法

（1）清创，大水疱做低位引流。

（2）内层在无菌操作下用治疗性敷料覆盖，可依条件选用生物敷料（异体皮、异种皮等）、合成敷料平整贴敷创面；也可于创面均匀涂一层抗菌外用药物（磺胺嘧啶银等），后用一层纱布或凡士林纱布等紧密贴敷，不留死腔。

（3）外层覆盖多层消毒纱布与棉垫，以不渗湿外层敷料为度，敷料超出创缘 3 ～ 5 cm。烧伤初期包扎，一般全层敷料 3 ～ 5 cm 厚。

（4）包扎四肢，绷带由远端至近端均匀加压。躯干部位绷带包扎不便，可用胸带、腹带包扎法。肢体远端如无创面应该露出，以便观察血循环改变。抬高患肢于心脏水平。

（5）保持敷料干燥：如敷料被浸透，应及时加盖消毒敷料包扎。如浸湿较广泛，则可将外层敷料解除，在无菌操作下重新更换敷料包扎。

（6）更换敷料指征：有感染可疑征象，外层敷料浸湿或闻有臭味，患者主诉持续性疼痛，体温及白细胞数升高或低于正常。

（7）浅二度烧伤创面包扎后，如无感染征象，5 ～ 7 天后更换敷料。创面干燥可改半暴露。深二度或三度的创面包扎后，1 ～ 2 天后应更换敷料，以观察其变化，做痂皮、焦痂处理。

4. 注意事项

（1）注意包扎肢体于功能位置，膝关节伸 150°，踝关节背屈 90°，肩关节外展 90°。

（2）经常检视敷料松紧、肢端循环；伤区有无胀痛、有无浸透、有无臭味、体温变化等。

（3）室内温度保持在 28 ～ 32 ℃。炎热天气注意通风。

（4）凡士林油纱，油质不可过多，内层纱布网眼应大，以利引流。

二、暴露疗法

暴露疗法即创面暴露于清洁、干燥的空气中，创面无覆盖物。目的是使渗出物和坏死组织迅速结痂。优点是可以随时观察创面变化，创面干燥不利于细菌生长，便于处理创面；缺点是可能有外源性污染；创面易干枯坏死，愈合质量差。要求消毒隔离环境；寒冷季节需要保暖装备（图 4-1）。

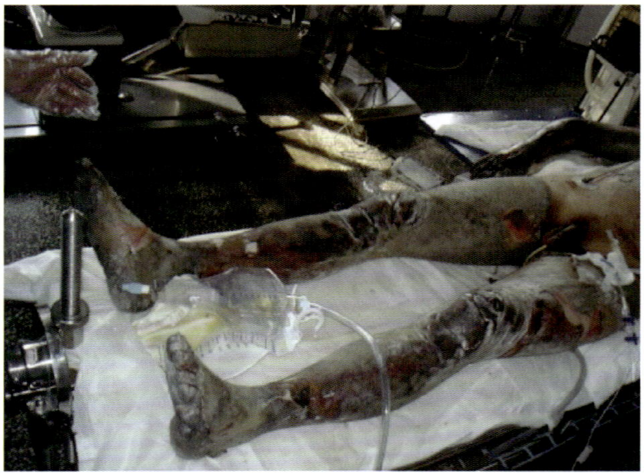

图 4-1 大面积烧伤的暴露疗法

1. 适应证

（1）大面积烧伤，成批烧伤。

（2）污染重或已感染创面。

（3）头面部、颈部、臀部、会阴部烧伤创面。

（4）能合作的儿童患者。

（5）炎夏季节。

2. 禁忌证

（1）肉芽创面。

（2）寒冷的急救现场。

（3）门诊患者。

（4）不能合作的小儿患者或躁动的患者。

3. 操作方法

（1）清创后置伤者于消毒或清洁的床单纱布垫上。

（2）大面积烧伤创面应暴露在温暖而干燥的空气中（室温 28 ～ 32 ℃）为宜，相对湿度 40% 左右。室内配备除湿机、远红外线治疗机、暖气、空调；条件不具备者可用烤灯架或烤灯罩，保持创面局部温度 28 ～ 32 ℃。

（3）保持室内清洁，定时紫外线消毒，流通空气，定期检查室内细菌量。做好床边接触隔离。接触创面时，必须注意无菌操作。

（4）创面有渗出物时，随时用消毒纱布拭干，如浸湿应随时更换。

（5）创面尽可能不受压或减少受压，大面积烧伤应定时翻身。

（6）创面涂磺胺嘧啶银等，以保持创面干燥。浅二度烧伤也可选择适当中药铺剂外涂，每天 2 ～ 4 次。

4. 注意事项

（1）保持室内清洁干燥，保温，通风和相对无菌。

（2）二度表皮剥脱创面，不可直接暴露，应尽早涂药，以免创面因暴露加深。

（3）使用烤灯时，应避免烤灯过热，以免造成继发损伤。

（4）使用烤灯架等设备，应定期检查，防止漏电事故。

三、半暴露疗法

即创面覆盖单层治疗性敷料。目的是保护创面，使创面有良好的上皮生长环境，达到痂下愈合。半暴露兼有暴露和包扎的优点，一般多于渗出期后实施。

1. 适应证

（1）浅二度创面，包扎 3 天后。

（2）坏死组织少、感染轻的深二度创面。

（3）自体、异体（异种）皮混合移植术后 7 天左右。

（4）供皮区包扎术后 5 ～ 7 天。

（5）脱痂、剥痂术后。

（6）头面部、颈部、臀部、会阴部烧伤创面。

2. 禁忌证

（1）严重感染或溶痂创面。

（2）肉芽创面。

3. 操作方法

（1）创面清创后，无菌操作下依条件选用单层的生物敷料（异体皮、异种皮）、合成敷料、药物纱布（局部抗菌药、生长因子等）或凡士林纱布覆盖创面，平展、紧密贴敷，不留死腔。

（2）异体（异种）皮移植术后，或供皮区，将外层敷料打开，如无积液、感染，内层敷料任其暴露，痂下愈合。

（3）经常检查，如纱布下局部有积液或感染，可开窗引流。感染范围大时应及时更换敷料，或改用湿敷、浸泡处理创面。

（4）更换敷料时应浸湿纱布，避免疼痛、出血和对上皮的损伤。

4. 注意事项

（1）保持室内清洁干燥，保温，通风。

（2）创面坏死组织应基本清除干净。

四、湿敷疗法

即用粗网眼湿纱布覆盖创面，以促进坏死组织分离，利于清除坏死组织及分泌物。通过更换湿纱布敷料，减少细菌和浓稠的分泌物。

1．适应证

（1）烧伤晚期残余创面。

（2）肉芽创面。

（3）中小面积溶痂创面。

2．禁忌证

（1）需要保痂的创面。

（2）大面积创面坏死组织较多者。

（3）脓毒症创面。

3．操作方法

（1）湿敷液体一般用生理盐水，肉芽水肿创面可用高渗盐水（3% ~ 10%）。溶液中可加入抗菌药物。

（2）无菌操作，用血管钳和镊子将纱布平铺于创面，用生理盐水或有抗菌药物的溶液滴洒纱布，以不外溢为度。

（3）如纱布表面干硬，应间断滴湿纱布，保持纱布湿润。每日更换 2 ~ 3 次。若纱布网眼堵塞，纱布下浮动，则应及时更换。

4．注意事项

（1）应先将干纱布平铺创面，如先浸湿，纱布粘缩，不易铺展开。网眼清晰，无明显分泌物，创面有上皮岛时，改用半暴露技术。

（2）湿敷治疗不宜时间过长。

由于各种创面早期处理方法不可能完全符合基本原则所提出的所有要求，只能有重点地符合其中一项或多项基本原则。因此，在具体选用哪一种方法时，一定要结合当时烧伤创面的实际情况，如烧伤面积的大小、深浅、部位，创面的污染程度及周围环境状况等综合考虑，权衡利弊，然后确定采用何种方法。

五、干热疗法

干热疗法目前经常用于预防与控制感染的一种疗法。浅度烧伤创面的血浆渗出物与深度烧伤创面的焦痂都是细菌生长、繁殖的良好培养基，如果创面周围环境湿度大，温度适宜，则给细菌生长提供了条件。如果人为改变创面周围的这些可变条件，如将湿度变小、温度增高，则能在一定程度上抑制或减慢细菌生长的速度，从而能控制和减轻创面感染。干热疗法就是用温热的和干燥的风吹到创面上来达到这个目的的。最简单的方法就是用电扇把电炉丝加热的干热风送到患者的创面上，使用大型烧伤远红外线治疗仪比较方便。

采用干热疗法时，必须注意以下几个方面的情况：

1．用电扇送干热空气过程中，为避免把地面上和周围环境中的尘埃、细菌卷扬到创面上，最理想的方法是将空气过滤后再用电扇吹，但这往往不易做到，有一种简单的方法是在通气海绵垫上放 2 ~ 3 层纱布，一方面可防止创面污染海绵垫，另一方面也有使干热空气在到达创面前起到过滤的作用。

2．创面暴露在高温下，水分丢失量一定比正常条件下多，如不注意可引起患者出现全身脱水症状，并继而引起高钠血症和高钾血症。因此，使用干热疗法时，每日应给患者多补充一些水分，补充量应根据使用干热疗法的时数决定，常以每小时每公斤体重补水 2 ～ 4 ml 计算。

3．机体在高温下代谢旺盛，蛋白质摄入量应该增多，一般每日每公斤体重可多补蛋白质 1 ～ 2 克。

4．对呼吸道烧伤患者，特别是有气管切开的患者使用干热疗法时，因干热的空气对呼吸道黏膜是极为不利的，为避免干热空气直接进入呼吸道，减轻对呼吸道黏膜的刺激，可以用单层湿纱布掩盖患者口、鼻与气管切开处，并经常替换；也可以定期进行气雾吸入。

六、创面外用药物

理想的局部创面外用药必须具备以下几个条件，即：要有明显的广谱抗菌作用；无毒副作用和局部刺激性；药效能穿透焦痂入痂下组织；不易被吸入体内，即使进入体内也能迅速排出或代谢；体液和细菌产物不影响其药物作用；不引起耐药菌株；药源丰富，价格低廉，使用简单。一种创面局部外用药要完全符合上述所有条件是比较困难的，但至少要符合其中最主要的几项。

自从磺胺米隆等创面外用药用于烧伤患者后，创面感染的机会明显减少；同时，败血症的发生率也相应地显著降低。因此，有人把创面局部外用药的出现和它的有效作用看作是 20 世纪 60 年代以来烧伤治疗工作的一项突破。目前，比较普遍应用的是磺胺嘧啶银。

磺胺嘧啶银是 1968 年 Fox 首先发现并介绍的一种局部外用药，它是用硝酸银与磺胺嘧啶弱酸起反应合成的，属有机银化合物。磺胺嘧啶抑菌范围广泛，对一般革兰氏阳性菌和阴性菌都有效，尤其对铜绿假单胞菌、变形杆菌效果更显著；磺胺嘧啶银的另一个特点是有较好的穿透焦痂的能力，因而在预防和治疗创面脓毒症时使用越早越好。此药无任何刺激性，即使在一些疼痛极敏感的创面上使用，也无疼痛感觉，因此很受患者和医生的喜爱。用量较大时也无中毒表现，细菌也很少产生耐药性，应用磺胺嘧啶多配制成 1% 的冷霜涂布于创面，每日使用一次，用前先清洗创面（图 4-2）。

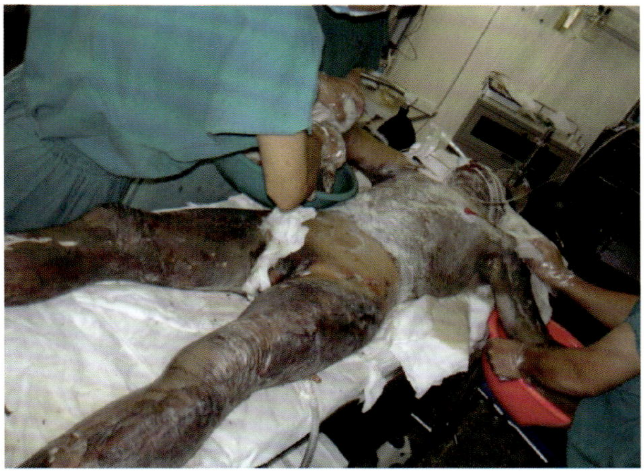

图 4-2　磺胺嘧啶银外涂治疗

第七节　深度烧伤焦痂的处理

深度烧伤表面有一层像皮革样的凝固坏死物，这层坏死物称为焦痂。焦痂覆盖在创面上，常会引起一些并发症。

焦痂压迫综合征：多见于肢体与躯干部环状烧伤。坚硬的焦痂紧紧环绕于患者的肢体与躯干上，再有痂下组织渐进性水肿，一个外在与另一个内在的两种力量好像止血带一样持续而强有力地压迫深部组织，即可引发压迫综合征。

感染与中毒综合征：焦痂是一种无生命力的坏死物，是细菌生长、繁殖的一个极好的培养基，因此几乎很少有焦痂不发生感染的。另外，焦痂到一定时间都会自溶、分离，它在自溶和分离过程中释放出多种腐败产物，加上焦痂上的细菌和细菌产物，可引起焦痂感染和中毒综合征。

一、焦痂切开减张术

这是处理焦痂压迫综合征的一个有效措施，可减轻环状肢体烧伤的损伤程度，也能改善环状躯干烧伤或颈部烧伤患者的呼吸状况，挽救患者生命。

1. 指征

（1）逐渐加重的肢体疼痛。

（2）动脉搏动消失：这是施行焦痂切开减压术的绝对指征，特别是原来测到的动脉搏动突然消失更有意义。

（3）知觉的丧失：这是最重要的症状和体征。

（4）患者发生非呼吸道受阻的不安和不可解释的不适感觉：这是行躯干部焦痂切开减压术最早的临床表现。

（5）呼吸动作和力量的减弱：这也是行躯干焦痂切开术的临床指征。

（6）血气分析出现渐进性低氧和高碳酸血症：这是行焦痂切开术的指征。

2. 方法

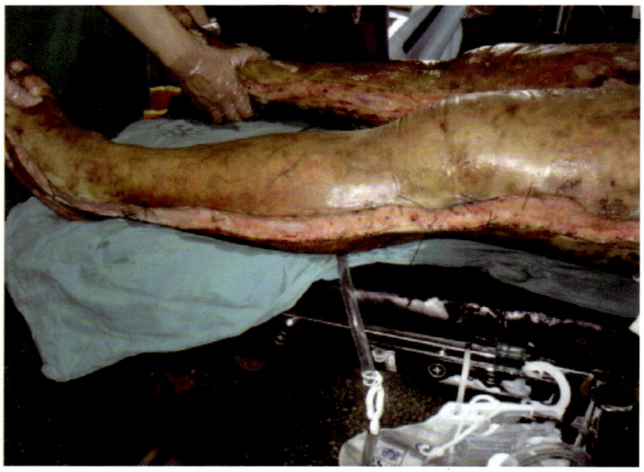

图 4-3 下肢焦痂切开减压术

焦痂切开减压术的切口一定要深达皮下组织，但一般不要松解筋膜；如不能使症状缓解或血流改善时，则需做筋膜切开术。行焦痂切开减压术的位置一般都按常规定位，但电烧伤的患者常不能按常规进行。切口长度应延伸至焦痂两端的浅烧伤创面，甚至到达正常皮肤。

（1）上肢、大腿、小腿的焦痂切开减压术：通常在其内外两侧切开，应避免损伤其主要的皮神经（图 4-3）。

（2）手部焦痂切开减压术：施行此术的关键是松解手内在肌。这些小肌肉易发生缺血性挛缩，从而造成手的畸形。腕部需在尺桡两侧都切开，如正中神经功能丧失，而且手部严重肿胀者，就应松解腕管。

（3）足部焦痂切开减压术：切口做在足的两侧，并与踇趾、小趾外侧切口相连。在趾骨骨间肌的表面可做纵长切口，以松解足内在肌。

（4）胸部焦痂切开减压术：沿腋前线做两侧切口，必要时还可做锁骨中线、前中线的附加切口。

焦痂切口减压应看作是争分夺秒的抢救手术，绝不能等待，如果等到患者脉搏消失和知觉丧失，则肢体可能已经发生不可逆的损害，一般也不需麻醉，焦痂切开处最好用一些生物敷料覆盖或用抗菌纱布填充，用缝线固定，以防切口感染。

二、焦痂切除术

焦痂切除术就是用手术的方法，在烧伤早期将焦痂快速除去，以达到减轻中毒、控制感染、缩短疗程、恢复功能的目的。

1．适应证的选择　虽然三度烧伤均可以进行焦痂切除术，但常常因年龄、病情、烧伤部位以及医疗条件等方面的限制而不能进行手术。

（1）年龄：瓦斯爆炸烧伤患者年龄都是 18 岁以上，对 55 岁以上的患者要考虑各个系统脏器的功能，否则手术后极易出现并发症，因此要慎重进行切痂术。

（2）病情：进行焦痂切除术的患者，最好没有任何合并症与并发症。如果患者正处在休克状态，心肺功能严重障碍，应暂缓切痂，待患者病情稳定或好转后再行手术，然而由创面本身引起的并发症如创面脓毒症或由创面引起的感染中毒性休克，虽然病情危急，也应进行紧急手术。

（3）烧伤部位：一般而言，手、足及其他关节功能部位的三度烧伤为焦痂切除术的绝对适应证；躯干部三度烧伤为焦痂切除术的相对适应证。但颜面、会阴部的三度烧伤术后易发生感染，因而是切痂术的相对禁忌证。

（4）医疗条件：焦痂切除术是一种较大的手术，特别是广泛的焦痂切除术，必须具备较好的医疗条件，人力、血源、异体皮的准备都是必不可少的。如条件不具备，就不应施行焦痂切除术。

2．切除焦痂的时机　一般而言，小面积和中等面积三度烧伤的切痂时间，越早越好，因为伤后立即切痂，焦痂的表面常常是“无菌”的，在“无菌”条件下切痂效果最好。大面积的三度烧伤，因受复杂因素的影响，常常不允许在伤后立即切痂。一般的经验均认为伤后 3 ~ 5 天为首次切痂的最佳时机，但目前一些医院提出在休克期切痂更为合适。

3．切痂的面积　最好通过一次切痂术把患者整个三度烧伤焦痂全部切除。这对中小面积三度烧伤患者来说，是完全能够做到的，但对大面积三度烧伤，如三度烧伤超过 50% 体表面积，一次切痂以 20% 为宜（图 4-4）。

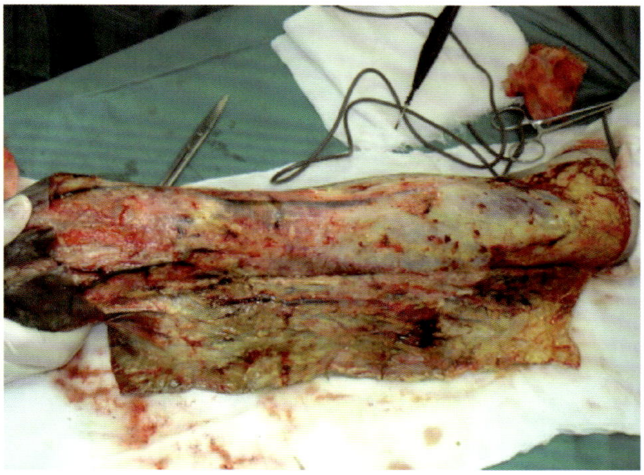

图 4-4　上肢焦痂切除

4．切痂部位的分配　由于三度烧伤面积广泛，不能通过一次手术把所有的焦痂全部切除，常常需要分期、分批地进行切痂术，因而要考虑先切哪个部位与后切哪个部位。在通常的情况下，一般是先切肢体部位的焦痂，后切躯干部位的焦痂。

5．切痂的深度　切痂的标准深度是深筋膜上。这是因为深筋膜界限清楚，局部血运良好，植皮容易成活。如果切痂深度在脂肪上，脂肪血运较差，一旦感染、脂肪液化，植皮极易失败。

6．减少切痂时的出血　有人估计，每切除 1% 体表面积的三度焦痂，出血量为 50 ~ 100 ml。因此术前应备足血量。

7．预防切痂术中引起患者局部与全身感染　切痂能消除感染灶，减轻患者的感染中毒症状，这是毋庸怀疑的。但是，术前准备不足和手术方法选择不当时，同样可因切痂而引起局部与全身感染，因此要特别注意以下几点：

（1）患者入院后应立即在创面上涂磺胺嘧啶银一类的有效抗菌药物。

（2）手术前，应用肥皂水、0.1% 苯扎溴铵将切痂创面刷洗三遍，除去外涂药物以及一切污物、浮皮和坏死组织。

（3）要用碘酊消毒创面，三度焦痂可不脱碘。

（4）切痂后，对创面要用苯扎溴铵、消毒生理盐水冲洗三遍。

（5）为切痂肢体上止血带时，只许抬高患肢止血，绝不可用橡皮驱血带驱血，以防毒素与细菌进入血流。

（6）包扎敷料一定要达到必要的厚度。

削痂术是切痂术的一种改良方法，具体是用滚轴取皮刀将坏死组织削除，保留正常真皮和正常脂肪组织。术后局部较丰满，外形佳，主要适用于深二度烧伤、深二度和三度混合烧伤。即刻用自体皮覆盖封闭创面，以避免液体渗出。

三、切削痂后创面处理

深二度创面削痂后因为基底还有残存的真皮组织，最好是彻底清洗后，再用少油的凡士林纱布包扎，如果不发生感染，上皮即在凡士林油纱布下迅速生长，经 14 ～ 20 天，创面可基本愈合。也可用异体皮覆盖创面，这样可避免感染，但费用较高。三度创面切削痂后一般用自体皮覆盖创面，如创面仍有坏死组织，或出血较多，未有彻底止血，植皮后担心皮片成活不良，也可覆盖生物敷料、湿纱布温敷治疗，术后换药至创面清洁，活动性出血停止后二次植皮，用这种延迟植皮术，手术出血少，术后皮片成活良好。

四、烧伤后创面的植皮治疗

自体皮肤移植术是一种永久性的创面覆盖方法。凡是创面基底具有血运的组织，如真皮、脂肪、腱膜、骨膜、筋膜、胸膜、脑膜、腹膜甚至外露在体外的心、肺等器官的表面，都可进行自体皮肤移植术[8-17]。

1. 自体皮移植治疗

（1）带真皮下血管网的全皮移植：此类皮片包括全厚层和真皮下血管网，还带有部分脂肪组织，厚达 3 ～ 4 mm。采用这种皮肤移植法，由于皮片厚，要求高，因此仅适用于小面积的功能部位，特别是对功能和外观有特殊要求的颜面部。

（2）整张全厚皮片或中厚皮片的移植：皮肤移植的规律是皮片越厚越难成活，但皮片一旦成活，皮片越厚，皮片色泽越好，挛缩越小，功能也越好。应用全厚皮、中厚皮等较厚的皮片，无论从皮色、挛缩程度及功能状态来说，都容易取得比较满意的效果。因此，对小面积功能部位或外露部位的深度烧伤，在切削痂后均可采用整张全厚皮片或中厚皮片移植术。

（3）刃厚皮片的移植：这种皮片移植法采用薄断层的皮片，将其剪成邮票大小进行移植。由于皮片比较薄，又剪成小块，创面愈合后常常有不同程度的瘢痕挛缩，外观也比较差，其唯一的优点是节省皮片，因为每块皮片能扩大一倍到两倍，因此能消除比取皮面积大 1 ～ 2 倍的创面。所以尽管有缺点，但仍有应用价值。总的效果还是比较满意的。在烧伤科应用较多。

（4）微粒皮肤移植术：1985 年，积水潭医院研制出微粒皮肤移植术，应用于大面积深度烧伤创面的修复，取得了良好效果。这一方法的基本原理就是将皮片分割成很小的微粒，其数量很多，总的边缘很长，使尽可能多的细胞处在皮片边缘，发挥其分裂繁殖、向周围蔓延修复创面的作用，皮片得到最充分的利用。由于自体微粒皮很小，如无良好保护，不易附着在创面上而存活，故微粒皮外层需要覆盖物保护。在各种覆盖物中，以同种皮效果最好。同种皮存活后，自体微粒皮即被固定在其下方，此时局部环境完全符合生理条件，适于皮粒生长。多数病例可在同种皮坏死脱落后，其下创面完全愈合或基本愈合。异种皮也可应用，一般多采用猪皮，应用效果良好。由于猪皮容易取得，因此有一定应用价值。

微粒皮肤移植的特点：

1）自体皮的扩展率高，能得到充分利用。一般受皮面积与供皮面积之比为 10∶1 时，严重烧伤患者可达 20∶1，这是本法的主要优点。

2）愈合后的创面比较平整，瘢痕较轻，这是由于微粒皮间距小，远远小于一般植皮所允许的 1 厘米间距，因而皮片融合后相互衔接紧密，形成的瘢痕少。

3）方法简单，操作容易，手术时间可大为缩短，且节省人力，临床不需要特殊的设备。

（5）供皮区的选择：一般而言，全身的任何部位都可作为供皮区，选择的原则是：部位隐蔽、局部皮肤较厚，局部较平坦，取皮后易包扎固定、术后供皮区愈合好、瘢痕轻。依上述原则，大腿外侧、背部，侧胸、头部，腹部为最常用的供皮区。但由于大面积烧伤患者全身皮肤多处被烧伤，故取皮部位大大受限。多数情况下依患者未烧伤部位而定，烧伤严重时常在浅二度创面愈合后取皮。头部、足底为两个特殊供皮区。

1）头皮取皮：头皮可称为天然皮库，因为头皮的皮肤比较厚，血运良好，取薄断层皮片后 5 ～ 7 天即能愈合，可以反复切取，有时可切取 4 ～ 7 次而不影响头皮的生长，也很少形成瘢痕。特别是由于头发的保护或戴帽子的原因，头顶部较少发生严重烧伤。因此，对一些特大面积严重烧伤的患者，常把头皮作为主要供皮区。

2）足底取皮：足底一般不作为供皮区，但有些患者仅剩足底未被烧伤时，足底也可作为供皮区。由于足底皮肤较厚，特别是有一层很厚的角质层，因此切取时应先泡脚，刮除足底角质层的大部。切取皮片时，在取下的皮片内必须见一层瓷白色的真皮组织才能有效，否则皮片不能成活。

常用的取皮工具为取皮刀，有滚轴刀、电动取皮机、取皮鼓等。其中电动取皮刀因取皮厚度均匀，操作简单，不受取皮部位限制，临床应用最广。

（6）植皮失败的原因

1）感染：这是植皮失败最常见的原因。虽然任何细菌感染都可引起植皮失败，但溶血性乙型链球菌能分泌一种能溶解、液化真皮的蛋白溶解酶，因此感染此种菌最容易引起植皮失败。

2）血肿：皮片下血肿会阻碍皮片与创面基底建立血运。如血肿很小，就不会影响植皮皮片成活；如血肿较大，在植皮后三天不清除血肿，其影响范围内的皮片就可能坏死。形成血肿的最主要因素是由于术中止血不佳，或由于患者凝血机制不好；因此在植皮时，特别在植大张厚皮片时，止血一定要彻底。术后采用加压包扎、抬高患肢等措施来防止形成血肿。

3）创面坏死组织：无论切痂或削痂，如不彻底，创面还残留坏死组织，它与血肿一样，都会妨碍皮片与创面基底建立血运关系，同时也容易发生感染，造成皮片移植的失败。

4）皮片移动：皮片成活主要靠皮片与基底建立血运关系，如果皮片在创面上经常移动，血循环就无法形成。在颈、胸、关节等部位，由于吞咽时喉头上下活动，胸廓随呼吸运动而活动或关节活动等，均可使皮片在局部移动，所以这些部位植皮，一定要固定牢靠，除边缘做缝合固定外，对皮片中央也要作外加固定。

5）皮片厚薄不合适：皮片太厚或太薄，都会影响成活，有时皮片在一般冰箱内贮存时间超过一周就不能成活。

2. 自体皮及异体皮结合移植（图 4-5）

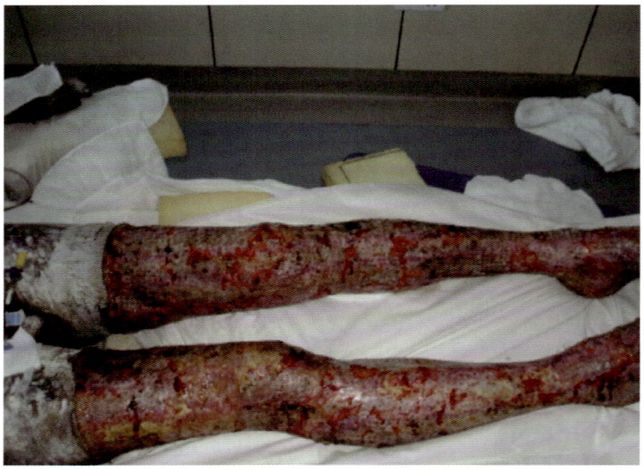

图 4-5 自体皮及异体皮结合移植

（1）异体皮的移植与其他异体器官移植一样，也有一种免疫、排斥过程。异体皮移植于创面上，开始同自体皮完全一样，能建立正常的血循环，甚至皮肤细胞出现繁殖、分裂现象，但是到一定时间，异体皮就开始被排斥，最先在异体皮的血管内出现血流缓慢现象，随后就发生血小板凝聚、血管内凝血，接着就形成血栓，异体皮的外观从局部充血、肿胀直到发紫、变黑，最后坏死、脱落。有人说，异体皮移植是所有器官移植中排斥现象最强的一种，所以异体皮移植成活的时间也最短。不过皮肤包括表皮与真皮两层，就其抗原性来说，它们是不完全相同的，表皮抗原性较强，移植后往往最先脱落；但真皮抗原性相对较弱，因而脱落也相应地迟缓。在采用自体皮与异体皮混合移植法时，常常见到一些奇特的现象，如自体皮上皮爬到已经脱落表皮的异体真皮上，形成像夹心饼干样的情况。有人观察发现，这些异体真皮最后被吸收，有的长期成活而被同化。

（2）异体皮的移植方法

1）整张异体皮打孔移植法：这是我国所独创的。它有很多优点：由于整张大片皮移植后完全覆盖创面，仅多数微孔处裸露创面，一旦皮片成活，在很短的时间内就可使一个大面积伤面变成一个小面积伤面，从而大大减少感染的机会。由于对整张皮采用张力缝合法，皮片紧贴创面，皮片毛细血管处于张口状态，因此皮片极易成活；又由于大张异体皮较厚，真皮成分多；一旦成活后，排斥的过程比较慢；再由于异体皮有小孔，其内镶嵌自体皮，不等异体皮脱落，自体皮已开始向周围扩展，到异体皮脱落时，自体皮已扩展到整个创面，往往一次手术就能成功。其缺点是局部瘢痕比较严重，外观也不理想。

2）杰克逊（Jackson）法：这种方法是将自体皮和异体皮相间成条状移植的一种方式。这种移植方式也可使自体皮逐步扩展代替异体皮，最后消灭创面。不过这种方法有不少缺点，首先是自体皮与异体皮之间的间隙大，创面裸露比较多，易引起感染，也易失去体液；其次，自、异体皮的固定均较差，皮片易移动；再者就是异体皮往往还需要交换、补充。但这种方法非常适用于肉芽创面。

3）异体皮作为一种生物敷料应用：这是目前有些国家常用的一种异体皮移植方法。当创面切痂或削痂后，立即用异体皮覆盖创面，皮片成活后 5 ~ 10 天，不等异体皮出现排斥现象，就揭去异体皮，再用新的异体皮覆盖创面，以避免异体皮被排斥而引起全身反应。通过反复应用异体皮，可为大面积烧伤患者在自体皮供应有限的情况下赢得时间。此外，这样使用异体皮能刺激肉芽和上皮的形成，减少创面疼痛和创面体液及电解质的丢失，并通过创面的吞噬作用有效清除创面上的剩余坏死组织和减少细菌。不过每次揭起异体皮时患者都比较痛苦，出血量大，工作量也大，也不太经济。

3. 异种皮的移植 异种皮由于种属的差异，移植后排异现象更严重。但异种皮来源比较容易，所以使用猪、狗、鸡、羊等异种的皮肤作为烧伤创面暂时性的生物敷料，近十年来已有显著的发展。特别是猪皮，现已商品化供应，临床应用较普遍。

【病例介绍】

患者，男性，46 岁。于 2005 年 4 月 24 日 21 时因煤矿井下瓦斯爆炸燃烧，火焰伤及全身，伴口鼻内吸入，伤后觉全身疼痛难忍，伴呼吸困难，口渴明显，烦躁，无昏迷，无恶心、呕吐。约 2 小时后被救上井后在当地医院未做任何治疗急诊来院。

入院查体　神志清，T35.5 ℃，P110 次 / 分，R26 次 / 分，血压无法测定，四肢冰冷。鼻毛烧焦，双肺呼吸音粗，未闻及干湿性啰音；全身除头顶、双足底，左足背及腰部等处部分皮肤外均烧伤，面积约 93%，创面基底大部分苍白，较干燥，渗出少，触痛消失，少部分红白相间，触痛迟钝。

辅助检查　血常规 Hb160 g/L，RBC 5. 67 × 10^{12}/L，WBC 28.2 × 10^{9}/L，NEU 0.9，LYM 0.1，HCT 56%。BUN 26 mmol/L，Cr 900 μmol/L；肝功能：ALT 47U/L，ALB 26 g/L，GLO 19 g/L，K^+ 3.6 mmol/L，Na^+137 mmol/L，Cl^-100 mmol/L；尿常规：蛋白（++），糖（+），红细胞 5 ～ 15/HP。

入院诊断

（1）火焰烧伤 93%、三度 60%、二度 33% 全身

（2）中度吸入性损伤

（3）低血容量性休克

（4）烧伤延迟复苏

诊疗经过　入院后迅速行股静脉置管快速补液，气管切开，全身简易清创后托氟锌生物皮覆盖包扎治疗。

1．休克期

（1）补液：第 1 个 24 小时总入量 11 285 ml。其中晶体 4730 ml，盐水 3980 ml，4% 碳酸氢钠 750 ml；胶体 3400 ml，其中血浆 2400 ml ，低分子右旋糖酐 1000 ml；水分 3125 ml，其中 5% 葡萄糖 2250 ml，20% 甘露醇 875 ml，口服盐水 30 ml。尿量 1930 ml，平均 80 ml/h。第 2 个 24 小时总入量 6550 ml。胶体 1800 ml，晶体 2600 ml，水分 1800 ml。尿量 1800 ml，平均 74 ml/h。

（2）抗生素应用：用头孢西丁 2.0 g/12 h，静脉注射。第 2 个 24 小时，加用阿米卡星 0.2 g/8 h，静脉滴注。

（3）创面处理：入院后即给予双下肢切开减压。全身简易清创后托氟锌生物皮覆盖包扎治疗。两天后打开外涂磺胺嘧啶银暴露治疗。

（4）其他处理：如应用西地兰、山莨菪碱、人血丙种球蛋白肌内注射等。

2．感染期

（1）创面处理：在充分补液维持有效循环、水电平衡、加强营养支持等条件下，于伤后第 4 天，在全麻下行双下肢切痂，用自体微粒皮加大张异体皮覆盖，头部、腹部取皮。于伤后第 14 天在全麻下行胸部切痂，用自体微粒皮加大张异体皮覆盖，头部取皮。余创面外涂磺胺嘧啶银暴露治疗。后又行全身残余创面植皮术。共行残余创面植皮术 9 次。

（2）全身营养支持：胃肠内与静脉高营养相结合，逐步增加口服量，并减少静脉量。热卡摄入量为 1.46 ～ 16.7 kJ/d。

（3）抗生素使用种类如下：头孢西丁、亚胺培腩，共用 24 天。

（4）抗真菌药物应用：制菌霉素 50 万 U，3 次 / 日，口服。

3．康复期　继续营养支持、功能锻炼，后又多次行整形手术。

（申立勇　孙晋忠）

参考文献

[1] 孙永华．严重烧伤后液体复苏及早期救治的进展．中华外科杂志，2004，42（7）：385-387.
[2] 杨红明，柴家科，盛志勇等．严重烧伤延迟复苏后多器官障碍综合征的早期防治．中国危重病急救医学，2000，12（10）：610.
[3] 杨红明，郭振荣，盛志勇等．严重烧伤延迟复苏与主要并发症发生发展关系的统计分析．中华整形烧伤外科杂志，1994，10（2）：164.
[4] 杨红明，盛志勇，郭振荣等．延迟复苏对烫伤大鼠心肝肾氧自由基生成的影响及维生素 E 和维生素 C 治疗效果评价．解放军医学杂志，1994，19（3）：170.
[5] 郭振荣，盛志勇，朱兆明等．293 例严重烧伤患者休克期复苏的评价．中华整形烧伤外科杂志，1985，1：194-197.
[6] 陈壁．深度烧伤创面早期处理及促进创面修复的进展．中华烧伤杂志，2001，17：8-9.
[7] 盛志勇，郭振荣．危重烧伤治疗与康复学．北京：科学出版社，2000，78-95.
[8] 郭振荣，陆江阳．大面积烧伤植皮与供皮区的选择．人民军医，2001，44（1）：21-22.
[9] 郭振荣，盛志勇．大面积烧伤休克期切痂植皮．中华整形烧伤外科杂志，1993，9（1）：5-8.
[10] 郭振荣，盛志勇．我国烧伤外科的进展与展望．中华外科杂志，1999，37（10）：598-601.
[11] 孙永华，李迟，王春元等．脱细胞异体真皮与自体薄皮片移植的研究与应用．中华整形烧伤外科杂志，1998，14：370-373.
[12] 张明良等．微粒皮肤移植在大面积烧伤患者中的应用：中华整形烧伤外科杂志，1987，2（3）：100-101.
[13] 孙永华．严重烧伤后液体复苏及早期救治的进展．中华外科杂志，2004，42（7）：385-387.
[14] 杨红明，盛志勇，郭振荣等．烧伤延迟复苏与氧自由基损伤．中华整形烧伤外科杂志，1993，9（4）：359-362.
[15] 杨红明，盛志勇，郭振荣等．氧自由基损伤在烫伤大鼠延迟复苏后肠道细菌和内毒素移位中的作用．中华医学杂志，1994，74（9）：552-555.
[16] 郭振荣，盛志勇，贺立新等．大面积烧伤休克期切痂植皮时机的临床指标．中华整形烧伤外科杂志，1998，14：192.
[17] 高维谊，盛志勇，郭振荣等．烧伤早期山莨菪碱对胃肠保护作用的实验研究．解放军医学杂志，1995，20（2）：88.

第五章

煤矿瓦斯爆炸伤害的影像学诊断

第一节　肺部影像学诊断

煤矿瓦斯爆炸常发生在相对密闭的矿井下，由甲烷等气体和煤尘参与的瞬间燃烧和爆炸，以爆炸冲击伤、有害气体吸入、缺氧窒息等损害为主。瓦斯爆炸后肺部损伤常见，可引起肺纹理增多、肺挫伤出血、肺水肿、肺不张等改变，严重的肺损伤使肺的氧合通气功能下降，引起急性呼吸窘迫综合征（adult respiratory distress syndrome，ARDS），是一种特殊的复合性损伤。在临床进行抢救诊疗的过程中，常需要借助影像学检查手段来明确伤情及疗效判定，主要包括 X 线、CT、MRI 检查等。瓦斯爆炸肺损伤影像学检查中应以 X 线检查为主，CT 和 MRI 检查可作为重要的补充。原则上，对于伤情危重的伤员处于休克状态时，应进行必要的抢救后，在病情允许的情况下，才可做必要的影像学检查[1]。

一、肺爆震伤

（一）概述

肺爆震伤系肺部受到强烈爆炸时产生的高压冲击波所致的损伤，在煤矿瓦斯爆炸矿难中常见，往往是导致伤员死亡的主要原因。常伴有鼓膜破裂、胸腹联合伤、肋骨骨折、血气胸等，主要临床症状有胸痛、咳嗽、气急、呼吸困难、发绀和粉红色泡沫痰等。

瓦斯爆炸肺爆震伤致伤因素主要是爆炸瞬间产生的高能冲击波，损伤机制有：原发性物理性损伤和继发性神经体液因子的介导损伤作用。多数学者研究发现，爆炸过程中产生的冲击波主要作用于肺、听觉器官、胃肠道等含气的空腔脏器，其中肺是最易受累的靶器官。大量的临床资料及尸检报告都发现，瓦斯爆炸时胸廓和肺泡承载瞬息高压气浪冲击，致肺泡破裂和肺泡内出血，肺毛细血管通透性增强，血浆渗出增多，出现肺水肿、肺出血、肺破裂、肺大泡以及肺萎陷和肺气肿等改变，有时形成肺内血肿，破入支气管引起咯血，甚至形成血块堵塞气管而迅速致死。

瓦斯爆炸肺爆震伤除冲击波原发所造成的损伤外，还有冲击波驱动物体所造成的续发性损伤和人体抛离地面而引起坠跌伤等，往往是多部位、多系统损伤，常因伤情不同而不同程度地混合存在[2-10]。

（二）影像方法的选择

1. X 线检查　胸部正、侧位片是肺爆震伤的首选检查方法，因病情变化快，应密切观察和短期内进行复查。以往急、危、重伤员的胸部 X 线检查多采用床旁普通 X 线摄影，但其烦琐的工作流程在一定程度上可能影响伤员伤情的快速判断。近年来，随着医疗设备技术的飞速发展，床旁 CR、DR 的出现，尤其是 DR 简便的工作流程、快速的成像速度、高质量图像，在突发事件大批伤员急救现场快速检诊、分类中得到了广泛使用。

2. CT 与 MRI 检查　CT 在肺爆震伤的检查要优于胸片，但不适宜不能搬动的危重伤员。为及早发现肝、脾、胰等腹腔脏器的损伤，胸部的损伤扫描范围应尽量包括上腹部。MRI 检查显示肺出血优于胸片和 CT 检查，但由于肺爆震伤害伤员病情多危重，急诊极少选用，只有在伤情允许的情况下才可以使用。

（三）影像学表现

1. X 线表现

（1）肺纹理改变：早期不易发现，肺纹理正常或仅出血区肺纹理增粗、模糊，肺纹理末端夹杂斑点状模糊阴影（图 5-1A、B）。

（2）斑片状阴影：散在多发的斑片状阴影常累及两肺大部，密度不均匀，边缘模糊（图 5-2A）。

（3）条片状阴影：密度均匀致密，可按或不按肺叶、肺段分布，病变范围根据损伤程度不同，多为双侧，也可一侧较重（图 5-1A、B）。如果支气管内血块堵塞，可能伴有肺不张。

（4）磨玻璃样变或面纱征：肺野透亮度减低，呈密度较淡均匀一致性的云雾状阴影，可见肺实变（图 5-2A）。

（5）球形阴影：单发或多发，境界清晰或模糊的球形阴影，密度较高、均匀，有时可见小泡状透亮影（图 5-2A）。

（6）动态观察：一般 48 h 后开始吸收，1 ～ 2 周吸收消散（图 5-1D）。48 h 后病变阴影如有扩大的征象，应考虑合并继发性感染的可能。球形阴影吸收缓慢，多数在数周至数月逐渐缩小（图 5-2D）。

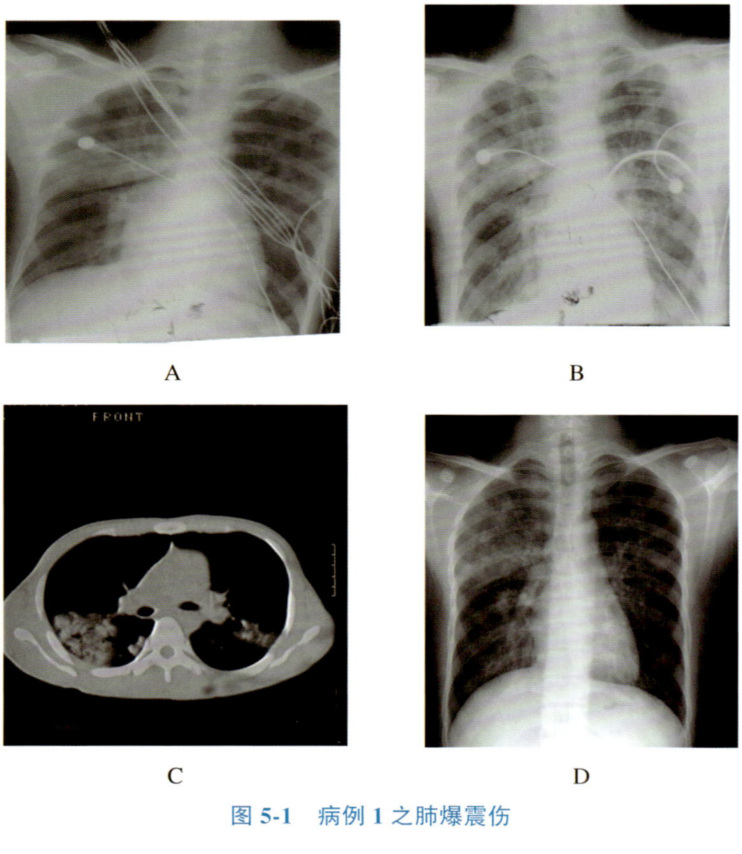

A　B　C　D

图 5-1　病例 1 之肺爆震伤

【典型病例 1】

男，21 岁，瓦斯爆炸伤害后胸痛、咳嗽、气急、红色泡沫痰。

A．伤后 8 小时仰卧位床头胸片示右上肺片状阴影、左上肺斑片状阴影。

B．C．伤后 3 天仰卧位胸片及 CT 示双肺纹理增多，肺野透亮度减低，右上肺实变、密度增高，左肺斑片阴影增多、密实。

D．伤后 1 周患者病情平稳，DR 胸片示左肺阴影吸收，右上肺阴影未完全吸收消散。

2．CT 与 MRI 表现　肺爆震伤无论是肺水肿还是肺出血，CT 均表现为腺泡结节状、小斑片状或大片状密度增高影，边缘模糊，密度不均匀（图 5-2C），肺血肿表现为境界清晰的圆形高密度影或含气液平面的囊腔（图 5-2B、C）。肺出血病变在 MRI 的 T_1WI 图像上呈 T_1 高信号改变，而肺水肿病变区域呈长 T_1 低信号和长 T_2 高信号改变。

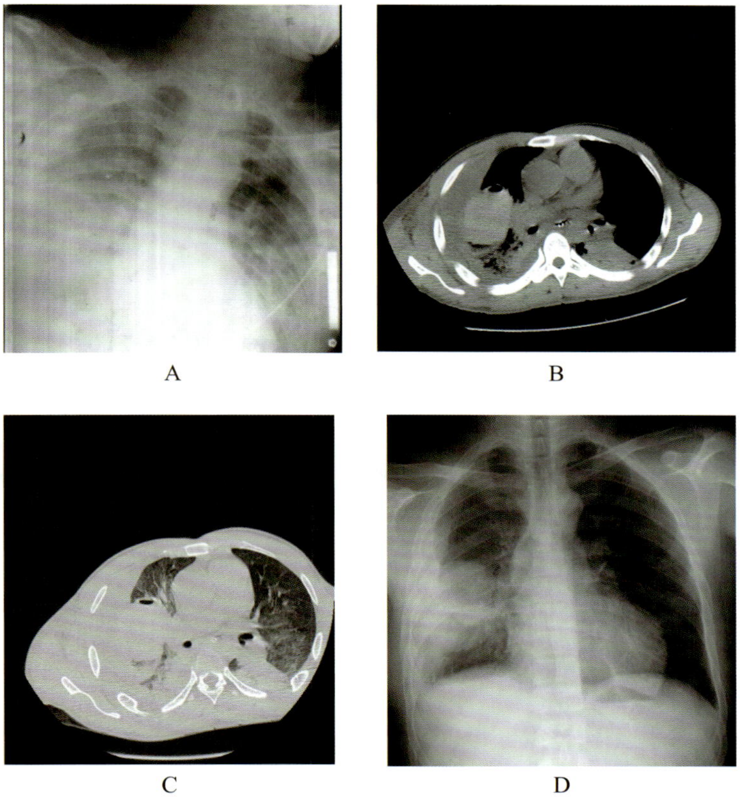

图 5-2　病例 2 之肺爆震伤

【典型病例 2】

男，30 岁，瓦斯爆炸伤害后胸痛、咳嗽、气急、血痰。

A．伤后 12 h 仰卧位床头胸片示两肺透亮度减低，两肺内可见斑点状、斑片状阴影，右下肺团块状阴影。

B．C．伤后 7 天 CT 示双肺云雾状阴影，两下肺实变，右肺内血肿形成，两侧胸腔积液。

D．伤后 1 个月复查 DR 胸片示肺内阴影大部吸收，右肺肺血肿境界清晰，密度较高，未吸收。

（四）诊断要点

1．瓦斯爆炸高压气浪冲击史。

2．爆炸伤后立即或在治疗过程中突然出现咳嗽、气急、呼吸窘迫、发绀，有时出现粉红色泡沫痰。

3．常合并鼓膜穿孔，胸壁、腹部、四肢、头颅的外伤。

4．听诊两肺有明显的湿啰音。

5．胸部 X 线早期为轻度间质性改变或肺纹理增粗，晚期为斑片状、大片状、云雾状阴影以及球形阴影等，可按或不按肺叶、肺段分布，吸收较慢。

瓦斯爆炸过程中冲击波所致的肺损伤多与胸壁、腹部脏器、四肢、头颅外伤合并发生，极可能在早期的检查诊断过程中被医务人员忽视，早期诊断就显得十分困难，待出现粉红色泡沫痰时多属晚期，典型的临床表现结合合理的影像学检查对早期诊断及治疗极其重要。

二、吸入性肺损伤

（一）概述

吸入性肺损伤是指吸入有害的气体或浓烟后产生的一系列肺部损伤。吸入性肺损伤在瓦斯爆炸中最常见，可造成大批的严重损伤，发病早，死亡率高。常伴有面部烧伤，鼻毛烧焦，气道、口鼻腔分泌物增多等临床表现，主要临床症状有胸痛、胸闷、声音嘶哑、呼吸困难、烦躁、意识障碍、昏迷或休克等。

瓦斯爆炸吸入性肺损伤致伤因素较复杂，主要有瓦斯爆炸后产生的高温有毒、有害气体，飞扬的煤尘及有毒的烟雾等。目前多数学者认为其致伤机制有：瓦斯爆炸时产生的高温干热空气的热损伤；烟雾中有毒物质如醛氨、盐酸、二氧化硫等的化学性损伤；缺氧和一氧化碳、氮氧化合物导致的窒息以及烧伤毒素、细胞介素炎性介质的作用等。病理形态变化主要有早期 6 h 内缺氧；伤后 6 ～ 48 h 支气管、肺泡黏膜充血、坏死、毛细血管通透性增加，引起肺水肿、肺实变；伤后 48 h 出现肺部细菌感染，最终修复吸收。

煤矿瓦斯爆炸伤害的患者常有不同程度的呼吸道损伤，尤其是吸入大量有毒的烟雾颗粒或刺激性的化学物质和气体引起的呼吸道损伤最为严重，伤情轻重与井下瓦斯浓度、爆炸点的远近、伤员在现场停留时间等成正比关系，损伤程度越重，影像学表现越早、越明显[11-16]。

（二）影像方法的选择

1．X 线检查 床旁 X 线胸片是本病早期诊断的实用有效的最佳选择，对了解伤情和伤情分度有重要意义，对伤后的影像随访更有价值。床旁 X 线摄影时间一般选择在伤后 6 ～ 48 h 肺水肿期进行首次检查，第 3 ～ 4 天复查了解病情发展，2 周左右复查了解吸收治愈情况。

2．CT 与 MRI 检查 CT 分辨率明显高于 X 线胸片，可敏感地显示吸入性损伤基本病变的部位、特征和范围，为临床诊断早期吸入性损伤提供可靠的资料。吸入性肺损伤患者多合并烧伤，一般病情危重，CT 与 MRI 检查受到明显限制，在条件许可的情况下，可行 CT 扫描作为补充。

（三）影像学表现

1．X 线表现 瓦斯爆炸后吸入性肺损伤胸片表现多种多样，无特异性，同一患者可有两种或两种以上表现。

（1）肺纹理改变：两肺纹理表现正常或两肺纹理增多、增粗，走行紊乱，边缘模糊，以中下肺野内中带为显著（图 5-3A，图 5-4A）。

（2）肺门改变：肺门阴影增宽、增浓，边缘模糊，肺门改变可随肺内病变的消退而恢复正常（图

5-4A、B）。

（3）肺野改变：两侧肺野透亮度减低，肺内弥漫性分布的小结节状、斑片状、大片状阴影，可以见于一侧或两侧肺野的任何部位，以两肺中下肺野偏外侧分布为主（图 5-3A、B）。如果病变范围较广，往往显示均匀密实的阴影，其内可见含气的支气管气像影。支气管周围袖口征、间隔线、胸腔积液少见。肺尖、肋膈角通常不受累而保持清晰。

（4）动态观察改变：肺纹理改变多 1 周内即可恢复正常。肺部阴影变化快，短期内有明显增多或吸收，肺部阴影的形态、范围及所在部位可随体位改变而发生变化（图 5-3A、B）。随着病情的发展演变，如有坏死性支气管炎或剧咳，出现间质性肺气肿，可发生张力性气胸、纵隔气肿、皮下积气等改变（图 5-3C）。肺部阴影一般在 3 ~ 7 天内大部吸收，阴影吸收缓慢或范围扩大多并发感染，2 周左右阴影多数完全吸收恢复正常，部分患者可吸收不完全，残留机化纤维索条影（图 5-3D，图 5-4C）。

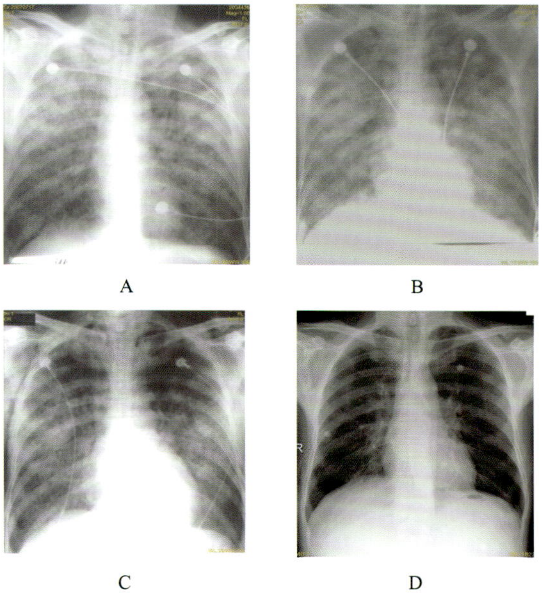

图 5-3　病例 3 之吸入性肺损伤

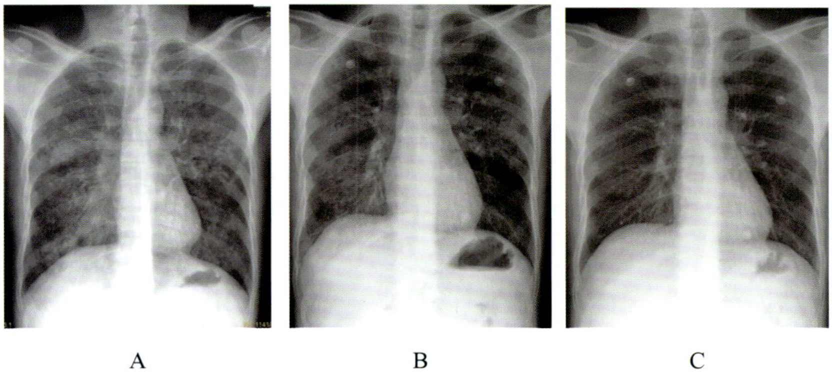

图 5-4　病例 4 之吸入性肺损伤

【典型病例 3】

男，30 岁，瓦斯爆炸伤害后胸闷、声音嘶哑、呼吸困难、烦躁。

A．伤后 15 h 仰卧位床头胸片示两肺透亮度减低，两肺内弥漫性的云絮状、斑片状、小结节状阴影，以中上肺野分布为主。

B．伤后 2 天两肺内阴影未见明显吸收消散，以中、下肺野偏外侧分布为主。

C．伤后 3 天患者呼吸困难加重，复查胸片示两肺内阴影部分吸收消散，合并间质性肺气肿。

D．伤后 2 周复查 DR 胸片示肺内阴影完全吸收。

【典型病例 4】

男，37 岁，瓦斯爆炸伤害后胸闷、声音嘶哑、气急。

A．伤后 13 h DR 胸片示两肺纹理增多、增粗，走行紊乱，两肺门影增大、增浓，两肺内多发斑点状、斑片状阴影。

B．伤后 3 天 DR 胸片示两肺内阴影明显吸收好转，两肺门结构显示清晰。

C．伤后 2 周复查 DR 胸片两肺内阴影吸收消散，右上肺残留索条影。

2．CT 表现 瓦斯爆炸吸入性肺损伤的 CT 表现为两肺纹理的增多、模糊，呈肺间质性改变，两肺门影增大、模糊，两肺内淡薄斑片状毛玻璃样改变，或片状浓密渗出性阴影，病变以肺的背侧为主，对称性分布，也可表现为肺实变、肺不张等。MRI 也可显示上述病变，但一般无须做 MRI 检查。

（四）诊断要点

1．有瓦斯爆炸刺激性气体吸入或窒息史。

2．患者颜面部烧伤明显，口、鼻腔及气管切开气道内常见黑色粉末。

3．呼吸道症状表现多样，呼吸急促且进行性加重，肺部听诊常可闻及湿啰音。

4．轻中度肺损伤 X 线胸片显示两肺纹理正常或仅肺纹理增强改变。

5．重度肺损伤 X 线胸片主要表现为肺水肿，对称或不对称分布，以中下肺野中外带分布为主，可随体位变动而发生变化。

6．肺部阴影动态变化显著，多在 3 ~ 6 天内吸收。如合并感染或间质性肺气肿时，吸收较慢。

瓦斯爆炸吸入性损伤不单直接损伤呼吸道，而且易激发一系列反应，并发肺部感染、全身炎性反应综合征等多种并发症。降低吸入性肺损伤病死率的关键在于正确评估其严重程度。在治疗过程中做连续随访胸片检查，观察病变演变及转归，以指导临床治疗，评估预后。

三、成人呼吸窘迫综合征

（一）概述

成人呼吸窘迫综合征（adult respiratory distress syndrome，简称 ARDS）是指患者在严重创伤如休克、严重创伤和严重感染后所发生的急性、进行性、缺氧性呼吸困难及顽固性低氧血症。ARDS 的发生与机体的严重损伤有关，主要临床症状有突发性呼吸困难、呼吸急促、发绀，并进行性加重，意识障碍、昏迷或休克等。

瓦斯爆炸时高压冲击波、有害气体和浓烟吸入对肺的直接损伤以及休克、严重外伤对肺的间接损伤是导致 ARDS 发生的常见原因。ARDS 的发病机制较复杂，目前仍在研究之中。一般认为，各种原因直接或通过炎症反应，损伤毛细血管内皮和肺泡Ⅱ型上皮细胞，引起一系列病理生理改变，主要有：毛细血管通透性增高性肺水肿、肺透明膜形成、肺出血、小血管栓塞和小灶性肺梗死等。上述改变导致氧的弥散障碍，肺顺应性下降及肺内分流增加，严重影响了血液循环与肺泡间的气体交换，最终导致氧分压顽固性下降，造成体内严重缺氧最后呼吸衰竭[17-18]。

（二）影像方法的选择

1. X 线检查　ARDS 病情危重，变化快，早期诊断可降低死亡率，主要依靠床旁 X 线胸片检查。X 线胸片表现与临床相结合，可观察疾病的动态变化，判断有无胸部合并症及预后。

2. CT 与 MRI 检查　X 线胸片表现与临床结合即可对本病做出正确诊断，一般不采用 CT 和 MRI 检查。CT 检查主要用于鉴别诊断和发现合并感染时出现的空洞、胸腔积液等。

（三）影像学表现

1. X 线表现

（1）发病 12 h 内胸片检查可能无异常改变，也可见肺纹理增多、增粗、模糊。

（2）发病 1 ~ 2 天后，两肺广泛分布网状、斑片状阴影，边缘模糊，肺门影增大、增浓（图 6-5A）。

（3）两肺透亮度减低，两肺内斑片融合及大片状模糊阴影，中下肺外带病变常较重（图 5-5B）。

（4）两肺内广泛分布的片状阴影，两肺野普遍变白，称之为“白肺”，心影轮廓消失（图 5-5B）。

（5）合并感染者可出现肺叶、肺段实变阴影，团块阴影和空洞、脓胸等。

（6）心脏一般正常，一般无间隔线，也无肺血重新分配征象。

（7）发病 7 天后 X 线阴影逐渐吸收消失，少数患者残留两肺纤维化（图 5-5C）。

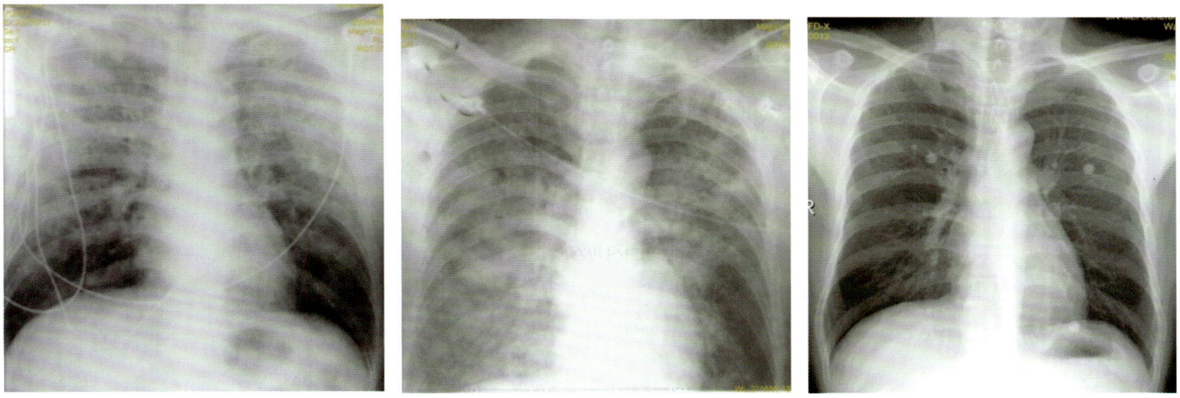

A　B　C

图 5-5　成人呼吸窘迫综合征

【典型病例 5】

男，44 岁，瓦斯爆炸伤害后呼吸急促、发绀，并进行性加重，意识障碍，呼吸频率 42 次 / 分钟以上，化验检查氧分压 5 kPa 一般给氧治疗氧分压不能恢复，呼气末正压通气治疗氧合指数约 150。

A．伤后 13 h DR 胸片示两肺门影增大、增浓，两肺内多发斑点状、斑片状阴影，以中上肺野偏外侧为著。

B．伤后 2 天患者病情危重，复查 DR 胸片示双肺野透亮度减低，两肺内广泛斑片状融合阴影及大片状阴影，右心缘轮廓消失。

C．伤后 1 个月复查 DR 胸片两肺内阴影完全吸收。

2. CT 与 MRI 表现　CT 检查更敏感，表现为双肺内广泛分布的网状、斑点状、片状及毛玻璃样阴影，两侧肺门影增大，病变分布外围肺野较重，或中央性分布而外围病变较轻微。患者病情危重，一般不适宜做 CT、MRI 检查。

（四）诊断要点

1．急性起病，有引起此症的肺爆震伤、吸入性肺损伤等机体严重损伤。

2．临床表现重，呼吸急促、发绀，并进行性加重，呼吸频率一般在 35 次 / 分以上。

3．一般给氧治疗氧分压不能恢复，呼气末正压通气治疗动脉血氧分压 / 吸氧浓度（PaO_2/FiO_2）≤ 26.7 kPa。

4．肺动脉楔压（PaW）≤ 2.4 kPa，无左心房高压的临床证据。

5．X 线胸片示两肺透亮度减低，呈磨玻璃样改变，广泛分布的片状阴影逐步融合扩大成“白肺”，心影轮廓消失。

瓦斯爆炸矿难事故时肺的直接或间接损伤容易导致 ARDS 的发生，临床表现危重，死亡率可达 50% ～ 80%。ARDS 患者胸部 X 线表现多样，无明显特异性。当患者出现与肺部体征不相符的进行性胸闷、气促，动脉血气提示有进行性加重的低氧血症，高流量吸氧不能纠正，结合 X 线胸片表现应考虑到并发肺冲击伤、吸入性肺损伤导致 ARDS 的可能。

第二节　脑部影像学诊断

近年来，随着煤炭工业的迅猛发展及井下作业条件的复杂化，井下瓦斯爆炸呈现逐年上升趋势，对矿工的生命安全造成了极大威胁。目前，国内外对瓦斯爆炸后机体损伤的诊断方面主要依赖临床医生的体格检查及生命体征监测；国内外文献对瓦斯爆炸伤害后机体损伤的影像表现报道较少，影像学检查能够直观反映瓦斯爆炸后机体损伤的病理改变，尤其动态观察能反映病变演变及转归，准确指导临床治疗和评估预后，为矿山急救提供了有效的检查手段。影像学检查包括 X 线摄影、计算机体层摄影（computer tomography，CT）和磁共振成像（magnetic resonance imaging，MRI），三者合理地联合应用能对瓦斯爆炸伤害后中枢神经系统的损伤、胸腹部损伤及全身骨折的诊断提供客观依据，将明显降低矿难伤员的死亡率及致残率，对矿山工伤急救发挥更大的实质性作用。

瓦斯爆炸伤害后的脑部改变主要包括颅脑损伤、缺氧和有毒气体中毒引起的脑部改变、创伤后应激在脑部的改变及乳突的病理改变，这几种表现可以单独出现，也可以同时发生[19-22]。

一、颅脑损伤

1. 概述　颅脑损伤系瓦斯爆炸复合性损伤的一种常见类型，类型较复杂，是由于瓦斯爆炸瞬间产生的高压冲击波作用于人体所致，文献报道矿井瓦斯爆炸时可产生的压力高达 1.0 MPa，爆炸冲击波速度可达 2500 m/s，可造成颅脑的一系列病理改变。其发病率和死亡率都比较高，是临床救治的重点和难点。要准确了解颅内损伤情况，应进行全面的实质性检查，包括 CT 或 MRI，以便确定损伤后引起颅脑的一系列病理性变化。

2. 影像学检查方法的选择　以往单纯颅骨 X 线摄片及脑室造影、脑血管造影等方法逐渐被淘汰。目前，CT 是急性颅脑损伤患者的首选检查方法，对颅骨骨折及颅内出血性病变显示敏感；由于 MRI 软组织分辨率高、多方位成像、无骨伪影及具有功能成像等优势，可以清晰显示 CT 易疏漏的损伤，如非出血性损伤及弥漫性轴索损伤等，故 MRI 是颅脑损伤不可缺少的检查方法，CT 和 MRI 两者应互相补充。

3. 影像学表现　按其损伤部位及性质分为：

（1）颅骨、软组织损伤：主要系颅骨骨折，CT 检查为首选检查，表现为颅骨的连续性中断（图 5-6，图 5-7），MRI 在显示骨折线方面略逊于 CT，但对凹陷性骨折的陷入深度及对脑组织损伤程度的观察优于 CT。骨折线在 T_1、T_2 加权像均表现为直线或曲线样低信号，其周围在 T_1 加权上有边界模糊的更低信号区，T_2 加权呈高信号，代表骨折后骨髓内创伤性水肿、出血、渗出改变。凹陷性骨折往往伴有局部脑组织的损伤。

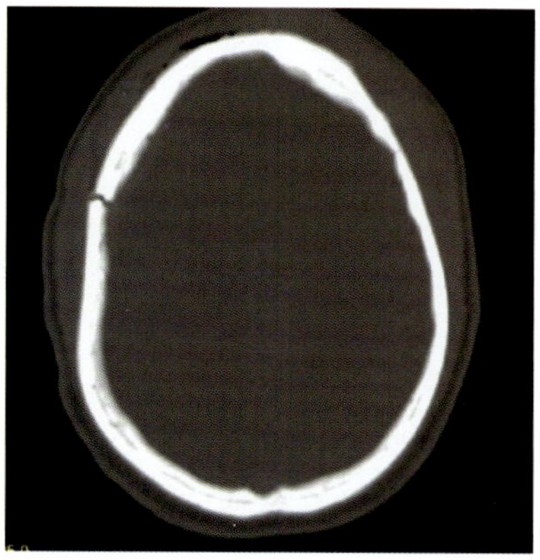

图 5-6　骨窗显示右侧顶骨连续性中断

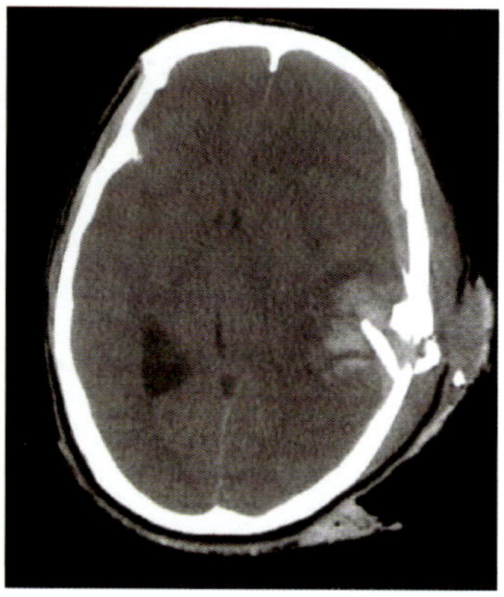

图 5-7　左侧颞骨粉碎性骨折，骨折片陷入颅内，局部脑组织挫裂伤

（2）颅内血肿：包括硬膜下血肿、硬膜外血肿和脑内血肿；硬膜下血肿和硬膜外血肿在 CT 上分别表现为颅骨内板下方的新月形或半月形及双凸透镜状高密度影，与颅骨、脑实质界限清晰，CT 值为 40 ～ 100 Hu，局部脑组织常常受压，出血量大者常伴中线结构移位或小脑扁桃体下疝等（图 5-8，图 5-9）；MRI 上形态学表现与 CT 相似，根据血肿的信号演变规律，血肿急性期表现为等 T_1 短 T_2 信号，亚急性期表现为短 T_1 长 T_2 高信号影，慢性期呈稍短 T_1、长 T_2 信号改变（图 5-10，图 5-11）。脑内血肿的信号演变也遵循上述规律。

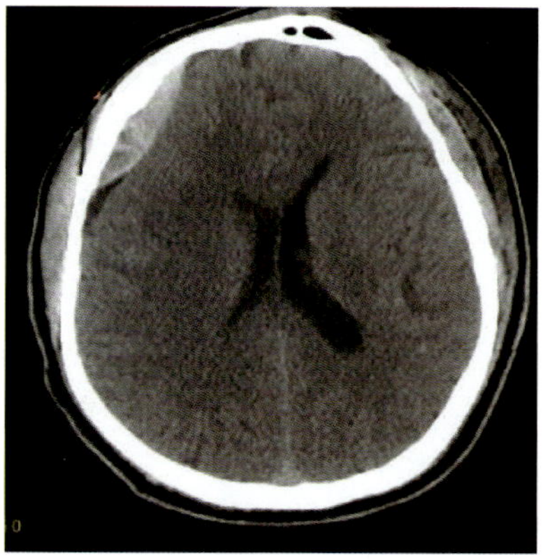

图 5-8　CT 示右侧额骨内板下双凸透镜状高密度（硬膜外血肿）

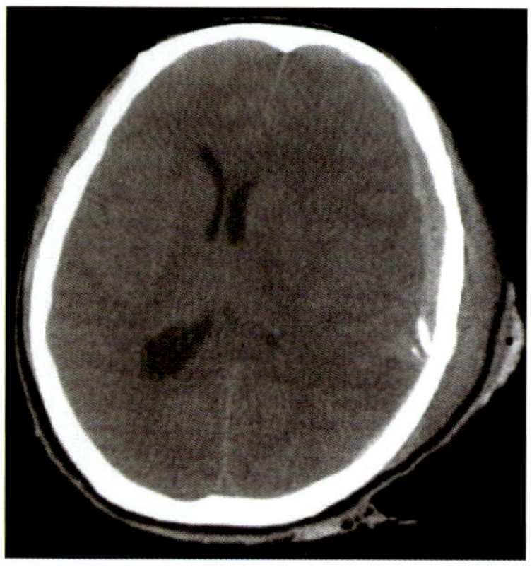

图 5-9　CT 示左侧额颞骨内板下新月形高密度影（硬膜下血肿）

（3）颅内实质性损伤：主要是脑挫裂伤，常因脑组织的变形和剪性应力引起损伤，往往见于不同介质的结构之间，并以挫伤及点状出血为主。CT 能准确反映其病理变化，CT 与 MRI 比较，对于急性脑挫裂伤伴有出血的损伤优于 MRI，表现为脑灰白质对比模糊不清，低密度脑水肿区中出现多

发、散在的点状高密度出血灶（图 5-12）；MRI 对非出血性病变的敏感性高，在评价 CT 阴性而有神经学损害或临床症状与 CT 影像不成比例的患者方面起着重要作用，表现为脑组织内长 T_1 长 T_2 异常信号影，信号往往较混杂，边界不清晰，占位效应显著（图 5-13）。

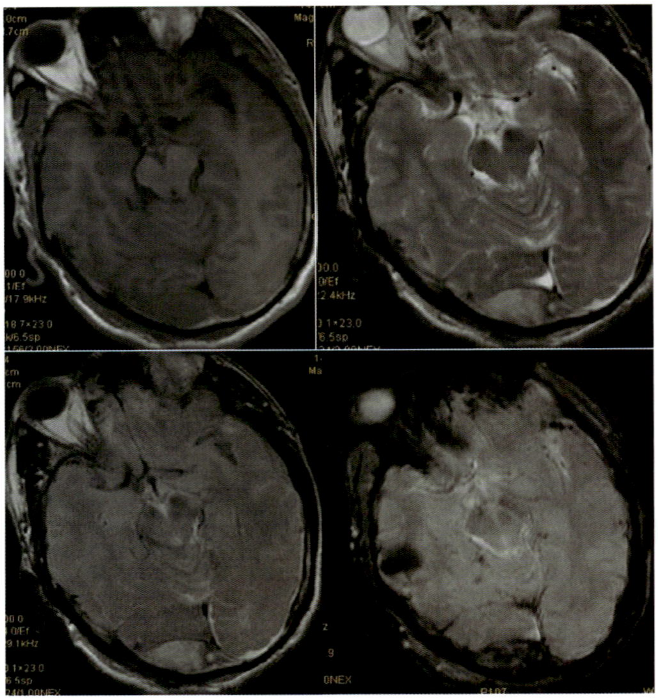

图 5-10　MR 轴位示右侧枕极硬膜外双凸透镜样等 T_1 长 T_2 异常信号影，FLAIR 上呈高信号影，磁敏感加权呈低信号改变

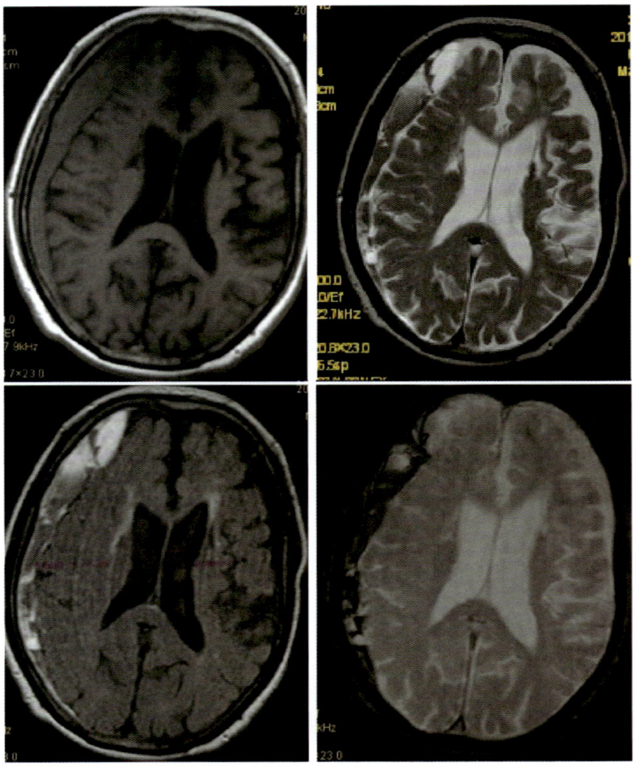

图 5-11　MRI 轴位示右侧大脑半球硬膜下新月形样等、稍短 T_1 混杂 T_2 异常信号影，FLAIR 上呈混杂高信号影，磁敏感加权呈大部低信号改变

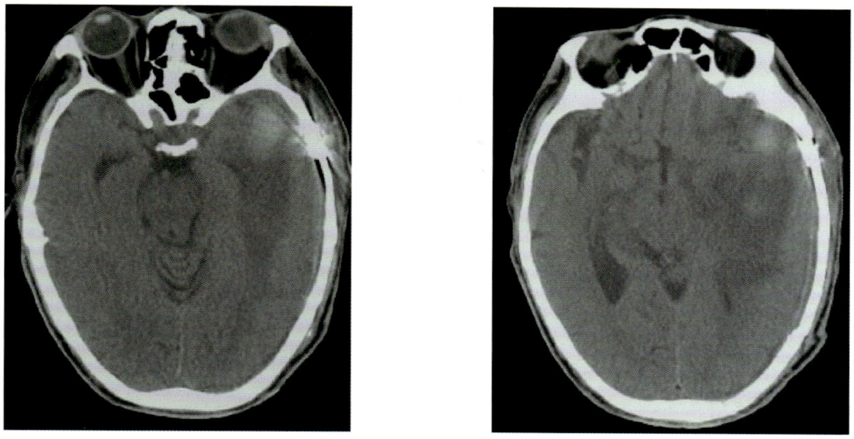

图 5-12　CT 示左侧颞叶脑组织内大片状低密度阴影中夹杂斑片状高密度，占位效应显著，脑干受压变形

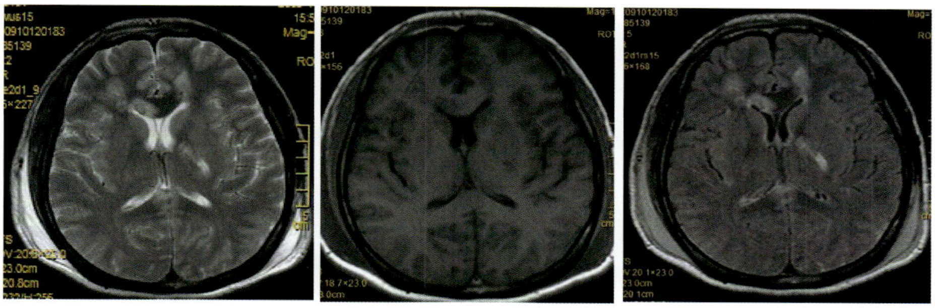

图 5-13　MRI 轴位示两侧脑室前角旁、胼胝体膝部、压部及左侧基底节区长 T_1 长 T_2 异常信号影，FLAIR 呈高信号

二、缺氧及有毒气体对脑部损伤的影像学改变

1. 概述　瓦斯爆炸后缺氧及有毒气体的摄入可以对神经系统造成一系列病理改变，包括大脑皮质、基底节核团、海马及脑干等结构的损伤。

理化性质上，瓦斯是一种混合性易燃有毒刺激性气体，成分复杂，以沼气（CH_4）为主，包括 CO、CO_2、NO_2、NO、乙烯、乙烷、硫化氢等。相对密闭的矿井发生瓦斯爆炸时，消耗了巷道空气中的氧并产生大量低氧混合有毒气体，一般认为主要是 CO，据有关部门测定其浓度可达 0.6%，比允许浓度大 420 倍，导致人体中毒主要是由于 CO 所致。大脑对缺氧最敏感，可诱发脑水肿及脑血循环障碍及神经细胞变性坏死等一系列改变；刘颖菊等发现急性 CO 中毒可引起小鼠大脑皮质、海马、纹状体等部位脑细胞凋亡，凋亡细胞在中毒 3 天后明显增加，5 ～ 7 天达到高峰，14 天后逐渐恢复。目前有关的临床影像学动态表现报道极少。

解剖基础上，海马属于缺氧后极易受损的脑区，海马由终末动脉供血，海马的改变几乎在各种缺氧时均出现且是最典型的，其发生原因虽较肯定，但其发生机制尚不太清楚。由于海马区对缺氧比较敏感，缺氧缺血后表现为 T_2WI 信号明显增高，T_1WI 信号较低，结构显示模糊，轮廓界限不清；赵瑞峰等[23]利用 MRI 研究的一组瓦斯爆炸后 49 例幸存者脑部的 MR 影像表现显示，33 例海马急性期显示肿胀，边界模糊，呈稍长 T_1、稍长或长 T_2 信号，其中 7 例于 DWI 上呈异常高信号，ADC 图呈低信号改变，与文献报道一致，显示了低氧混合有毒气体参与了海马的发病过程。2 个月复查时病变海马大部分恢复正常信号或遗留稍长 T_2 信号，少部分合并有侧脑室颞角的轻微扩大，6 个月及 1

年复查时海马异常信号均消失，说明海马虽然极容易受到缺氧的影响，但缺氧所致病变恢复的可能性却很大。苍白球也是缺氧敏感部位之一，可能与苍白球由终末血管供血、血管细长、易于缺氧后发生局部脑缺血、水肿及继发局部血流动力学障碍有关。MRI 表现为单侧或双侧苍白球不规则或类圆形长 T_1 长 T_2 异常信号改变，DWI 呈异常高信号，ADC 图上呈低信号，以后病变范围均缩小且呈软化灶改变，与文献报道一致；苍白球最终出现软化灶的比例较大，可能与终末血管供血有较大关系。

2. 影像学检查方法的选择及其表现 在瓦斯爆炸后的混合低氧有毒气体对脑实质的早期损害引起的微观病理变化显示方面，CT 检查敏感性较低，检出率低，典型表现为脑实质内出现低密度影，尤以基底节区和大脑白质最为常见，这与该处血管较少、血液供应相对不足有关，而脑组织轻微水肿引起的密度改变肉眼不足以分辨，CT 无法检出病变，难以全面判断脑部损伤的范围和程度，从而出现影像学表现与临床症状不匹配的现象，对临床治疗和预后判断产生不利影响。而 MRI 早期就可以很敏感地检出脑组织的水肿，表现为大脑皮质、基底节区、脑干及海马等区片状或脑回状稍长 T_1 稍长 T_2 异常信号改变，并且 MRI 扩散加权成像（diffusion-weighted imaging，DWI）可以显示水分子的布朗运动，对水分子的扩散受限与否能宏观地显示出来，是检出脑水肿最敏感的方法，较常规 MRI 检查更能显示病变（图 5-14，图 5-15，图 5-16，图 5-17）。MRI 检查应作为瓦斯爆炸后幸存者脑部检查的首选。

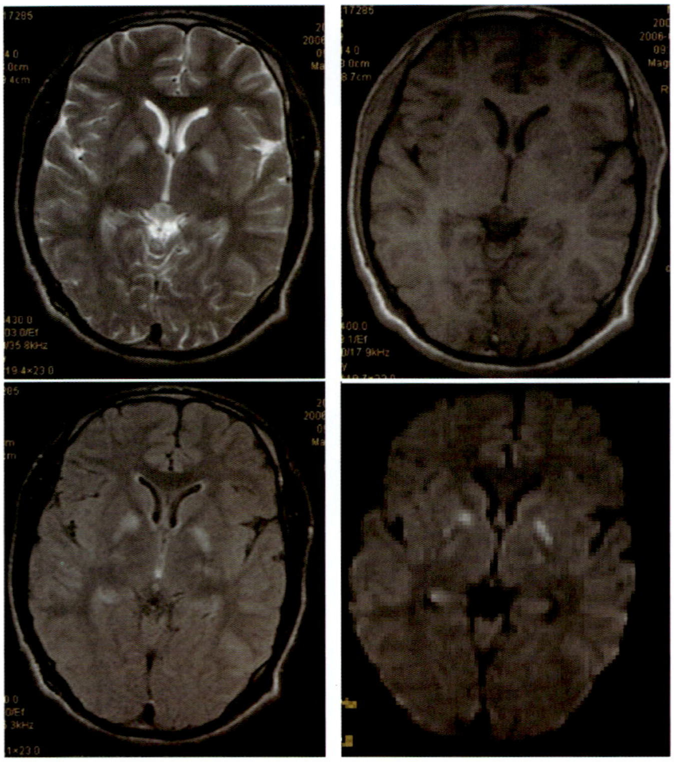

图 5-14 MRI 轴位示两侧苍白球区可见对称性不规则片状长 T_1 长 T_2 信号影，FLAIR 及 DWI 均呈高信号影

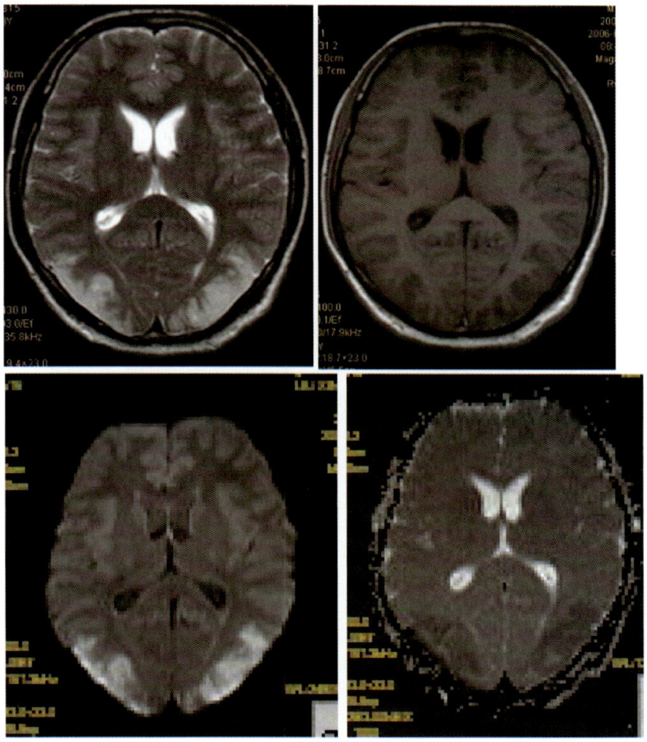

图 5-15　MRI 轴位示两侧枕叶皮质及部分皮质下实质可见脑回样长 T_1 长 T_2 信号影，DWI 呈高信号影，ADC 图呈低信号

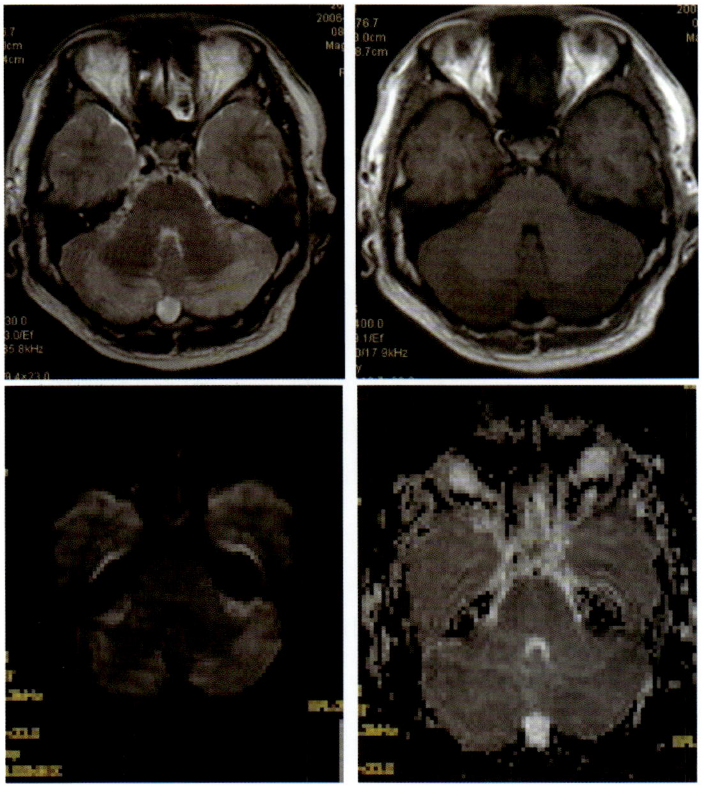

图 5-16　MRI 轴位示两侧小脑半球可见脑回样长 T_1 长 T_2 应异常信号影，DWI 呈高信号影，ADC 图呈低信号

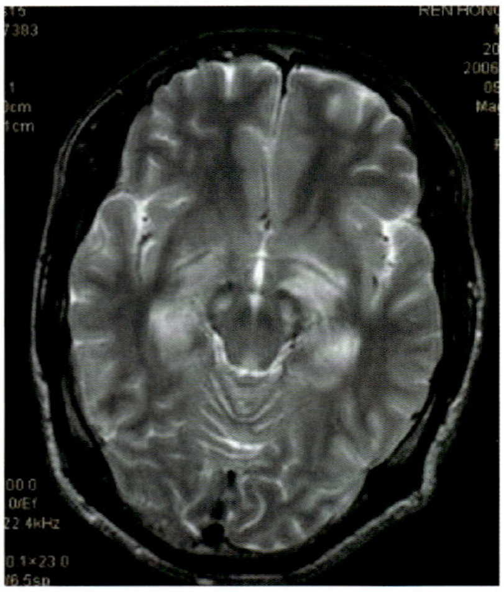

图 5-17 轴位 T_2WI 示两侧大脑脚及海马区对称性片状长 T_2 异常信号影，边界欠清晰

三、瓦斯爆炸创伤应激反应对脑部刺激的影像学改变

1. 概述 创伤后应激障碍（post-traumatic stress disorder，PTSD）是指对创伤等严重应激因素的一种异常的精神反应。它是一种延迟性、持续性的心身疾病，是由于受到异乎寻常的威胁性、灾难性心理创伤，导致延迟出现和长期持续的心理障碍。矿难事故会使幸存者产生不同程度的精神心理损害，特别是瓦斯爆炸伤害后更容易发生，矿工经历了矿难事件后，会在接下来几天或几周内表现出一些 PTSD 的症状。影像学检查可以清晰地显示其脑部靶器官海马区的异常信号改变，动态观察还可以跟踪其演变规律。PTSD 发病机制复杂，是多种因素参与的结果。海马是一个中颞叶结构，属于古皮质，是边缘系统的重要组成部分。在哺乳类动物，脑内海马是皮质激素受体密度最高的结构之一，也是应激激素作用的靶器官。大量动物实验研究显示，应激和应激激素（如糖皮质激素）可导致海马神经元树突形态学改变和抑制神经的发生，加速海马神经细胞的死亡，进而广泛影响认知和学习过程，损害海马依赖性的记忆[24]。赵瑞峰等[23]分别测量了 1 ~ 3 天及 2 个月时患者两侧海马的扩散加权成像 ADC 值，将患者按照 PTSD 和非 PTSD 分组后进行统计学分析，结果显示 1 ~ 3 天时海马的 ADC 值在 PTSD 与非 PTSD 之间差异无统计学意义，2 个月时左侧海马的 ADC 值在两组之间差异仍无统计学意义，但右侧海马 ADC 值在两组之间的差异却有显著统计学意义，可能与左、右侧海马对应激的敏感性不同有关，PTSD 的发生可能与右侧海马的损害相关。

2. 影像学检查方法的选择及影像学表现 CT 由于软组织分辨率较低，对海马轻微含水量的增加显示不理想，常常显示为正常，不能有效地检出病变。MRI 仍然是最佳的影像学检查手段。急性期 MRI 表现为单侧或两侧海马略肿胀，呈稍长 T_1、稍长或长 T_2 信号改变，边界欠清晰，DWI 呈高信号，在 ADC 图上呈低信号；慢性期复查：海马区异常信号会逐渐消失而恢复正常，部分患者海马体积呈现轻度萎缩改变，伴有侧脑室颞角的轻微扩大（图 5-18）。

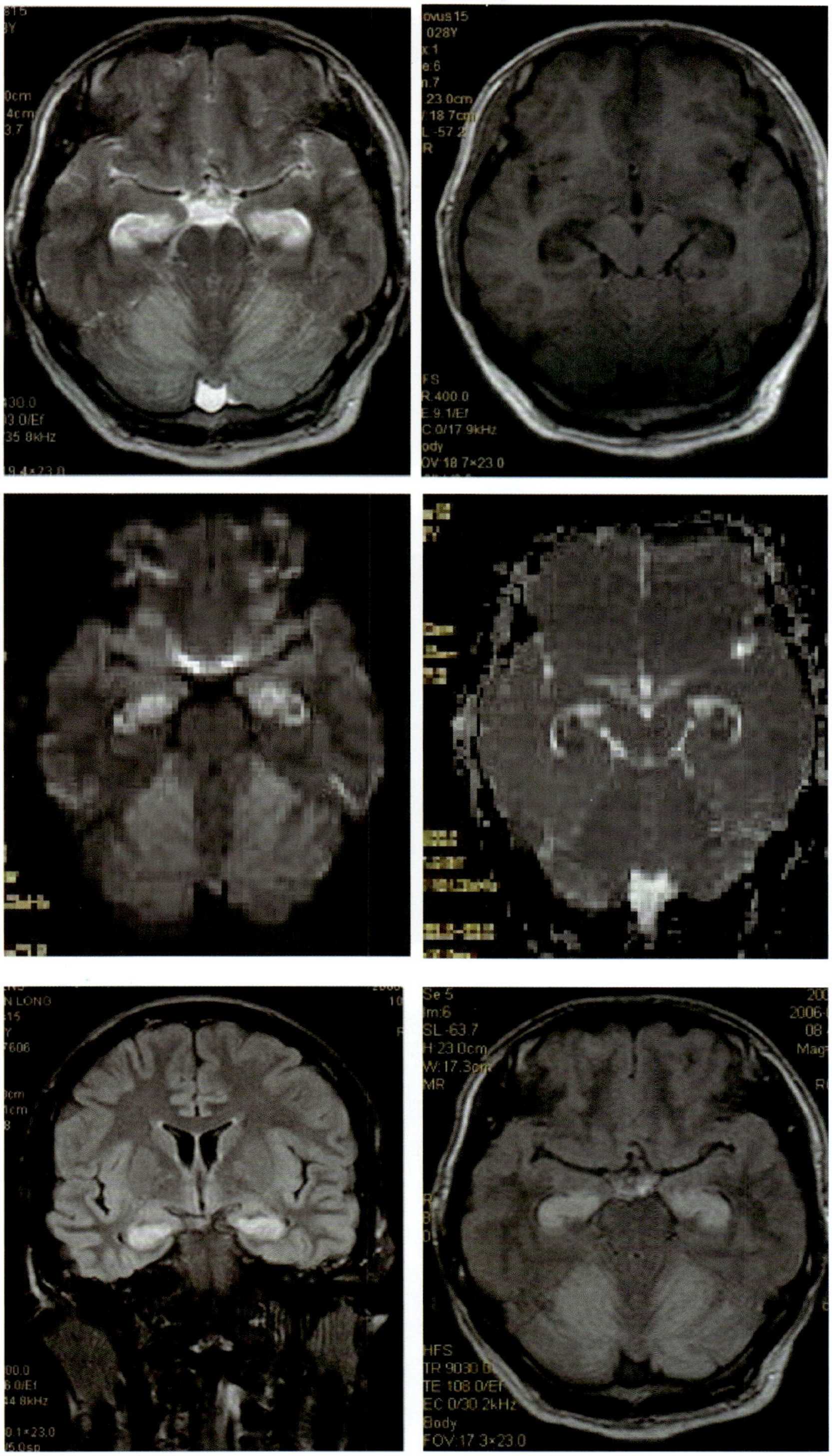

图 5-18　横轴面 T_2WI、T_1WI 显示两侧海马及小脑皮质长 T_1 长 T_2 异常信号，DWI 呈异常高信号，ADC 图显示两双侧海马及小脑皮质明显异常低信号；冠状面及轴位 FLAIR T_2WI 显示两侧海马长 T_2 异常高信号

四、瓦斯爆炸伤害后乳突的影像学表现

1．**概述**　瓦斯爆炸的第一致伤因素是强大的冲击波，可使全身多脏器发生严重的冲击伤，冲击

波和强噪音可使所有患者两耳鼓膜穿孔、听小骨断裂或脱位及内耳毛细胞损伤，从而造成严重听力障碍。还有瓦斯爆炸时产生的大量有害气体，其中最主要的一氧化碳可致中毒性脑病，分析其原因可能是瓦斯爆炸后产生大量有害气体（主要是一氧化碳）引发一氧化碳中毒性脑病，导致乳突炎。一氧化碳中毒性脑病引发乳突炎的机制，文献没有报道，我们分析其原因主要是一氧化碳中毒引起脑组织缺氧，缺氧引起微循环改变，导致乳突淋巴液渗出，引发乳突炎。上述因素共同导致了乳突在影像学上的渗出性改变。笔者回顾性地对华北理工大学附属医院 MR 室近两年来一氧化碳中毒性脑病 11 例患者的影像学资料进行了总结分析，其中并发乳突炎的有 8 例，占 72.7%，这一影像学改变也证实了一氧化碳中毒性脑病可以引发乳突的渗出性改变。

2. 影像学表现 将瓦斯爆炸伤害后乳突的这种渗出性改变称为乳突炎，其 MRI 表现为两侧或单侧乳突区蜂窝状稍长、等 T_1 长 T_2 异常信号改变，信号不均匀，边界不清晰（图 5-19）；并依据其发生速度的快慢分为速发型和迟发型，速发型指瓦斯发生后 3 天内发生的乳突炎，迟发型是指瓦斯爆炸发生 3 天后发生的乳突炎。

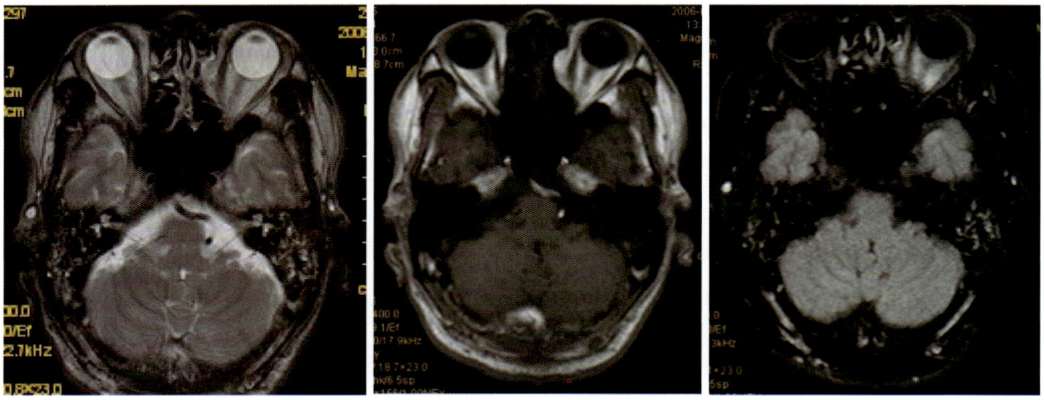

图 5-19 MRI 轴位示双侧乳突区蜂窝状等 T_1 长 T_2 异常信号影

第三节 脊柱影像学诊断

一、概述

瓦斯爆炸伤害是典型的复合型损伤，爆炸时瞬间产生的高压气浪可以将人抛出很远，从而造成人体损伤。此类伤情严重复杂，多发伤、复合伤较多，并发症多，其中脊柱损伤常成批发生。脊柱损伤可分为脊椎损伤、脊髓损伤和脊神经损伤。由于受伤方式不同，所致暴力大小和方向也不同，可产生不同程度的骨折和脱位。部分损伤改变脊柱的稳定性，产生不同程度的脊髓损伤，甚至立即死亡。如何做到早期发现并准确诊断损伤程度，对临床治疗和预后估计极其重要[25-26]。

二、影像学检查手段的选择

X 线检查常规摄脊柱正侧位，必要时照斜位，X 线片基本可确定骨折部位及类型。CT 检查有利于判定移位骨折块侵犯椎管程度以及发现突入椎管的骨块或椎间盘。MRI 检查对骨折本身的作用不大，对判定脊髓损伤状况极有价值，可显示椎体的脱臼，椎体变形以及椎管狭窄的程度，脊髓损伤早期的水肿、出血，并可显示脊髓损伤的各种病理变化，包括脊髓受压、脊髓横断、脊髓不完全性损伤、脊髓萎缩或囊性变等。X线摄影及CT检查对骨挫伤的检查有着很大的局限性，MRI却有着巨大的优势，可以发现X线平片和CT未能发现的骨挫伤和骨水肿的范围。

三、影像学表现

1. 骨挫伤

（1）概述：骨挫伤是指直接或间接外力创伤引起的骨松质内的局限性水肿和出血，而没有发生骨皮质的断裂与移位。其是一种隐匿性骨损伤，基本病理变化是骨髓的水肿或出血，相应的软骨和骨皮质正常。早期骨髓组织的水肿机制可能与骨髓细胞外间质水含量增多及局部灌注量增多有关，之后骨髓腔内局部骨小梁断裂，相互嵌顿，骨髓腔内小血管的损伤引起局部充血水肿。由于没有骨皮质的断裂与移位，很容易被临床医师忽视。而普通X线及CT等影像学检查对于骨挫伤的诊断价值都很有限，在MRI没有广泛地应用于临床之前，影像科医师对骨挫伤的认识也很模糊。MRI尤其对骨髓改变具有极高的敏感性，是目前诊断骨挫伤最好的无创检查方法，是完善骨创伤影像学检查必不可少的手段（图5-20）。MRI的应用为骨挫伤提供了可靠的检查方法，能够为患者的康复治疗提供足够的影像诊断信息。经影像检查确诊后，临床上常不需要特殊处理。

（2）影像学表现：X线与CT检查结果均无任何异常表现；急性期MRI表现为骨质内斑片状稍长T_1、稍长T_2信号影，准T_2及脂肪抑制上也显示高信号，信号欠均匀，提示骨髓水肿或出血，但看不到骨折线，椎体形态无改变。如在T_1、T_2上均显示低信号区，则提示有骨小梁骨折，其周围可伴有高信号影改变，边界不清晰；几个月后骨质异常信号恢复正常，有时可见稍短T_1、等长T_2脂质沉积征象。MRI对骨折的显示不如X线和CT，但可清晰显示脊髓损伤与否，可以显示脊髓的水肿、出血及椎体骨挫伤等征象。

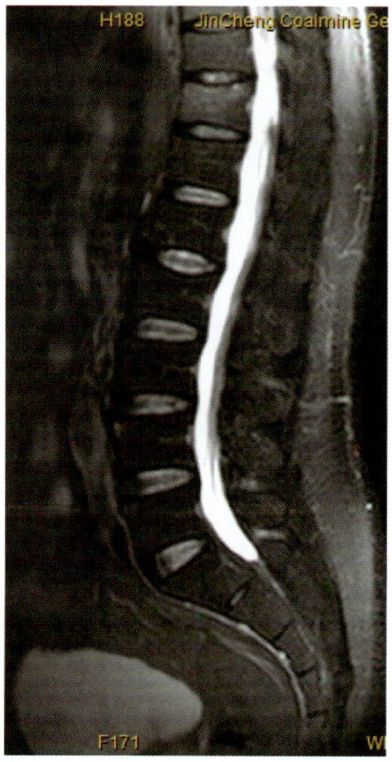

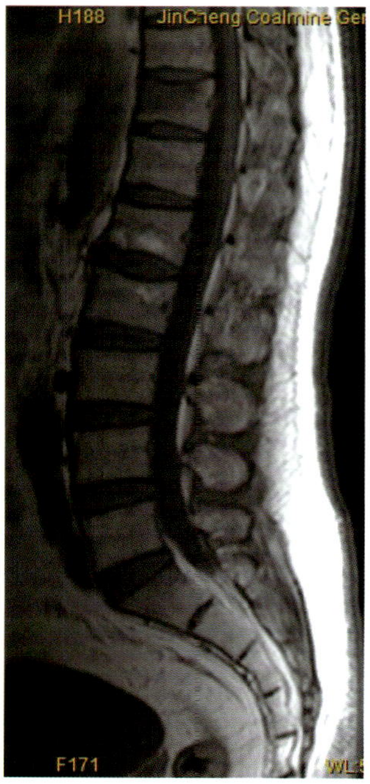

图5-20　矢状位T_1WI、T_2WI示胸11椎体内骨质呈片状稍长T_1稍长T_2信号影，椎体形态正常

总之，骨挫伤的诊断越来越受到临床科室的重视，而MRI检查是最重要的无创检查方法，应该作为骨挫伤的首选检查。

2. 骨折

（1）概述：脊柱骨折包括压缩性骨折和爆裂性骨折。压缩性骨折是指以椎体纵向高度被“压扁”为主要表现的一种脊柱骨折 ，也是脊柱骨折中最多见的一种类型，临床症状较轻，预后较好；爆裂性骨折属于不稳定骨折，骨折碎片容易侵入椎管内造成脊髓损伤，此型比较少见。X线、CT及MRI三者联合应用、互为补充，能对骨折情况做出全面的判断，为临床提供有价值的影像信息。

（2）影像学表现：X线平片检查是脊柱外伤不可缺少的重要检查方法，不仅能确定是否有骨折，还能明确骨折局部的病理改变和类型，如压缩程度及脱位等，明显的压缩骨折在正位X线上显示椎体上部塌陷，其上缘有折断和下凹现象，两侧或一侧边缘骨皮质也可有内凹折断等征象，多见楔形变（图5-21）。CT除能显示X线上的病理改变外，还能清楚观察到骨折块对椎管的压迫，并能很好地显示附件的微小骨折。MRI对骨折的显示不如X线和CT，其可清晰显示脊髓损伤与否，可以显示脊髓的水肿、出血及椎体骨改变等征象（图5-22）。

3. 脊髓损伤

（1）概述：脊髓损伤是指由于外界直接或间接因素导致脊髓损伤，在损害的相应节段出现各种运动、感觉和括约肌功能障碍，肌张力异常及病理反射等的相应改变。严重的脊柱椎体损伤大多属于不稳定损伤，常合并骨折块的移位或椎间盘的突出等，造成对硬膜囊和脊髓的压迫，脊髓损伤的程度和临床表现取决于原发性损伤的部位和性质。病理上按损伤的轻重可分为脊髓震荡、脊髓挫裂伤、脊髓压迫或横断、椎管内血肿。对于严重损伤的脊髓，没有根本性治疗方法，现在的治疗是使压迫和继发损害不再进一步发展。

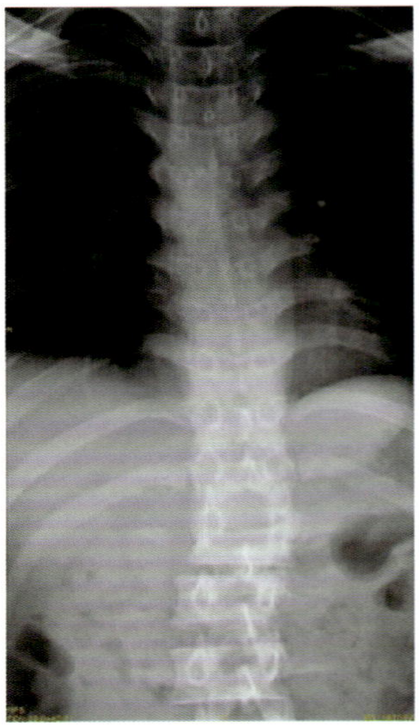

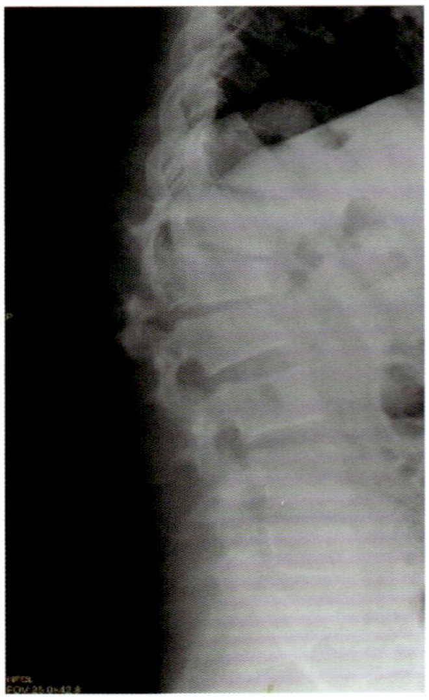

图5-21 X线片示腰1、2椎体楔形变，局部呈后凸改变

（2）影像学表现：CT可以显示脊髓的肿胀、增粗，伴有出血时可见散在混杂高密度影，但不能显示没有出血的脊髓水肿及损伤。MRI可以很敏感地检出脊髓的水肿改变，一般损伤轻微时只有水肿，表现为T_1WI呈等或略低信号，T_2WI呈高信号影。与脑挫伤一样，脊髓损伤急性期水肿、出血和肿胀常混合存在，血肿存在时表现为T_2WI和准T_2WI上散在低信号影，其周围多有大面积的水肿，预后差。慢性期可以软化，同时伴有脊髓的萎缩、变细（图5-23）。

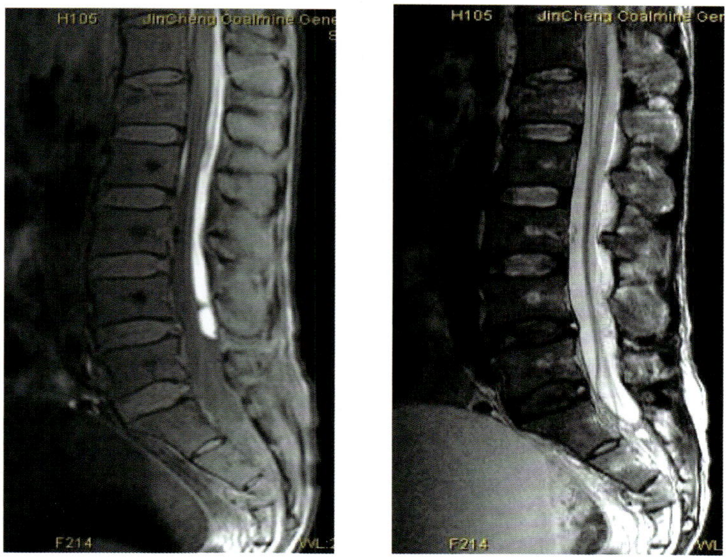

图 5-22　矢状位 T_1WI、T_2WI 示腰 1 椎体上缘骨折征象，周围骨质信号呈长 T_1 长 T_2 改变，同时胸腰段硬膜外可见纵长条形短 T_1 长 T_2 血肿信号影

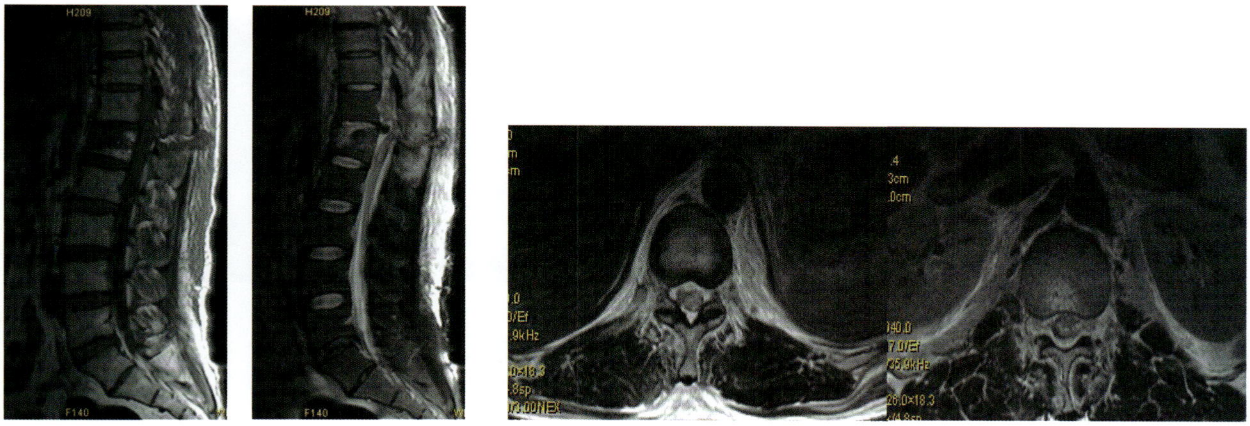

图 5-23　矢状位 T_1WI、T_2WI 及横断位 T_2WI 示腰 1 椎体前上缘凹陷性改变，骨质呈斑片状长 T_1 长 T2 异常信号影，信号混杂；胸 12 腰 1 椎间盘向后突出，脊髓受压，同水平髓内可见等 T_1 长 T_2 异常信号影

第四节　腹部脏器损伤影像学诊断

一、概述

井下瓦斯爆炸事故发生时，密闭的空间内各种致伤因子向四周急速冲击，可以使得人体和物体位移、抛掷而造成继发性损伤。除了常见的肺爆震损伤、鼓膜爆震损伤外，腹部损伤常同时合并，冲击波作用于腹部后，肝、脾等实质性脏器可发生包膜下血肿、破裂等，胃肠空腔脏器常出现浆膜面和黏膜层出血、撕裂等。外轻内重，伤情发展迅速，腹部症状较隐蔽，因此也容易被临床医生忽

视，不及时治疗往往致命，是非现场死亡的重要原因。发现可疑有腹内脏器损伤的伤者，应严格检查，腹腔穿刺最简便易行，可以在多部位穿刺，如抽出不凝血，可以确诊有内出血、抽出混浊血性液，应考虑有空腔脏器损伤。以往对损伤情况难以估计，也难以明确哪一脏器损伤，死亡率较高，CT 和 MRI 扫描不仅能明确损伤的部位，还能显示损伤的程度及损伤的范围以及附近的骨骼情况，更能显示腹腔是否出血并判断出血量，对临床治疗方案提供依据，这样明显减少了不必要的手术治疗和术后并发症。肝、脾及双肾是腹部脏器损伤最常见的发病部位[27-29]。

二、影像学表现

X 线摄影在腹部脏器损伤的作用不大；肝、脾、肾等脏器挫裂伤表现为实质的水肿、出血、坏死或胆汁外渗等，在 CT 平扫呈形态不规则的混杂密度影或以低密度为主；MR 上 T_1WI 和 T_2WI 上为混杂信号，用脂肪抑制后短 T_1 高信号无变化。急性期血肿在 CT 上呈高信号影，T_1 低信号、T_2 高信号（图 5-24，图 5-25，图 5-26）。总之，CT 和 MRI 扫描可以直观地发现实质脏器的挫裂伤范围和程度的改变。

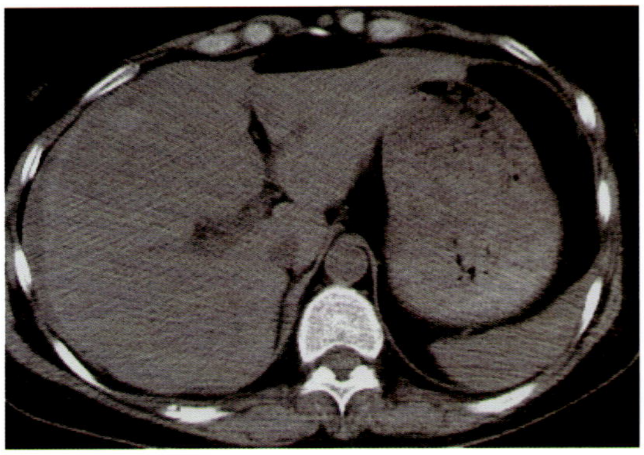

A

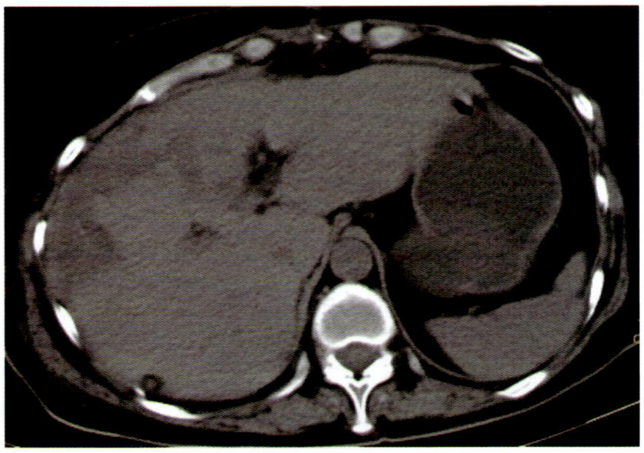

B

图 5-24 A、B．肝损伤患者，急性期 CT 示肝左叶内侧段混杂密度影，肝周可见血肿密度影；复查示肝左叶内侧段与肝右叶实质内不规则低密度影

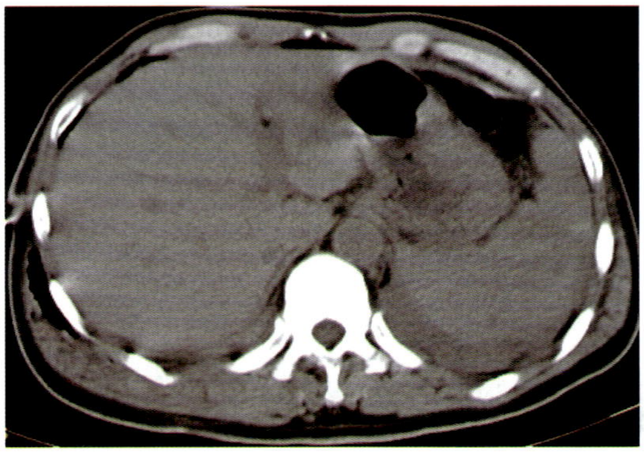

图 5-25 急性期 CT 示脾实质内混杂低密度影，脾周可见新月形低密度影

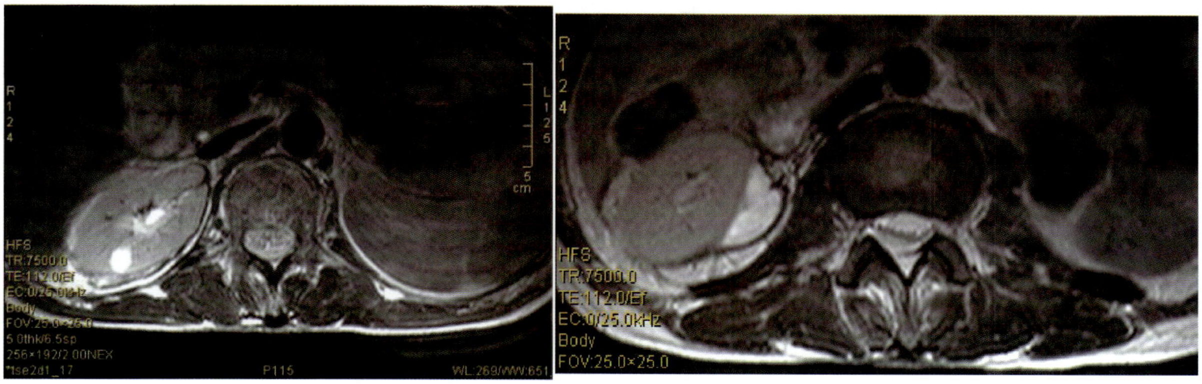

A　　　　B

图 5-26　A、B. 轴位 T_2WI 示右侧肾实质信号增高、混杂，包膜下可见长 T_2 信号影

第五节　挤压综合征影像学诊断

一、概述

挤压综合征也叫创伤性横纹肌溶解症，为四肢或躯干遭受重物长时间挤压，在挤压解除后出现的一系列与骨骼肌坏死相关的损害效应，包括肢体肿胀、肌红蛋白尿、高血钾和急性肾损伤等。瓦斯爆炸伤害后挤压综合征常见。肢体挤压伤后，出现低血容量休克使周围血管收缩，肾表现为缺血，肾血流量和肾小球滤过减少，肾小管主要依靠肾小球出球动脉供血，肾小球动脉收缩，可加重肾小管缺血程度，甚至坏死。休克时 5- 羟色胺、肾素增多，可加重肾小管的损害。肌肉组织坏死后释放的大量肌红蛋白需肾小管滤过，在酸中毒、酸性尿情况下可沉积于肾小管，形成肌红蛋白管型，加重肾损害程度，终至发生急性肾衰竭。临床表现为局部主要体征是受伤肢体严重肿胀，全身表现为：①休克；②肌红蛋白尿；③高钾血症。影像学的应用为临床提供了客观的影像信息（图 5-27，图 5-28）。

二、影像学表现

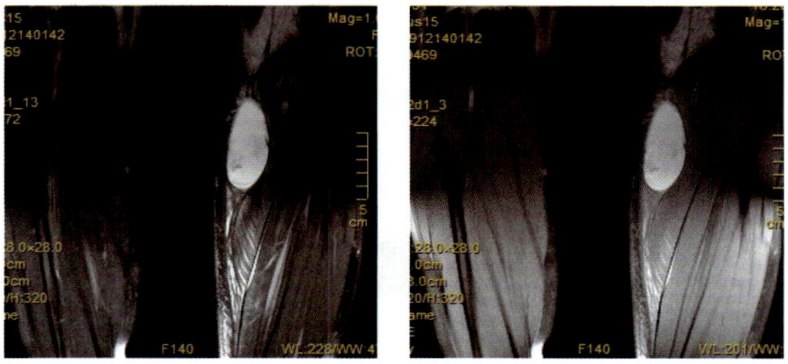

A　　　　B

图 5-27　A ~ D. MR 冠状位、横断位 T_2WI 及 T_1WI 示左侧下肢比目鱼肌及腓肠肌肿胀，信号呈等 T_1 长 T_2 改变，信号混杂，中间可见椭圆形短 T_1 长 T_2 血肿高信号，肌间隙模糊

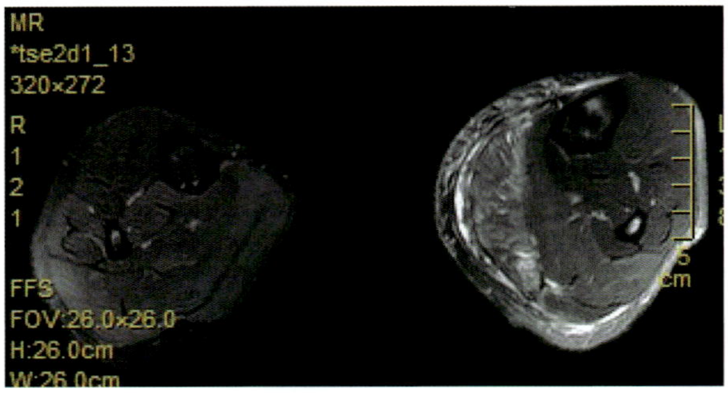

C

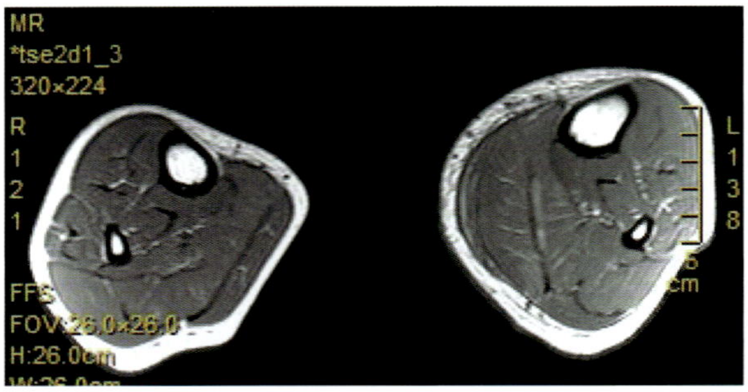

D

图 5-27（续） A ~ D．MR 冠状位、横断位 T_2WI 及 T_1WI 示左侧下肢比目鱼肌及腓肠肌肿胀，信号呈等 T_1 长 T_2 改变，信号混杂，中间可见椭圆形短 T_1 长 T_2 血肿高信号，肌间隙模糊

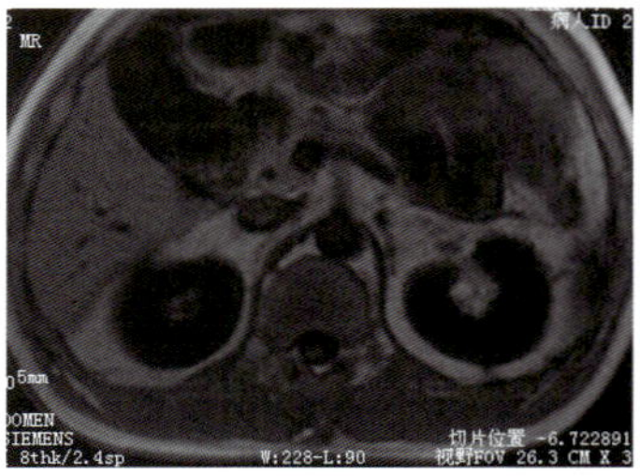

A

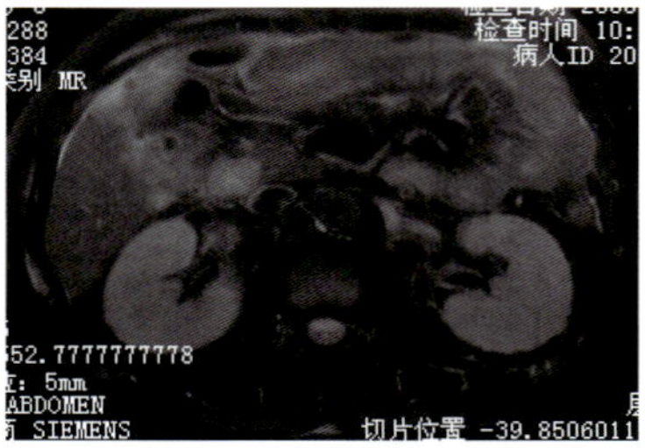

B

图 5-28 A、B．上述同一病例临床诊断肾功能不全，MR 横断位 T_2WI 及 T_1WI 示双侧肾体积增大，皮髓质分辨消失、不清，整个实质呈弥漫性长 T_1 长 T_2 异常信号影

（张惠英　宫凤玲）

参考文献

[1] 周燕发．胸部 X 线、CT、MRI 诊断学．北京：科学出版社，2000，429-433.

[2] 黄国雨，黄建国，晏鹰等．烧伤合并肺爆震伤早期气管切开 12 例．中华烧伤杂志，2005，21（8）：305.

[3] 陈粹，邬薇薇，胡锡浩，等．烧伤复合肺爆震伤（附 19 例报告）．现代实用医学杂志，2002，11（7）：

372-374.
[4] 段维勋，侯晓彬，张金洲．爆炸性胸部创伤伤情特点分析．中国急救医学，2004，24（4）：258-260.
[5] 王建民，王正国，朱佩芳等．爆炸冲击波对肺微血管通透性影响的研究．中国急救医学，2001，21（10）：568-570.
[6] 钟代星，程庆书，朱常亮等．爆轰塔内胸部爆震伤模型建立及初期病理生理改变．第四军医大学学报，2008，29（19）：1749-1752.
[7] 赵凤德，孙伟，韩明锋等．火药爆炸特重度烧伤合并肺冲击伤、吸入性肺损伤临床诊治的初步探讨．安徽医学，2007，28（6）：504-505.
[8] 王恒仁，李永，任千里．创伤性湿肺的X线诊断分析．工企医刊，2002，15（2）：10-11.
[9] 荣独山．X线诊断学（胸部）．上海：上海科学技术出版社，1993：154-156.
[10] 李海学，延晋峰，董志红等．火药燃烧致群体一氧化碳中毒的影像学表现及分析．中国中西医结合影像学杂志，2008，6（5）：341-343.
[11] 阳纯兵，游贵方，罗新中等．火药爆炸致吸入性损伤108例分析．中国现代医学杂志，2002，12（4）：69-70.
[12] 陈新晖，张廷，葛昊等．瓦斯爆炸吸入性损伤的影像学随访研究．中华劳动卫生职业病杂志，2006，24（11）：690-691.
[13] 杨宗城．吸入性损伤研究进展．中华烧伤杂志，2000，16：137-140.
[14] 李文军，杨晓东，张宏等．吸入性损伤的病因机制与临床特点．实用医药杂志，2004，21：70-71.
[15] 张廷．CR系统在吸入性损伤床旁X线摄影中的应用价值．中华劳动卫生职业病杂志，2006，24（8）：512.
[16] 张廷，陈新晖，葛昊等．瓦斯燃烧吸入性肺损伤的影像与临床分析．实用放射学杂志，2006，22（4）：496-497.
[17] 刘林洪，孟伟正，李嵩岳等．瓦斯爆炸烧伤并发成人呼吸窘迫综合征17例临床分析．郑州大学学报，2007，42（7）：803-804.
[18] 王肖蓉，董莉．煤矿瓦斯爆炸伤的急救．河南医学信息，2003，24：20.
[19] 闫立民，董季平，宁文德．一氧化碳中毒脑损伤的CT、MRI研究．实用放射学杂志，2003，19：681-684.
[20] Hull AM. Neuroimaging findings in post-traumatic stress disorder. Systematic review. Br J Psychiatry，2002，181：102-110.
[21] 李则宣，李凌江．创伤后应激障碍的生物学机制研究．中华精神科杂志，2003，36：254-256.
[22] McFarlane AC，Yehuda R，Clark CR. Biologic models of traumatic memories and post-traumatic stress disorder. The role of neural networks. Psychiatr Clin North Am，2002，25：253-270.
[23] 赵瑞峰，晋记龙．瓦斯爆炸有毒气体中毒后脑部MRI表现及其与创伤后应激障碍的相关性研究．中华放射学杂志，2008：12.
[24] 杨波，周义成，夏军等．创伤后应激障碍的海马容积和氢质子波谱研究．中华放射学杂志，2006，40：36-40.
[25] Ahovuo JA，Kiuru MJ，Kinnunen JJ et al. MR imaging of fatigue stress injuries to bones：intra and interobserver agreement. Magn Reson Imaging，2002，20（2）：401-406.
[26] 曹庆选，李文华，王倩等．膝关节骨挫伤的比较影像学．中国中西医结合影像学杂志，2006，4（4）：263-267.

[27] 徐文坚，Sebastian lange．泌尿系统影像诊断学．北京：人民卫生出版社，2003：220-239.
[28] 叶慧义，李树峰等．实用腹部综合影像诊断学（胆道、胰腺、脾脏、腹膜腔和胃肠道分册）．北京：人民军医出版社，2006：192.
[29] 叶慧义，李树峰等．实用腹部综合影像诊断学（肝脏分册）．北京：人民军医出版社，2004，130-132.

第六章

高压氧在瓦斯爆炸伤害救治中的应用

第一节 概 述

一、高压氧——绿色治疗新概念

高压氧（hyperbaric oxygen，HBO）疗法是一种物理疗法，即将患者放置在加压舱内，在比大气压高的气压环境下吸入高浓度的氧，利用增加血液中的溶解氧量来达到改善症状和治疗疾病的目的。高压氧治疗被称为绿色治疗新概念。

正常情况下，人把氧气吸入肺中，再由血中的红细胞将氧气运至全身各部。通常一个人每 100 ml 动脉血有 15 g 血红蛋白，实验发现每 1 克血红蛋白可以携带 1.34 ml 的氧，这时每 100 ml 动脉血就可以携氧 20.1 ml（15 × 1.34）。当所有血红蛋白都携带氧后，再吸入更多的氧，因为饱和的关系，也无济于事。这时如果患者仍然缺氧怎么办呢？可以用增加血中物理溶解氧的方法解决患者缺氧问题。怎样才能增加血中的溶解氧呢？已知气体在液体中的溶解度随着压力的升高而增加，在高压下（高压氧舱中）吸氧，就可以使患者血中氧的溶解含量明显增加。这就是开发利用高压氧治疗疾病的理论基础。

自从 1662 年文献记载高气压治疗疾病以来，现如今已经发展成了一门有独特医疗效果和发展前途的学科——高压氧医学，是临床医学中的一门新兴学科。近十年来进展很快，国内外已广泛用于临床并取得了显著疗效。特别是高压氧在一氧化碳等有害气体中毒、脑外科手术后及气性坏疽中的医疗作用，目前还没有其他方法可以代替。总的来说，可以采用高压氧治疗的疾病和损伤有 60 种以上，如急性中毒所致的缺氧性损害、急性缺血性疾病（包括出血性休克）、脑梗死、脑水肿、眼底动脉栓塞、脑血栓形成、急性颅脑损伤、脑外伤综合征、过敏性脊髓炎、多发性硬化、帕金森病、脑炎及脑炎后遗症、电击伤、窒息、麻醉意外、挤压伤、过敏性休克、心脏病、猝死心肺复苏后所引起的急性脑缺氧、血栓性闭塞性脉管炎、周围血管病（图 6-1）、冠心病、股骨头无菌性坏死、糖尿病足（图 6-2）、突发性耳聋、烧伤、断肢再植、植皮、创伤愈合、蝮蛇咬伤、感染性疾病（顽固性脊髓炎、气性坏疽、破伤风、颌面部蜂窝织炎）、先兆流产和妊娠中毒症等。

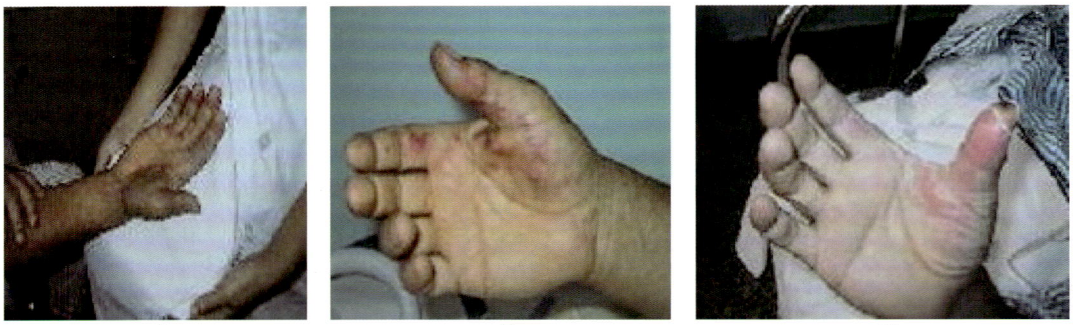

A　　B　　C

图 6-1　高压氧治疗周围血管病

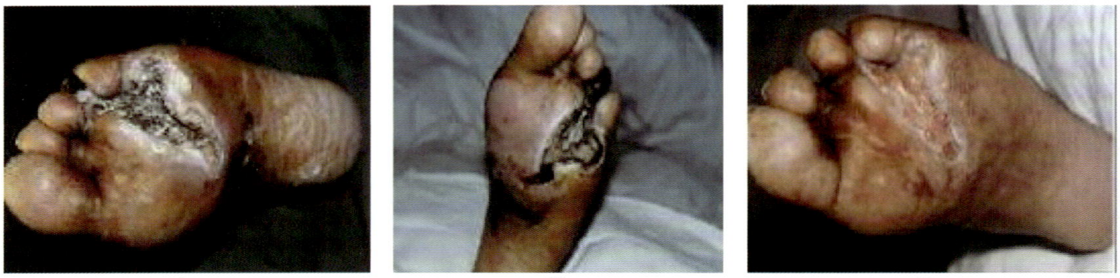

A　　B　　C

图 6-2　高压氧治疗糖尿病足

二、高压氧的治疗原理

总的来说，高压氧对机体的作用广泛而独特，它能促进细胞有氧代谢的作用；可抗厌氧菌，也可以抗需氧菌；可以减轻水肿；也促进白细胞的杀菌作用，促进某些抗生素的抗菌作用；增加血 - 脑屏障的通透性；促进有害气体的排出，如煤气、二氯甲烷等；调节免疫功能及保健作用。

1. 增加血氧含量，提高血氧分压和血氧弥散能力　人体各种细胞的活动皆要消耗能量，能量的生成依赖氧将细胞内的各种供能物质氧化。在安静状态下呼吸正常空气（含氧 20%、氮约 80%），成年人每分钟需氧量为 250 ml；在体力负荷或病理状态下，通过肺通气量和每分钟心搏量及血流速度增加来维持需氧量，使动脉氧分压（PaO_2）波动于 10.6 ~ 13.3 kPa（1 kPa ≈ 7.5 mmHg）。血液里的氧主要是与 Hb 结合，形成 HbO_2，少量溶解在血浆里呈溶解状态氧。人的平均 Hb 为 145 g/L，每克 Hb 携带 1.34 ml 氧，因此，正常人 Hb 的携氧量为 194 ml/L（145 × 1.34=194）。当 PaO_2 在 13.3 kPa 时，97% 的 Hb 与氧结合为 HbO_2，当肺泡氧分压和 PaO_2 为 13.3 ~ 26.6 kPa 时，Hb 完全与氧结合而达到饱和，当肺泡氧分压和 PaO_2 再增加时，Hb 的携氧量不会再提高。正常情况下血浆里物理溶解状态的氧仅 3 ml/L，血液从肺携氧到组织绝大部分是以 HbO_2 方式进行，仅很少量由物理溶解方式来完成，当动脉血流灌注组织时，由于组织和细胞的氧分压分别为 5.3 kPa 和 4.6 kPa，远远低于 PaO_2，血浆内溶解氧向组织弥散，HbO_2 离解为溶解状态氧向组织弥散，直到血氧张力和组织氧张力平衡。血液中的物理溶解氧量决定于其分压。高压下吸氧，肺泡内氧分压大大提高，PaO_2 也随着提高（PaO_2 接近肺泡分压的平均值），血液中的物理溶解状态氧量呈线性增加。在 2ATA 下吸纯氧，人体血浆氧溶量升至 44 ml/L，而在 3ATA 氧压下血浆中的物理溶解氧量达到 68 ml/L，较正常情况下的溶解氧量 3 ml/L 增加 21 倍。在常压下呼吸空气时，人体的动、静脉氧差（即组织耗氧量）为 56 ml/L 左右。因此，在 3ATA 下吸纯氧，即使 Hb 不提供氧，血浆中的物理溶解氧量完全能满足组织对氧的需要，很少需要结合氧离解，完全改变了氧离供氧方式。

人适应于在1ATA下吸入含氧20%和含氮约80%组成的空气。在高压氧舱内，2ATA下吸入纯氧时，肺可达到的氧量比常压下呼吸空气达到的氧量增加10倍，在组织增加15倍。这种压力增加下吸氧建立的氧分子弥散梯度能通过如脑、脊髓、瘢痕组织、感染部位等相应的屏障。在高压氧下血氧分压升高，氧从毛细血管向远处细胞的弥散能力（有效弥散距离）大为增加，从而改善了机体和组织的氧化，消除缺氧状态，并能建立一种促使氧与其他毒性气体如一氧化碳更迅速进行交换的梯度。另外，实验证明，1.5ATA和2ATA的高压氧可使红细胞的变形性增加，从而提高红细胞通过毛细血管的能力和促进组织的氧合作用。

2. 血管收缩作用和增强微循环的功能　加压下的氧有类似于α-肾上腺素能的作用，是强有力的血管收缩剂。在脑水肿病例，血管收缩作用对减少脑血流和降低颅内压是重要的。在2ATA高压氧下，虽然脑血流约减少30%，但受损缺血组织的血流并不减少，这是由于局部缺血时酸中毒会使得缺血灶的血管自动调节发生障碍、血管扩张的缘故。

高压氧通过提高血氧分压，使血管收缩，减少脑血流量从而减轻脑水肿，降低颅内压。血氧含量的增加，改善了脑缺氧状态，从而打破了脑缺氧和脑水肿之间的恶性循环，对脑缺氧、脑水肿患者的抢救十分有效。实验证明，HBO具有增强微循环的功能。在2ATA氧压下10～15min，缺血四肢的供血可增加到功能活动的需要值，在3ATA氧压下，Wistar大鼠皮肤微循环血流速度加快，红细胞聚集减轻，开放的微动脉数增加，并有较早的侧支循环建立。这是由于细胞的分裂活动与氧分压有一定关系。当细胞外液的氧分压低于1.3 kPa时，细胞不再分裂，不再合成胶原纤维。高压氧下，血氧分压和细胞外液的氧分压增高，组织新陈代谢旺盛，ATP生成增多，血管成纤维细胞的活动和分裂增强，胶原纤维形成，从而促进新生血管的生成，加速侧支循环的建立。这有利于烧伤的皮瓣移植，断肢再植，脑血栓、心肌梗死等疾病的治疗。

3. 对脑干网状上行激活系统的兴奋作用　实验证明，在高压氧下颈动脉系统的血流量减少，而椎动脉的血流量反而增加。Huyakawa等测出在2ATA氧压下椎动脉血流量增加18%，使脑干部位和网状系统的氧分压相对增高，高氧分压对网状系统的刺激较其他苏醒剂强烈，可强烈兴奋网状上行激活系统，有利于加速昏迷患者的苏醒和生命功能活动的维持。

4. 细菌学作用　HBO对革兰氏阳性和阴性菌均有抑制作用，尤其对厌氧菌的杀菌作用早已得到确认。在2～3ATA氧压下，对黏膜双球菌和脑膜炎双球菌的生长有明显抑制作用；在超过0.13 MPa（1.28ATA）氧压下，白喉杆菌、大肠埃希菌、铜绿假单胞菌和金黄色葡萄球菌的生长也受到抑制；在3ATA氧压下革兰氏阳性菌和白喉杆菌的生长可完全抑制；HBO下结核分枝杆菌的生长同样受到抑制。HBO对厌氧菌的杀菌作用是特异的。一般的厌氧菌必须在无氧或氧分压较低的环境下才能生长，当氧分压升高时，它们的生长受到抑制，这是由于厌氧菌缺乏过氧化物歧化酶（SOD）和过氧化氢酶，不能将在有氧环境下代谢活动产生的过氧化氢清除，而过氧化氢是一种强氧化剂，可抑制乙酰辅酶A的分解，阻碍脂肪代谢，起到杀菌作用。另外，厌氧菌缺乏细胞色素和细胞色素氧化酶，不能进行有氧代谢获得能量，于是其生长受到抑制。在0.25～0.3 MPa（2.5～3ATA）氧压下，人体组织的氧分压可使体内所有的厌氧菌不能生长繁殖和产生外毒素，这是HBO治疗如气性坏疽、破伤风这些厌氧菌感染疾病取得显著疗效的原因。HBO抑菌的非特异性作用是由于在高压氧下巯基（-SH）可以被氧化成二巯基，而巯基是许多酶类，如谷胱甘肽、琥珀酸脱氢酶等的组成部分，巯基被氧化后，酶的活性降低，细菌的代谢发生障碍，导致生长和繁殖受到抑制。HBO还增强受氧影响的白细胞的杀伤作用，这是因为白细胞吞噬细菌后的杀伤作用依赖于氧以生成过氧化氢、过氧化物和由分子氧衍生的其他还原氧，而受损的组织通常处于低氧状态而降低了病灶处白细胞的杀伤作用。

5. 缩小气泡的作用 众所周知，HBO 治疗减压病和空气栓塞症有显著疗效。在 HBO 下，压力作用使体内已形成的气泡体积缩小和气泡内压强升高，可以加速其溶于体液的过程；另外，由于血氧分压升高，气泡内外氧分压差增大，氧气可把气泡内的氮气置换出来，气泡内的氧可供组织利用，加快气泡的消失。在 2ATA 氧压下，气泡缩小到原体积的 1/2，当压力增加到 3ATA 时，气泡缩小到原体积的 1/3。随着压力的增大，气泡逐渐缩小，被气泡堵塞的血管逐渐恢复正常的血液流通，临床症状即可逐渐消失。

三、高压氧舱

在常压下呼吸空气，其中含氧浓度为 21% 称为常氧，氧浓度超过 21%，即便达到 100% 称为高浓度氧或称富氧，但不能称高压氧，在特殊设备（高压舱）加高压下吸氧称为高压氧，进行高压氧治疗的高压舱总称为高压氧舱（图 6-3）。

人体在正常体温（37 ℃）时，肺内水蒸气压为 6.11 kPa，二氧化碳分压为 5.2 kPa，常压下呼吸空气时肺泡内氧浓度为 14.3%，因此肺泡中的氧分压 =（大气氧压 – 水蒸气氧压）× 14.3%=（100 ～ 6.11）× 14.3.%，约等于 13.6 kPa。若在 200 kPa 氧压下呼入纯氧，则肺泡氧分压 =100 × 2 –（6.11+5.2）=188 kPa，较常压下吸入空气氧时增加 14 倍。根据 Herry 定律：血浆内物理性氧溶量则与高压氧成正比增加。高压氧舱内压力升高，肺泡内氧分压也随着增加，溶解于血浆内的氧量相应也增加。如在 300 kPa 氧压下，血浆中单纯物理溶氧量便可满足组织细胞对氧的需要量，无须氧含血红蛋白的氧离。

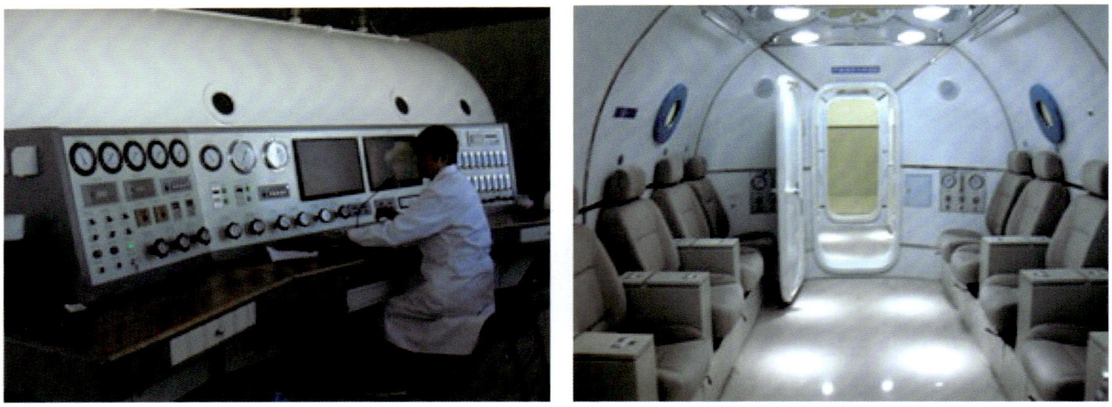

A　　B

图 6-3 多伦煤化工急救中心高压氧舱

四、高压氧在急诊脑复苏的应用

各种原因引起的心跳、呼吸停止，经积极的心肺复苏（cardiopulmonary resuscitation，CPR）成功后，脑的复苏即意识的恢复是衡量复苏成功的关键。所以，近年来医学上把以往的心肺复苏发展成心肺脑复苏（cardiopulmonary-cerebral resuscitation，CPCR）。高压氧在脑复苏过程中有着药物及物理疗法不可代替的作用。

1. 高压氧脑复苏的机制

（1）高压氧能迅速提高氧分压，增加氧含量，增加毛细血管氧气弥散距离，例如：试验证明在

2～3ATA 下吸氧，动脉氧分压高达 1813～2193 mmHg，血浆物理溶解氧量从正常的 3 ml/L 提高到 50～60 ml/L，比常压吸空气增加了 17～22 倍，因此能迅速纠正全身组织缺氧状态，从而对脑、心、肺等重要器官有保护作用，防止其组织器官继续损伤和衰竭，为脑复苏准备了基本的条件。

（2）增加组织的氧含量和储备氧量，相应的脑组织及脑脊液氧含量和储备氧量也是增加的。据文献报道，在 3 个 ATA 下，平均每公斤组织的储氧量为常压下的 4 倍。在高压氧下脑脊液及脑组织的氧分压肯定明显增高。在 2 个 ATA 下，脑脊液和脑组织的氧分压由常压下吸空气时的 33 mmHg 和 34 mmHg，提高到 277 mmHg 和 244 mmHg。脑组织及脑脊液的氧分压明显增高，能迅速改善对缺氧最敏感的脑组织的缺氧状态。

（3）打断、控制脑缺氧、脑水肿、颅脑内压增高的恶性循环。高压氧治疗时，高压氧可使颅内动脉血管收缩，血管阻力增加，血流量减少，且有效的降低颅内压，据 Miter 报告，在 2 个 ATA 氧下约减少 30% 的血管面积，相应颅内压可降低 37%；高压氧下虽然脑血流量减少了，但因动脉氧分压是明显增加的，故脑组织的供氧不但没有减少，反而明显增加，对心肺复苏成功最易引起的脑缺氧、脑水肿患者，高压氧治疗既可降低颅内压，又能提高脑组织氧分压，增加脑氧利用的双重作用，有效打断控制脑缺氧、脑水肿、颅内压增高的恶性循环。

（4）在高压氧下，颈动脉血流量减少，而椎动脉血流量增加，故虽颈动脉血流量减少，但网状激活所在的脑干血流量反而增加，且该处氧分压相对增加，有利于昏迷患者的复苏和生命功能活动的维持。

（5）高压氧下组织的氧分压增高，改善组织的有氧和无氧代谢，防止和纠正酸中毒，控制肺水肿，促进和维持水、电解质平衡。提高了心肺脑复苏 CPCR 的成功率。

2. 高压氧治疗的注意事项

（1）注意肺氧中毒，因肺缺血缺氧和再灌注过程中肺已遭受损害，对高氧较敏感，在进行高压氧脑复苏治疗中，要注意肺氧中毒。注意吸纯氧时间不要过久，同时治疗压力不要过高，应间断吸氧。6 例患者由于注意了氧中毒的存在，均未发生氧中毒。

（2）当患者进行高压氧治疗时，一定要保持呼吸道通畅，及时清除呼吸道分泌物。

（3）高压氧治疗虽然强调越早越好，但心肺刚刚复苏后，心电不稳，容易发生严重心律失常。故必须在心脏情况稳定后，方可进行高压氧治疗，治疗期间也要注意心率等情况变化，发现情况及时处理。

五、高压氧治疗不良反应及并发症的预防与处理

高压氧治疗是将患者置于高气压环境中呼吸与环境等压的纯氧以治疗疾病的方法，是通过高压氧舱实施的，治疗分加压、稳压及减压 3 个阶段。在进行高压氧治疗时，由于高气压、高浓度氧本身或操作不当等原因，可使人体遭受损伤出现高压氧的不良反应及并发症[1]。迄今为止，高压氧的基本理论、临床应用均处在一个不断发展、完善的阶段，就其不良反应及并发症方面同样也有一个不断探索的过程。目前临床上对高压氧治疗可导致气压伤、减压病、氧中毒等的认识比较一致，也有学者提出高压氧治疗过程中可出现脑血栓形成、脑出血等一些少见的并发症。

（一）不良反应及并发症概况

1. 发生率及常见表现 关于高压氧治疗的并发症发生率，文献散见报道。刘朝生等[2]统计的颅脑损伤和脑卒中 1310 例及进舱陪护 580 例中，颅脑损伤和脑卒中 98 例出现不良反应和并发症，发生率 7.5%，进舱陪护 51 例出现不良反应，发生率 8.8%。患者及陪护者中中耳气压伤最多，其次为

头晕、恶心、烦躁、呼吸加快等。孔磊等[3]对首次行高压氧治疗的300例回顾调查中耳气压伤发生率，结果31例发生气压伤，发生率10.3%，其中1级25例，2级5例，鼓膜损伤1例，治疗第1天发生率显著高于第2天和第3天。廖才媛等[4]对高压氧治疗3800例进行回顾分析，中耳气压伤的发生率12.8%，其中轻度占74.7%，中度占24.2%，重度占1.12%，在首次治疗患者中发生率15.7%，后续治疗患者中发生率4.3%。胡慧军等[5]对住院时间在2个月以上、高压氧治疗50次以上的77例并发症发生情况进行分析，居前3位的并发症分别是下呼吸道感染（61.0%）、泌尿系感染（27.3%）和上呼吸道感染（15.6%），其他少见并发症有贫血、上消化道出血、压疮、下肢深静脉血栓形成、癫痫发作和气压伤。侯群等[6]对≥69岁高压氧治疗的90例进行调查分析，不良反应发生率为18. 9%（17/90），远高于同期69岁以下6.0%的不良反应发生率，主要不良反应有头晕、眼前发黑、耳不适、耳痛、胸闷、咳嗽等症状。陈凤荣[7]报道20例婴儿高压氧治疗不良反应，哭闹14例，呕吐7例，皮肤青紫、抽搐和中耳气压伤各2例。薛磊等[8]统计806例颅脑损伤患者和536名进舱陪护的不良反应和并发症的发生率，颅脑损伤患者为5.1%（41/806），陪护者为4.7%（25/536）。

2. 少见不良反应及并发症 刘朝生等[2]报道的高压氧治疗病例中，4例出现脑脊液漏，此4例均为颅底骨折，脑挫裂伤较重。赵远思等[9]报道1例前颅窝底并筛骨骨折，在第2次高压氧治疗后出现头痛剧烈、呕吐、不能站立，急行CT扫描示颅内大量积气，脑组织明显受压，局麻下行钻颅排气术方缓解。梁旭东及陈绍喜[10]亦报道1例类似病例。王兆等[11]报道1例急性胰腺炎发病32天后出现胰性脑病，行高压氧治疗，压力为2个标准大气压，每日1次，每次2 h，经连续治疗6天后，患者出现气管大出血，抢救无效死亡。

3. 不良反应及并发症 结果本次调查文献中，对不良反应和并发症预后进行分析者较少，但多数预后较好。孔磊等[3]报道的高压氧治疗的不良反应和并发症发生率，颅脑损伤者为7．5%，陪护者为8.8%，其中颅脑损伤者38例终止治疗，占2.9%，陪护者31例终止进舱陪护，占5.8%。廖才媛等[4]报道447例均经1～35天治疗，鼓膜充血、鼓室积液或积血消失，5例鼓膜穿孔者均在5周内治愈。侯群等[6]报道的高压氧治疗患者中11例坚持完成治疗，6例终止治疗。薛磊等[8]报道的高压氧治疗者中颅脑损伤19例终止治疗，进舱陪护17名终止进舱陪护，2例因原有并发症加重和混合感染死亡。

（二）发生原因及预防措施

1. 氧中毒

（1）发生机制：氧的毒性作用于1878年首先被PaulBert发现，当实验动物在2～3 ATA氧压下经过一定时间后，可出现惊厥，这是中枢型氧中毒（即惊厥型氧中毒），当时被称为Paul Bert效应。于21年后，Lorriane Smith又观察到于较低氧压（0.6～2 ATA）下暴露较长时间的实验动物出现了肺氧中毒，被称为Lorriane效应[12]。中毒机制：①氧的直接毒性作用：当氧分压＞0.5～0.6 ATA时就有可能发生氧中毒。氧中毒的严重程度与暴露时间长短密切相关。起初可有呼吸道纤毛活动受到抑制，呼吸道的防御能力减弱而易致感染，此后肺Ⅰ型上皮细胞大量破坏，继之Ⅱ型上皮细胞大量增生，肺间质中出现大量成纤维细胞，使肺弥散功能障碍，肺顺应性减低[13]。长时间高压氧暴露可能导致氧中毒，对机体多个器官造成损伤，中枢神经系统氧中毒常常表现为惊厥。多项研究表明，长时间高压氧预暴露对于机体器官的损伤（包括心肌缺血损伤、脑缺血等）具有防护作用，有研究观察高压氧预暴露可以延长大鼠惊厥潜伏期，其机制可能是高压氧降低了脑组织中的一氧化氮含量，为更深入研究急性氧中毒的防治提供了实验基础[14]。②氧对某些酶的抑制作用：长期暴露于高压氧下可发生酶活性降低及代谢障碍，尤其是含巯基的酶类对氧的毒性作用尤为敏感。

（2）中毒原因及诱发因素

1）个体差异：机体对高压氧耐受力因个体不同而有差异。即使同一个体，在不同情况和条件下，对高压氧（或高浓度氧）的耐受力也有差异。

2）精神因素：精神紧张、情绪波动、睡眠不足、过度劳累等都会降低机体对氧的耐受力。

3）劳动强度：劳动负荷过大或肌肉活动过多，如高压氧舱内躁动、抽搐，或医务人员抢救操作过于繁重，容易发生氧中毒。

4）环境温度：低温可延长机体对氧中毒的耐受时限，高温则可降低机体对氧中毒的耐受力。

5）代谢与营养：氧中毒与机体代谢有一定关系，因代谢率降低可能伴随氧自由基的减少，从而降低了氧中毒的发生率。

6）二氧化碳影响：动物实验表明，体内二氧化碳潴留可增强和加速氧毒性作用，表现为较早出现严重的氧惊厥，肺损伤加重，动物存活时间缩短[15-17]。

（3）预防措施

1）严格按照治疗方案进行治疗：医护人员严格按照治疗方案进行治疗，不得随意提高治疗压力和延长治疗时间。对氧敏感的患者在长时间高压氧治疗前进行“氧敏感试验”，即在舱内 280 kPa 吸纯氧 30 min，如出现惊厥前驱症状（如唇及肢体发颤、抽动），则不能进舱治疗。

2）严格控制治疗时间：将吸氧时间严格控制在氧耐量压强 - 时程极限的允许范围内，采用吸氧 30 min、休息改吸舱内空气 5 min、再吸氧 30 min 的间歇吸氧方法。

3）做好心理护理：消除患者紧张、恐惧等消极情绪，督促患者减少舱内活动，保证休息。

4）加强营养：指导患者获得充足营养，可服用维生素 C、维生素 K 等抗氧化剂。

2. 减压病

（1）发生原因：当机体在较高气压下暴露一定时间后，快速进入较低气压时，由于外界压力下降过快或下降幅度过大，使机体组织内原已溶解的惰性气体游离形成气泡，不能排出体外而造成一系列病理变化或病理综合征，就称为减压病[18]。其根本原因是由于减压不当造成体内气泡形成而引起气泡栓塞，发生在高压氧治疗中的具体因素为加压舱减压过快。在高压环境下，机体组织进行氮的饱和，压力越高，停留时间越长，饱和氮总量也越多。减压时，由于外界压力降低，体内氮分压较肺泡氮分压高，处于饱和状态，过多的氮气从组织释放出来进入血液，再从血液经肺排出体外。当外界压力降低幅度过大，速度过快，机体组织与血液中的氮气短时间大量排出，以求与外界压力取得平衡。当超过饱和安全系数时，便不能继续保持溶解状态，于是从溶解状态游离出来，在组织和血液中形成气泡[19]，气泡在血管内形成空气栓子，造成血管栓塞；此外，血液 - 气泡界面表面上的电子层所形成的表面活性作用，可使血小板粘附聚集在气泡表面，并释放出大量的血管活性物质[20]，造成血管内红细胞淤滞、血液浓缩及凝血过程发生一系列变化，导致低血容量休克，甚至弥散性血管内凝血[10]。

（2）预防措施：严格遵照高压氧治疗的减压方案减压，减压过程中和减压后应尽量减少活动，保持肢体相对静止。减压时应保持舱内温度适宜，提醒患者保暖，以防止血栓收缩而导致减压病。注意观察患者有无皮肤瘙痒，肌肉、关节、骨骼疼痛等减压病早期症状。

3. 气栓症

（1）发生原因：当气体进入血管内，随血液循环流到局部组织，产生气体栓塞而引起一系列病理生理变化的临床综合征，即气栓症。由于负压吸引或加压作用使空气进入动脉或静脉内，当气泡直径大于 22 μm，流经肺时，即被阻挡，使之不能进入体循环。而当气泡直接进入动脉时，由于气泡的血 - 气界面具有强大的表面张力，气泡不易变形而难以进入毛细血管，从而栓塞于小动脉内。由于气栓的作用，可引起一系列生化反应，如血小板被激活，血管活性物质释放，使血管通透性增加，渗出增加，血液浓缩，循环血量减少。

（2）预防措施

1）进舱前进行健康教育。讲解高压氧治疗突发性耳聋的目的，使患者意识到接受高压氧治疗的必要性；用通俗易懂的语言介绍治疗中的注意事项，鼓励患者以积极乐观的心态面对疾病；对于过度紧张的患者可加用小剂量镇静剂。

2）进舱后严格执行操作规程，保持舱内通信系统通畅；加压过程中经常询问患者自觉症状，及时指导患者做中耳调压动作，保证患者充分吸氧。

4．气压伤

（1）发生原因：中耳气压伤是由于在加压舱内加、减压时气压改变，致中耳鼓室内外压强不能平衡而造成。舱内气压升高或降低时，由于多种原因使咽鼓管口不能张开或张开困难，致使调压困难，鼓室内外压力不平衡，引起中耳气压伤[21]。主要原因为首次治疗时调压不及时、调压不到位、患者精神紧张、咽鼓管堵塞等[4]。轻者出现耳堵塞感、疼痛、中耳黏膜血管扩张，继而充血，并有渗出；重者出现剧烈耳痛，可放射到颞、腮、颊部，鼓膜广泛充血，听力减退，有时会出现眩晕、耳鸣、中耳腔渗出液，甚至鼓膜破裂[22-23]。

（2）预防措施

1）进舱前了解患者是否有上呼吸道感染、鼻咽部息肉、下鼻甲肥大等影响咽鼓管通畅的病史，检查咽鼓管通畅情况，必要时用1%麻黄碱滴鼻后再次检查，若通气仍然受阻，则暂缓进仓[24-26]。

2）教会患者进舱动作，如吞咽、张口、捏鼻。

3）严格掌握加压速度，尤其是开始0.13 MPa时不能过快。加压过程中督促患者做调压动作，若耳痛仍不缓解，应立即停止加压，并快速排气减压0.01 ~ 0.02 MPa，直至耳痛症状消失，鼓膜内外压力平衡后再继续加压[27-32]。

5．尺神经支配区麻木　通常经过高压氧20 ~ 30次治疗后，有些患者主诉第4、第5指（尺神经分布区）麻木。这种感觉在治疗结束后4 ~ 6周内会消失，原因不明。

6．浆液性中耳炎　每天进行HBO治疗者有可能发生，通常都很轻，停止高压氧治疗则可自愈。

7．眼部副作用　晶状体屈光改变是最常见的副作用之一。近视，特别是在老年人中会加重。但有老视者则报告视力有改进，特别是阅读时。通常停止治疗后4 ~ 6周内，屈光能力就可恢复到原来状态。然而在治疗前就有白内障的患者中，视力可能不会恢复到治疗前的水平。

总之，通过临床反复实践和研究，高压氧的应用范围日益扩大，但它毕竟属于年轻学科，其作用机制、适用范围以及各种疾病的治疗方案、毒副作用的预防等都有待于进一步研究讨论和完善，使高压氧医学发挥越来越大的作用。同时，也应该清醒地认识到，高压氧治疗并不是什么病都有效的，有的疾病如脑萎缩是不能被治愈的，只能延缓其进一步发展。高压氧不是一个固定的模式，通过选择不同的压力、时间和氧浓度可以组成无数种治疗方案。

第二节　脑损伤及其后遗症的高压氧治疗

一、高压氧治疗脑外伤及其后遗症

（一）治疗原理

1．高压氧可增加血氧含量，提高血氧分压。在0.2 MPa氧压下，动脉血氧分压达186.7 kPa，为常压下吸入空气的 14 倍。脑外伤急性期由于脑组织水肿，出现弥散功能障碍，而高压氧下由于血氧分压增高，氧的弥散半径也扩大，从而纠正脑组织缺氧状态。

2．高压氧下脑血管收缩，脑血流量减少，脑水肿减轻，颅内压也相应降低至 0.2 MPa 氧压下，脑血流量减少 21%，颅内压降低 36%；0.3 MPa 氧压下，脑血流量减少 25%，颅内压降低 40%。高压氧对脑外伤后脑水肿的防治有明显的疗效。

3．脑组织血管丰富，高压氧可促进侧支循环的形成，保护病灶周围“缺血半影区”内的神经细胞。0.2MPa 氧压下葡萄糖代谢率提高，能量生成恢复，可促进脑组织的修复。

4．Hayakwa（1974）实验证明，在 0.2 MPa 氧压下，椎动脉血流量增加 18%，可增加脑干网状激活系统供血量，提高上行性网状系统的兴奋性，有利于觉醒，从昏迷状态转为苏醒。

5．脑外伤综合征者，脑组织中往往存在着可变性脑组织缺氧区，这个区域内的脑细胞有相对性缺氧及轻度水肿、变性等表现。缺氧区可以是整个病灶，也可以是病灶周围组织，其神经功能低下或处于抑制状态，但有逆转的可能。高压氧下，脑血管收缩，脑血流量减少，而氧含量仍可增加，脑组织的氧供也增加，使变性脑组织缺氧区的缺氧状态解除，水肿消退，脑组织的有氧代谢恢复，三磷腺苷生成增多，有利于病灶区脑细胞生理功能恢复，使症状减轻甚至消失。

（二）适应证

1．脑震荡、脑挫伤、脑外伤后综合征。

2．重度脑挫裂伤或脑干损伤病情稳定者。

3．颅脑手术后，脑水肿或脑组织局部供血不足者。

4．各种颅内手术后确认无活动性出血，病情稳定者。

（三）治疗方法

常用 0.20 ～ 0.25 MPa 氧压下面罩间歇吸纯氧 60 ～ 80 min，中间间歇 10 min。每日治疗 1 次，一般需治疗 20 ～ 30 次。病情严重者可每日治疗 2 次，病情稳定后改为每日 1 次，总疗程需 60 ～ 80 次。如为单人纯氧舱则直接吸氧 90 min（包括加、减压时间的吸氧），每日治疗 1 次，治疗次数视病情而定。

（四）疗效

1．国内曾报道了 337 例脑挫伤的治疗效果，有效率 98%，其中痊愈 164 例（48.7%），显效 106 例（31.5%），有效 60 例（17.8%），无效 3 例（2%）。另一组应用高压氧对 125 例脑外伤康复期患者进行治疗，其中痊愈 92 例，显效 15 例，有效 11 例，总有效率为 94.4%。

2．原中山医科大学报道高压氧治疗脑外伤后综合征 280 例，显效 96 例（34.3%），有效 117 例（63.2%），无效 7 例（2.5%）。

3．第三军医大学大坪医院观察了小儿重型脑外伤并且随机分为高压氧和对照组，结果高压氧治疗组 23 例痊愈，明显优于对照组，显示其是治疗小儿重型脑外伤的有效方法之一。

4. Rockswold 等对 168 例闭合性脑外伤患者进行随机研究，全部病例 GCS 评分小于或等于 9 分，昏迷至少持续 6 h 以上。疗效采用双盲法测定。整组患者 168 例，死亡率在高压氧治疗的 84 例中为 17%，而对照组 82 例中为 32%，表明高压氧能够明显降低颅脑外伤的死亡率。

5．首都医科大学北京朝阳医院应用高压氧综合治疗开颅手术后意识障碍、急性颅脑损伤不宜手术及脑外伤后遗症等均收到明显效果。笔者所在科室现具备抢救治疗以上重症患者的临床能力，尤其是在高压氧舱内的抢救能力。1998 ～ 2001 年治疗以上患者共 187 人。其中外院转入 77 例，占 41.18%。均为经神经外科手术后效果不佳遗留较严重后遗症的患者，意识障碍占 68%；肢体功能障碍占 80%。完成高压氧治疗 20 次的患者 162 例。神经功能缺损程度及意识状态明显改善占 80% 以上（图 6-4）。

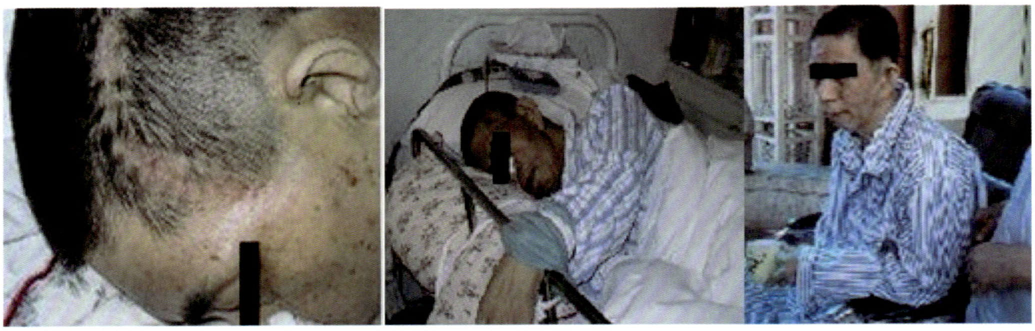

图 6-4 脑外伤后高压氧治疗典型病例

总之，高压氧治疗脑损伤可以减轻脑水肿，降低颅内压，改善脑电图，促进脑细胞和神经功能恢复，降低死亡率，提高治愈率，减少后遗症和缩短病程，具有推广应用价值。大多数学者发现：

（1）凡是在早期（半年以内）昏迷期间的患者治疗效果满意。

（2）颅脑外伤闭合性损伤的患者比开放性脑外伤患者治疗效果理想。包括一氧化碳中毒晚发脑病、其他药物中毒，手术中麻醉意外事故，术中心跳呼吸停止引起的广泛的脑缺血、缺氧去皮质状态的乏氧性脑病。

（3）治疗时间在半年以内，超过半年以上和做过高压氧舱治疗的患者，治疗时间延长，并且效果不佳。

（4）脑出血量在 30 ～ 50 ml 的促醒效果较好。

（5）脑干大面积出血的患者，合并有中枢性高热和呼吸肌麻痹的患者治疗不理想。外伤性脑积水、脑脊液蛋白增高的患者促醒困难。

（6）治疗是本着中枢性治疗（包括药物）和周围性治疗相结合的原则，可以极大地缩短治疗时间和促醒时间；若单纯用一种治疗效果停止在半醒状态，会前功尽弃。

（7）没有合并癫痫和脑萎缩的患者治愈率较高。

二、高压氧对癫痫的治疗

（一）原理

1．癫痫患者由于各种原因造成脑细胞异常放电，引起神经元长期超负荷运转，使神经细胞的结构及功能均发生异常改变，失去正常功能。高压氧下动脉血氧分压增高，能有效地提供高浓度氧，促进神经元代谢，使能量合成增多，纠正脑组织缺氧状态，使受损的神经元得以恢复正常功能。

2．目前认为癫痫病灶与脑部缺血有关，高压氧能使脑血管侧支循环功能增强，使氧弥散距离加大，有利于病灶区神经元得到有效供血供氧。

3．由于反复癫痫发作特别是癫痫持续状态，造成严重脑损害，出现脑水肿，高压氧能降低颅内压，减轻脑水肿，故对于反复发作的癫痫患者有较好的治疗作用。

（二）指征

1．各种类型癫痫的发作间歇期。

2．癫痫性脑病。

3．癫痫发作造成的脑损害，如性格异常、记忆力及智能低下等。

4．癫痫持续状态患者意识无恢复，但在抗癫痫治疗后抽搐停止者。

（三）方法

多数患者采用压力 0.2 MPa，每次吸氧 80 min，可以连续治疗 15 ～ 20 次。有意识障碍及小儿患者可采用纯氧舱治疗。

（四）癫痫患者的高压氧治疗

国内外报道不多，第一军医大学报道 100 例儿童癫痫患者的高压氧治疗，有效率为 82%，显效率 68%。同时远期随访，有 51 例儿童能完成正常学业，有 43 例患者停用抗癫痫药一年以上未出现临床发作。汕头市中山医院报告，6 例癫痫患者行高压氧治疗有效率 70%，部分患者已完全停用抗癫痫药物。

（五）注意事项

1．癫痫患者如有频繁发作，应先用药物控制发作后再行高压氧治疗。

2．治疗过程中癫痫发作 2 次以上者应减压出舱，并在下次入舱前，肌内注射苯巴比妥钠 0.1 g 或地西泮 10 mg 后入舱治疗。舱内抽搐发作时不宜减压，以防肺气压伤的发生。

3．在高压氧治疗的同时可用一些扩血管药改善脑部供血，如尼莫地平、山莨菪碱等。

4．由于长期癫痫造成的人格及精神异常，入舱前应充分交代治疗注意事项，并安排医务人员或亲属陪舱治疗。

三、高压氧综合治疗脑外伤后持续性植物状态

（一）机制

意识清醒状态的维持需要大脑皮质和脑干网状结构两者功能的完整，两种结构任何一种受到伤害，意识即发生障碍。大脑皮质广泛性疾病所引起的意识活动丧失称为去皮质综合征。而网状结构上行激活系统疾病所引起的意识活动丧失称为无动性缄默。由于两者的临床表现大致相同，故 Jennet 等主张用持续性植物状态（persistent vegetative state，PVS）概括这两种特殊的意识障碍。植物状态（vegetative state）是指由各种原因造成脑严重损害后出现的一种没有感知的特殊意识状态。维持植物状态超过 1 个月即被认为是持续性植物状态（persistent vegetative state，PVS）。PVS 预后较差，目前尚缺乏有效的治疗，国内已较早开展了高压氧辅以中西医结合综合治疗 PVS，近来国内报道高压氧治疗 PVS 患者的总有效率为 74.6% ～ 85.7%，意识恢复率为 16.7% ～ 76%。

脑外伤后脑水肿、脑缺氧导致组织缺氧严重，脑细胞暂时失去功能，但血供并未完全阻断，仍有一定的能量及氧供应损伤的脑组织；同时病变的脑细胞未全部坏死，大部分处于水肿、可逆性改变状态，高压氧治疗可促使这部分细胞部分或完全恢复功能，这是脑外伤后植物状态复苏较心肺复苏和一氧化碳中毒效果好的原因。

高压氧治疗 PVS 的机制与下列因素有关：①增加血氧含量，提高血氧分压，加大毛细血管氧气弥散距离，改善脑细胞的供氧，使部分处于功能可逆状态的细胞功能恢复。动物实验证明高压氧可明显缩小大鼠急性局灶性脑缺血再灌注损伤的面积，减轻神经系统症状，减少缺血半影区的神经元坏死。②加快毛细血管再生和微循环建立，从而改善脑缺氧，有利于受损组织的恢复。③通过轴索发生新的侧支，建立新的突触联系，使神经功能得到恢复。④激活上行性网状激活系统，加速觉醒，促进意识恢复。⑤使脑血管收缩，血流量减少，血管通透性降低，使脑水肿减轻，颅内压降低，从而打断缺氧，脑水肿，代谢障碍的恶性循环。

（二）高压氧治疗时机

相关报道认为，高压氧治疗越早越好，在高压氧的作用下，脑细胞的氧供增加，使部分处于功能可逆状态的脑细胞恢复功能；如果超过一定时间，脑细胞可发生不可逆损害，即使行高压氧治疗，脑细胞也很难恢复功能。王敏等报道，60 天以内开始行高压氧治疗的有 1/5 病例达显效，超过 60 天才开始行高压氧治疗的无一例达显效，提示持续植物状态患者应尽早开始行高压氧治疗，开始时间越晚效果越差。但是，60 天可否作为一个临界点尚需积累更多病例并总结经验才可定论。关于高压氧治疗次数与疗效的关系，从统计结果可以看出，高压氧治疗次数＞ 30 次与＜ 30 次比较，疗效有显著提高，提示对经过高压氧治疗后未脱离植物状态者，高压氧治疗次数至少应达 30 次。

高压氧治疗时机和治疗次数、发病时昏迷严重程度可影响高压氧治疗的疗效。有学者认为，高压氧治疗时机的选择很重要，只要患者呼吸、循环系统的功能保持稳定，在排除高压氧治疗禁忌证后应及早给予足够疗程的高压氧治疗。对于中枢性高热、外伤性癫痫及气管切开患者，只要处理得当仍应坚持治疗。高压氧治疗开始越早，效果就越好。

但是，中国人民解放军总医院促醒中心却认为，昏迷和植物人的患者早期做高压氧容易出现智能恢复迟缓，脑萎缩；四肢肌张力增高，行走困难；语言恢复迟缓，甚至失语；加重外伤性脑积水，增加颅内压力。他们已经有很多的病例说明这个观点。

病例 1　经高压氧治疗的“植物人”（图 6-5A，B）

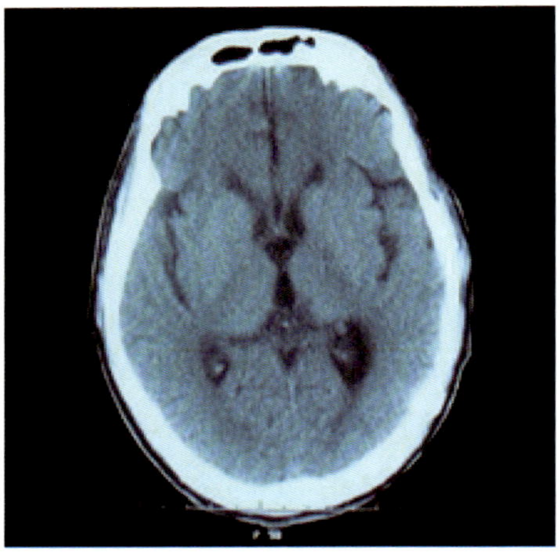

A.未做高压氧前的脑部CT（脑室未扩大，没有形成脑积水）

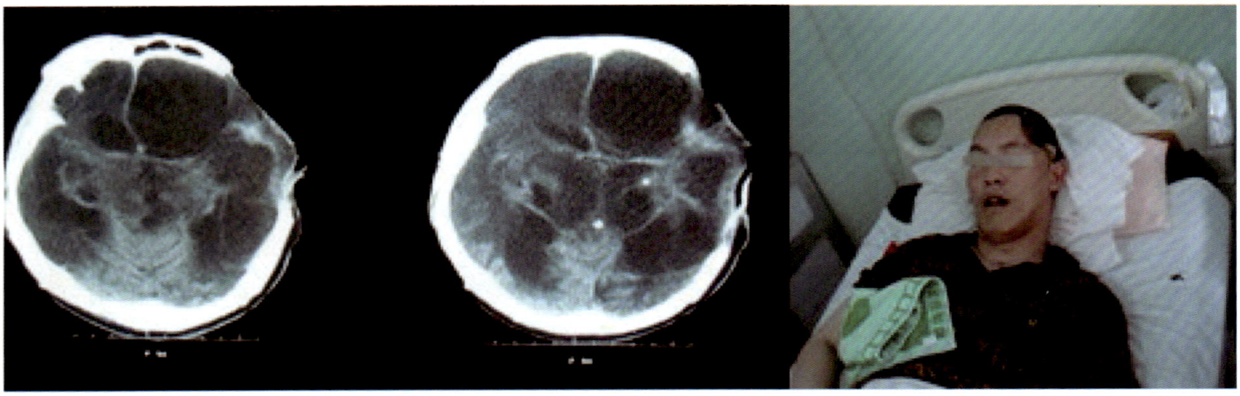

B. 做过高压氧后的脑部CT脑萎缩明显，只剩1/3脑组织，造成患者永久植物人状态

图 6-5　病例 1 高压氧治疗前后 CT 像

病例 2　未经高压氧治疗的“植物人”（图 6-6）

王某，女，16 岁。吉林人。脑外伤导致额叶出血，颅内脑室出血，半年多过去了，不能讲话，鼻饲饮食，没有咀嚼功能。到笔者所在医院三天，能说简单的语言，逐渐语言流利，在别人搀扶下可以站立迈步行走，半个月后吞咽障碍的她也能挑选自己喜欢的饮食，进药，取消了鼻饲管。能认出家人和朋友；1 个半月能下地行走，恢复得比较理想。

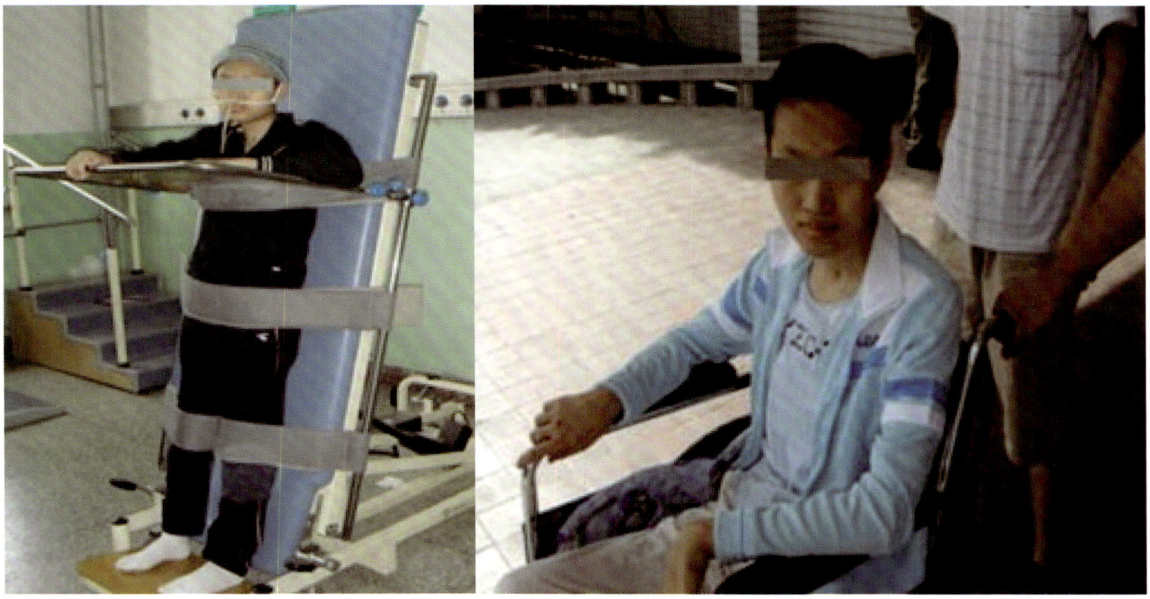

治疗前　　　　治疗后

图 6-6　病例 2 高压氧治疗前后生活自理能力

病例 3　未经高压氧治疗的“植物人”（图 6-7）

张某某，男性 39 岁，江西南昌人，因车祸致植物人半年来院治疗，经过综合性治疗 3 个月，病情有奇迹般的恢复，能理解家人问话，在站立床旁持续站立半小时以上，可正规坐起，每天可以在轮椅上外出活动。

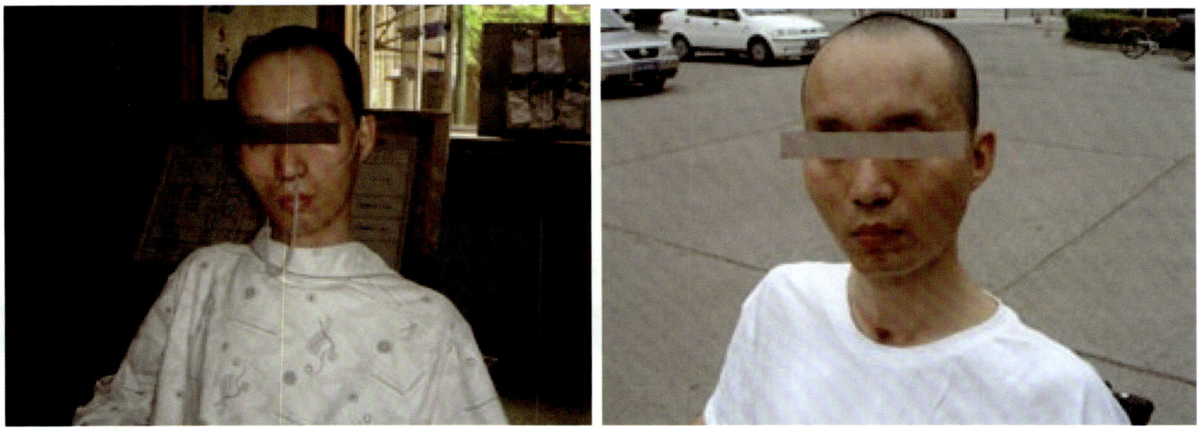

治疗前　　　　治疗后

图 6-7　病例 3 高压氧治疗前后生活能力

（三）治疗方法

植物状态患者病情平稳即可采用高压氧治疗，具体方法是：压缩空气加压到 0.2 ～ 0.25 MPa，采用一级供氧，稳压时戴头罩；气管切开患者用特制通气套管与气管套管相接，吸纯氧 40 min × 2 次，间歇中呼吸空气 10 min，每日 1 次，10 ～ 12 次为 1 个疗程。在安全用氧的条件下，多阶段长疗程治疗，每 2 个疗程休息最短 2 周再继续下一个疗程治疗，最少 4 个疗程，最长可达 21 个疗程。根据对 59 例 PVS 患者行高压氧治疗的统计，总有效率为 74.6%，且治疗 72 次以上者疗效显著提高，治疗时间越早、年龄越小，恢复越快，疗效越显著。由于植物人不能与医生和家人沟通，要注意高压氧的三大副作用，即气压伤、氧中毒和减压病。

四、高压氧对急性脊髓损伤的治疗

1．原理

（1）高压氧下能迅速纠正脊髓损伤部位的缺氧状态。脊髓损伤后继发性损害主要是微血管痉挛、堵塞，造成脊髓缺血、缺氧或水肿，高压氧可提高脊髓的血氧含量及血氧分压。在 0.1 MPa 空气下，脊髓氧分压为 15 ～ 30 mmHg；在 0.3 MPa 氧下，脊髓氧分压提高到 450 ～ 560 mmHg，是常压下的 3 ～ 4 倍。高压氧下在组织中的氧弥散半径增加，从而给脊髓组织提供了充足的氧气，增加了脊神经有氧代谢，纠正缺氧状态，使受损脊髓细胞的功能得以恢复。

（2）高压氧能使血管收缩，减轻脊髓水肿，改善脊髓的血液循环，保护可逆性损伤的神经组织，有助于神经功能的恢复。

（3）增加吞噬细胞的吞噬能力，加速病灶的清除和组织修复，促进细胞和毛细血管再生。

2．指征

（1）脊髓震荡：与脑震荡相似，为脊髓损伤中程度最轻者，及早高压氧治疗可以痊愈。

（2）脊髓损伤出血：采取必要措施，出血停止后，再行高压氧治疗。

3．方法

【方案一】0.2 ～ 0.25 MPa 氧压下吸氧 80 ～ 90 min，每日 1 次，但也有人主张每日 2 次；一般 10 ～ 15 次为 1 个疗程，治疗 3 ～ 4 个疗程。但也有人进行了 10 个疗程治疗收到较好的疗效。

【方案二】第一次高压氧治疗后，可进行脊髓造影，以确定是否需要手术，若不需手术，在第 1 次高压氧治疗后，每间隔 8 h 进行 1 次治疗，共 4 次。第 2 天起，每间隔 6 h 治疗 1 次，共 4 次。经过 8 次治疗后对病情重新评估，若患者脊髓为完全性损伤，即停止高压氧治疗；若病情好转，则可继续治疗 5 天，每日 2 次。然后重新评估病情，每次治疗用 300 kPa，持续 90 min。是否终止高压氧治疗，视病情而定。

4．疗效

（1）临床疗效：上海第九人民医院报道高压氧治疗脊髓损伤 14 例，其中 9 例有明显功能恢复，有效率为 64.3%；中南大学湘雅医院应用 0.23 MPa 高压氧治疗外伤性脊髓损伤 15 例，治疗 30 次，结果 15 例均有不同程度的功能恢复；Myers 报道 50 例急性不完全性脊髓损伤患者，25 例在损伤后平均 7.5 h 开始行高压氧治疗，与对照组比较，恢复明显加快。以上表明高压氧对脊髓损伤有显著疗效。

（2）方法：采用高压氧一般治疗方案。疗程视病情而定。

5．注意事项

（1）高压氧治疗的时机：应力争在脊髓损伤后 4 ～ 6 h 内进行高压氧治疗，最迟不要超过 48 h。

动物实验证明，脊髓损伤后 2 h 内作高压氧治疗的疗效显著，伤后 7.5 h 开始进行高压氧治疗，不致影响其疗效。

（2）高压氧治疗应作为综合治疗措施之一，配合手术及药物治疗，对促进神经功能恢复更为有利。

（3）在治疗过程中，应防止肺部感染及尿道感染；对瘫痪患者注意应加强护理，预防褥疮。

（4）搬运患者时应避免损伤患者的脊柱，以免加重脊髓损伤。

6. 脊髓损伤治疗时机与时限的选择　脊髓损伤治疗时机的选择：有作者认为伤后 4 ～ 6 h 是高压氧治疗的“黄金时间”。动物实验研究[33]证实伤后 1 h 给予高压氧治疗，动物的 CSEP 波幅恢复明显优于对照组。但是在临床工作中，脊髓损伤后 6 h 行手术治疗和高压氧疗的可能性较小，而伤后 48 h 内脊髓病变在继续，此期治疗仍能防止部分损伤继续加重，如病情允许，应尽早手术，术后 4 ～ 6 h 接受高压氧治疗，最迟不要超过 24 h。而临床工作中不可能在黄金时间给予 HBO 治疗，即使这样也不能随意延迟 HBO 治疗，从而导致了部分脊髓的不可逆性损伤。周建华等[34]认为在脊髓及时解除压迫后，最好在术后 3 天内安排高压氧开始治疗，疗效较好。

治疗时限的选择：治疗次数视损伤时间和程度而定[35]。24 h 之内的损伤，最好每天做 2 次治疗；超过 1 天的损伤，一般每天做 1 次治疗即可。损伤轻、治疗及时，可治疗两个疗程，反之，则连续治疗 3、4 个疗程以上。脊髓损伤中期自伤后 2 ～ 3 周开始延续到伤后 2 年以上，恢复缓慢，治疗中部分患者因恢复慢易丧失信心，因此多数患者未能坚持足够的 HBO 治疗。周建华等[34]认为术后高压氧连续治疗 30 次以上疗效较好。应用高压氧综合治疗脊髓损伤时，最好在术后 3 天内开始并且治疗次数超过 30 次，这样就会使患者症状改善明显，治疗时间缩短，病残率降低，提高了患者的生存质量，具有显著的社会效益。

五、高压氧（HBO）的绝对禁忌证

颅内活动性出血是高压氧（HBO）的绝对禁忌证，对疑有颅内活动性出血的患者，绝不能贸然进舱治疗。对长期昏迷、持续性植物生存状态的患者和严重后遗症的患者应采用多阶段的长疗程高压氧治疗，可望促醒和逐渐康复以及改善预后。HBO 治疗时机：颅脑外伤患者在生命体征稳定的前提下，排除颅内活动性出血，早期 HBO 治疗是一个重要原则。最佳 HBO 治疗时间为伤后 3 天内。

第三节　高压氧治疗煤矿瓦斯爆炸伤

煤矿瓦斯爆炸是突发性的灾难，患者成批出现，所产生的冲击波可直接或间接作用于人体，冒顶、棚子倒塌等造成爆炸伤、挤压伤、软组织挫伤、掩埋伤。爆炸时产生的高温使体表及呼吸道烧伤。爆炸时产生大量的有毒气体，主要成分是一氧化碳，可造成一氧化碳中毒[36-37]。主要表现为一氧化碳中毒、爆炸伤、挤压伤、掩埋伤、烧伤等，并且一部分患者合并一种或多种复合伤。高压氧治疗在对煤矿瓦斯爆炸伤患者的抢救治疗中占有重要地位。

煤矿瓦斯爆炸患者呈“成批性”，一部分患者合并一种或多种复合伤，需要多科室合作治疗。大批患者给高压氧治疗带来压力，1 天中开舱次数较多，应加强对氧舱的维护，发现问题立即解决，保证氧舱的正常运行，保证治疗的安全性。合理安排治疗，热情、友好地接待患者，认真做好进舱前的宣教及心理护理，做好危重患者在舱内的护理及治疗，保持舱内外环境安静、整洁、舒适，调整

好舱内温度，增强患者的信心，使患者能积极配合治疗，并加强消毒、通风，压缩空气的净化，避免交叉感染[38]。

高压氧在煤矿瓦斯爆炸伤的治疗原理：高压氧能增加血氧分压，加速碳氧血红蛋白的解离，促进一氧化碳的清除，使血红蛋白恢复携氧功能，改善大脑等组织的供氧，改善一氧化碳中毒的头昏、心慌、胸闷、心悸等症状。高压氧改善组织缺血，能收缩血管，降低毛细血管的通透性，减少渗出，改善受损神经的缺氧状态，减少痛性炎症介质的产生、释放，减轻或缓解周围神经的疼痛症状，促进受损伤周围神经的再生、修复，对烧伤、挤压伤、软组织挫伤、神经损伤有治疗作用[39-40]。

高压氧治疗中毒性肺水肿疗效显著，其作用机制比较复杂，尚待研究阐明。赵华[41]认为本例在加压治疗 15 min 左右、舱内氧分压尚未明显增高时，病员呼吸频率已减慢，自诉症状好转，是否与呼吸道中压力增高有关，值得探讨。另外，肺水肿时，动脉血氧张力在 3.99 kPa(30 mmHg）或更低，造成心肌严重缺氧，乳酸蓄积。由于液体部分阻塞呼吸道，常压下吸入纯氧，动脉血氧张力也不会超过 9.31 kPa（70 mmHg），但在高压下吸氧，动脉血氧张力可提高至 13.3 kPa（100 mmHg）以上，从而能改善毛细血管壁的缺氧和纠正心肌缺氧，有助于防止肺水肿紧急缺氧而致死。同时高压氧纠正了肾缺氧，使水钠排出增加，也有利于肺水肿的消退。作者体会高压氧治疗肺水肿确有实效，但应密切观察病情变化，宜采用慢速均匀减压法；此外，用单人氧舱抢救治疗时，患者头应侧卧，以防止发生呼吸道阻塞窒息。

因此，在煤矿瓦斯爆炸的抢救治疗中，高压氧治疗有着重要的地位。在排除高压氧治疗的禁忌证后均应尽早做高压氧治疗。同时做好氧舱的维护、消毒、通风、压缩空气的净化，避免交叉感染。合理安排治疗患者，做好进舱前指导及危重患者舱内护理，以保证治疗的安全性。

第四节　高压氧舱治疗后饮食护理

高压氧治疗颅脑损伤有较好的疗效，它不仅对颅脑损伤昏迷有促醒作用，而且对恢复期的失语、偏瘫等后遗症有促进康复的作用。如何在高压氧治疗期间给予患者合理饮食指导？使患者既能保证在高压氧治疗时舒适，又能保证营养合理，促进患者的康复，现介绍如下：

1. 不宜过饱，宜进食易消化食物　高压下唾液分泌减少，往往有口渴感。气压较高，腮腺分泌抑制越明显，胃液的反射性分泌也明显受抑制，故不宜饱餐后立即进行高压氧治疗，最好在餐后 0.5 ～ 1 h 进舱进行治疗。高压氧使胃肠道平滑肌张力增强，肠道内气体被压缩，体积缩小，肠蠕动增强，气体弥散，吸收增强，常会引起便意，进食过饱会引起舱内排便。我们在治疗中就遇到这样的病例：患者，男，35 岁，脑挫裂伤清醒后，有偏瘫、言语不清后遗症。进行高压氧治疗时，随着病情好转，患者食欲增加，第 8 次时由于吃得过饱，而出现在舱内排便现象，患者感到十分难为情，而且也影响了下一舱患者的治疗。因此护理人员除了指导患者要在治疗前一餐不要吃得过饱外，还要叮嘱患者进舱前排空大小便。

2. 不要给易产气的食物　治疗当天禁食牛奶、豆类、韭菜、芹菜，夏天不要喝汽水、啤酒。因为这些食物在肠道内产气，治疗减压时，气体膨胀易引起腹痛。这不仅引起患者的痛苦，而且易与减压病相混淆。

3. 营养充足，膳食合理多样化　蛋白质、脂肪是维持脑功能恢复的主要物质。宜选用含优质蛋白质，营养丰富，制作细、碎、软，易消化的食物，如肉、鸡蛋、鱼、苹果、花生、动物内脏、核桃等。除了高压氧治疗前一餐，其他 2 餐可进食牛奶。此类患者每日进食还应予以粗粮、细粮、杂粮等碳水化合物。在正常情况下脑组织可用脂肪分解的中间产物酮体来作为能源。但脑功能受损后，酮体不能恢复其功能。因此每日膳食中必须有适量碳水化合物，以保证酮体来源。每日保证进食新鲜的蔬菜、水果，包括根茎类、叶菜类，新鲜的绿色蔬菜、水果、菠菜、胡萝卜、橘子、香蕉等含丰富维生素的食物。无机盐、微量元素在人体内含量虽少，但对人体健康及脑功能恢复有重要作用。芝麻、海带、虾皮、黑木耳、花生、干果中含有丰富的无机盐、微量元素，指导患者在饮食中增加这些食物。

4. 注意食品的味道　应注意食品感官形状、色香、味美，以增加食欲。烹调方法要合理，避免营养素的损失。

5. 要注意食品卫生　颅脑损伤患者身体抵抗力差，容易出现腹泻、痢疾等胃肠道疾病，特别是夏天更不要让患者进食生冷不洁食物，防止食物中毒。

保持良好的进食习惯，按时进餐，不暴饮暴食，特别是恢复期患者，高压氧使食欲增加，应合理安排三餐：早餐占 25% 左右，中餐占 50%，晚餐占 25%，创建良好的进食环境，如数人同时进餐，可播放轻音乐等；饭前饭后不做大运动量的康复锻炼，忌强迫进食等。

（王潇飞　申小红）

参考文献

[1] 王强，刘垒．高压氧医学教程．北京：军事医学科学出版社，2008：9.

[2] 刘朝生，龙贤亮，周晖．高压氧治疗副作用和并发症的分析．医学临床研究，2008，25（7）：1311-1312.

[3] 孔磊，许立民，盘晓荣等．高压氧治疗并发中耳气压伤的原因分析与预防对策．中国临床新医学，2011，4（8）：711-714.

[4] 廖才媛，刘应生，王海云．高压氧治疗引发中耳气压伤的原因分析．中华航海医学与高气压医学杂志，2010，17（6）：360-361.

[5] 胡慧军，潘晓雯，孟祥恩．长期高压氧治疗的住院患者并发症情况分析．北京医学，2006，28（12）：754-755.

[6] 侯群，陈方烨，范晓红等．70 岁以上老年患者的高压氧治疗探讨．现代中西医结合杂志，2004，13（10）：1311-1312.

[7] 陈凤荣．婴儿高压氧舱治疗的不良反应分析及护理对策．光明中医，2009，24（5）：960-962.

[8] 薛磊，范建中．高压氧治疗颅脑损伤的副作用和并发症分析．中国临床康复，2004，8（28）：6195.

[9] 赵远思，隋秋珍，吴建燕．高压氧治疗致气颅一例．临床误诊误治，2000，13（1）：10.

[10] 梁旭东，陈绍喜．高压氧引起张力性气颅一例．临床误诊误治，2004，17（8）：590.

[11] 王兆，杨蕾，陈微微．胰性脑病行高压氧治疗后并发气道大出血．临床误诊误治，2007，20（5）：41.

[12] 黄子通，蒋健，周荣斌．现代复苏医学．北京：人民卫生出版社，2009：1.

[13] 李宁，黄怀主．高压氧临床治疗学．北京：中国协和医科大学出版社，2007：9

[14] 杨勐航，邵晓光，孙学军等．高压氧预暴露对急性氧中毒大鼠模型惊厥潜伏期影响的实验研究．中华航海医学与高气压医学杂志，2010，17（6）：329-331.

[15] 尚巍，姜秀海．医用氧舱安装时易忽视的问题及应对措施．中国医学装备，2010，7（1）：57-58.

[16] 易声禹，只达石．颅脑损伤诊治．北京：人民卫生出版社，2009：90-91.
[17] 王忠诚．神经外科学．武汉：湖北科学技术出版社，2009：279-299.
[18] 包映晖．脑组织氧分压监测在颅脑外伤中的应用．国外医学·神经病学神经外科学分册，2000，27（2）：104-107.
[19] 刘金玲，隋文乐，崔毅等．高压氧治疗颅脑外伤疗效及影响因素分析．中华物理医学与康复杂志，2004，26（2）：88-89.
[20] 张保山，王辉．早期应用高压氧治疗重型颅脑损伤的临床研究．第四军医大学学报，2007，28（10）：959.
[21] 龚锦涵．医用高压氧专业岗位培训教材．上海：全国医用高压氧岗位培训中心，2008：10.
[22] 林秀芳，何凡，黎晓宁．高压氧治疗并发中耳气压伤的原因分析及护理．当代护士：学术版，2009，（2）：62-63.
[23] 伍国华，朱延丹，钟江等．高压氧治疗并发中耳气压伤的原因分析及护理对策．赣南医学院学报，2008，28（6）：934.
[24] 胡玉霞．高压氧治疗中患者的心理变化和护理．重庆医学，2007，36（12）：1216-1217.
[25] 黄怀，鲍锦华，徐洁明等．高压氧治疗发生中耳气压伤84例分析．中华理疗杂志，2001，24（4）：237-238
[26] 王秋芳．高压氧救治急重症患者的护理．实用全科医学，2008，6（5）：545-546.
[27] 田琳．意识障碍患者高压氧治疗致中耳气压伤的预防．护理学杂志，2010，25（21）：34-35.
[28] 陈丽娟，冯志仙，王荣珍等．高压氧治疗突发性耳聋并发中耳气压伤的原因分析和预防．全科医学临床与教育，2008，6（5）：400-402.
[29] 孔磊，李惠敏．高压氧治疗并发中耳气压伤的预防及护理进展．中国实用护理杂志，2010，26（35）：7-10.
[30] 吴巧宁，陈照坤．颅脑损伤患者高压氧治疗的护理进展．护理学杂志（外科版），2008，23（4）：76-78.
[31] 房卫红，彭慧平，汤永建等．高压氧治疗中舒适护理的应用．护士进修杂志，2007，22（2）：184-185.
[32] 李温仁，倪国坛．高压氧医学．上海：上海科学技术出版社，1998：75.
[33] 靳安民，徐印坎，张文明等．高压氧对急性脊髓损伤诱发电位影响的实验观察．中华骨科杂志，1989，9（2）：133.
[34] 周建华，尹庆水，潘刚明．脊髓损伤的高压氧治疗及其时机、时限的疗效观察．实用医学杂志，2010，26（18）：3342-3344.
[35] 陈亮清，白龙，谢振宇等．高压氧治疗脊髓损伤的时机选择及疗效评价．临床和实验医学杂志，2008，7（10）：89-90.
[36] 叶松．瓦斯爆炸的特点与救治研究．锦州医学院学报，1999，20（5）：196-197.
[37] 徐长广，王淑华．煤矿瓦斯爆炸伤的临床特点．黑龙江医学，2005，29（6）：430.
[38] 王捷，刘严．高压氧治疗时患者的心理状态调查及护理．中华中西医杂志，2004，5（9）：3-4.
[39] 李温仁，倪国坛．高压氧医学．上海：上海科学技术出版社，1998：249-480.
[40] 高春锦，杨捷云，瞿晓辉．高压氧医学基础与临床．北京：人民卫生出版社，2002：28-75.
[41] 赵华．高压氧治疗煤矿瓦斯中毒并发肺水肿一例．中华航海医学杂志，1995，2（3）：27.

第七章

瓦斯爆炸伤害后挤压综合征与急性肾损伤

第一节 挤压综合征与急性肾损伤

一、挤压综合征的定义

挤压综合征（extrusion syndrome，ES）也叫创伤性横纹肌溶解症（traumatic rhabdomyolysis），于1910年由德国作者首先报道，他们发现埋在建筑废墟下的士兵被救出后通常出现以下症状：肌肉疼痛、四肢无力以及棕色尿。直到20世纪40年代，针对在伦敦遭受空袭后四肢被压的伤员所表现出的症状，肾病学家Bywaters和Beal才提出了挤压综合征的明确定义：休克、肢体肿胀、茶色尿以及伴随出现的肾衰竭。现在比较公认的定义为：四肢或躯干遭受重物长时间挤压，在挤压解除后出现的一系列与骨骼肌坏死相关的损害效应，包括肢体肿胀、肌红蛋白尿、高血钾和急性肾损伤（acute kidney injury，AKI）等。

挤压综合征发生的常见原因多为创伤性横纹肌溶解，挤压伤可能导致终生残疾或死亡。据国家卫生统计中心统计，外伤性横纹肌溶解症的总发病率为0.1/10万，是最少见的外伤型损伤之一。瓦斯爆炸伤害后挤压综合征常见，其发病机制与创伤后发生的挤压综合征有所不同，其损害发生包括创伤性与非创伤性横纹肌溶解症两种病理过程，由于瓦斯爆炸后出现的挤压综合征的临床流行病学、致病原因、发病机制、诊疗过程及预后与常见的压榨掩埋伤后出现的挤压综合征有许多不同，且文献中少见相关报道，尤其是在面临大批瓦斯爆炸伤员入院时，容易出现漏诊和误诊，导致严重后果，应引起特殊关注。

二、瓦斯爆炸伤害后挤压综合征的流行病学特征

据统计，煤矿事故中挤压伤的发生率可高达20%（图7-1）。特别是在煤矿瓦斯爆炸后，部分病例出现了挤压综合征，且常被漏诊，如果处理不当，将会导致一系列严重后果甚至死亡。因此，对于提高治疗效果来说，早期识别和积极治疗是很有必要的。所以参与煤矿瓦斯爆炸抢救的临床医师

必须对以下人群中可能出现挤压综合征的伤员提高警觉：其流行病学特征有以下几点，即有瓦斯爆炸现场中毒昏迷史，长时间肢体自压后被人救出，入院后逐渐出现肢体肿胀、茶色尿以及伴随出现肾衰竭；而实际情况是常被漏诊，直到伤员尿量减少、出现茶色肌红蛋白尿甚或无尿等症状出现后，才引起医务人员的注意，影响了早期的诊断和治疗，也增加了后期治疗的难度以及导致残疾和死亡的危险性。

临床抢救中导致诊断困难、漏诊、误诊和延误治疗的原因可能有：①缺乏对瓦斯爆炸复合伤的知识，煤矿瓦斯爆炸伤害发生后，大量伤情不同的伤员涌入医院并被收入不同科室住院，因瓦斯爆炸伤为典型的复合伤，其他科室医师对此可能没有经验和认识；②急救医师人手不足，多被安排去处理那些有明显损伤或危重的患者，而有一部分早期挤压综合征伤员在事故发生时，远离爆炸现场，甚至不知道井下发生瓦斯爆炸，除在井下有 CO 中毒昏迷史外，可能没有烧伤、骨折，在救出后不久即可以行走及正常饮食，甚至脱离现场自行去洗澡后才来住院，常被误认为是“健康的患者”，易被忽视；③在早期缺乏典型的临床症状，难以诊断，有些深在的、隐蔽的症状和体征易被忽视；④伤员入院后常有精神损害表现，如恍惚、狂躁、不愿说话或喋喋不休，无法正确主诉，不易得到完整的病史资料。

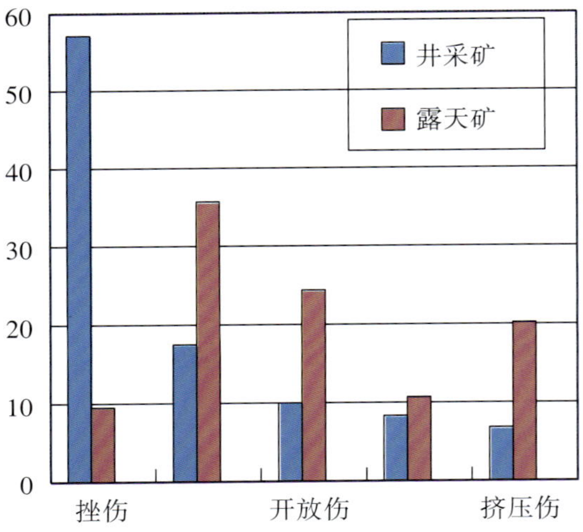

图 7-1 煤矿井下引发挤压伤的发生率

三、挤压综合征的形成机制

挤压综合征以肌红蛋白尿和急性肾衰竭为主要特征，且急性肾衰竭多为少尿型，其形成机制可有以下方面：

（一）创伤性横纹肌溶解

这是在肌肉组织受压迫导致肌肉纤维受到直接损伤时产生的。当肌肉组织受压迫时，血流循环停止造成局部缺血，细胞受损和死亡的时间与挤压力有关，骨骼肌通常能够忍受局部缺血达 2 h 而不会造成永久性损伤。在受压后 1.5 h，骨骼肌尚可耐受，肾功能不会出现明显的改变；超过 2 h，就会出现超微结构的损伤，细胞会产生一些可逆性的损伤，肾功能损害有可能恢复；一旦超过 7 小时，肌肉细胞就会发生溶解，组织通常发生不可逆性坏死。除了局部缺血造成的细胞损伤外，挤压力给细胞带来的直接损伤导致细胞膜破坏和胞内钠、钙离子通道开放。这些通道开放的结果使钠离子和钙离子向缺氧细胞转移并破坏肌原纤维蛋白，最终导致细胞膜功能障碍加剧；局部压力升高引起需氧新陈代谢的降低，进一步加剧了血流减少和局部缺血，最终导致细胞死亡并释放肌红蛋白。肌红蛋白是一种氧结合分子，属于血红素蛋白家族，相对分子质量为 176 000，包括 154 个氨基酸残基，它由一个血红素辅基和一个珠蛋白组成，当被释放到血液循环尤其是酸性环境如血流灌注不足的环境中时，会分裂形成珠蛋白和高铁血红素。当肌肉损伤超过 100 g 时，由于肌细胞的破坏导致肌红蛋白释放进入循环。游离的肌红蛋白经肾小球滤过后造成肾小管阻塞，引发急性肾衰竭。特别是在酸性尿（pH < 5.4）存在的前提下，大量肌红蛋白入血自肾小球滤出后，流经肾小管时，在酸性尿液中形成不溶性的酸性正铁血红蛋白管型，肌红蛋白及其分裂物会对肾小管有毒性作用并与 Tamm-Horsfall 蛋白结合形成管型，沉积在肾小管中发生阻塞，使肾小管上皮发生变性、坏死，造成肾衰竭。

总之，肌红蛋白引发急性肾衰竭的病理生理机制包括：肾血管收缩、小管腔内管型形成和肌红蛋白的直接毒性作用。而自由基产生和脂质过氧化则是肌红蛋白导致急性肾衰竭（acute renal failure，ARF）的主要原因。

（二）血管痉挛作用

创伤时机体释放大量肾上腺素、去甲肾上腺素、加压素、血管紧张素Ⅱ、内皮素等血管活性物质，使肾内小血管收缩，导致肾血流量下降，肾小球滤过率下降，肾小管上皮细胞缺血、坏死。

（三）低血容量休克

挤压伤会通过失血和损伤组织中细胞外容积的快速变化引起血容量减少。当损伤发生低血容量休克时，肾血流灌注不足（通常情况应获得心输出量的 25% 灌注）时将会使肾小管缺血、缺氧，肾小管上皮变性、坏死，导致急性肾衰竭。肌红蛋白在肾小管内沉积形成管型结构，造成机械阻塞和毒性作用，血流灌注不足能使这种作用加剧。

（四）缺血再灌注损伤

在救援后对受伤和缺血部位进行快速循环恢复也会造成伤害，这是因为机体组织的缺血缺氧可产生大量氧自由基，其氧化作用极强，再灌注能引起中性粒细胞活性的增强和自由基的释放。超氧化物（氧的阴离子形态）与过氧化氢反应生成羟基，大量羟基的聚集能造成细胞内分子的破坏以及脂质的过氧化反应。脂质的过氧化反应会导致细胞膜的破坏以及细胞的溶解。这种破坏能加剧已损伤细胞对液体、钙离子和钠离子的吸收。液体可能大量迅速地在损伤肌肉累积并造成血容量不足。胞内压力与缺血再灌注的第二个不利影响是使已破坏细胞的碎片进入血液循环。这些细胞碎片包括钾离子、磷以及肌红蛋白，而后者是引起与挤压综合征同时发生的急性肾衰竭的主要因素。

（五）细胞因子作用

严重挤压时，机体内可产生大量的细胞因子，产生高钾血症，血清 BUN、Cr、K^+ 明显升高，引起全身过度炎症反应，导致毛细血管渗出，内皮细胞损害，微血管血栓形成，最终导致微循环障碍、组织灌流不足，加重肾损害。

四、瓦斯爆炸伤害后挤压综合征的病理生理学特征

瓦斯爆炸后挤压综合征的发病机制虽然目前没有明确的结论，但一般认为与 CO 及其他有毒混合气体吸入性中毒、昏迷后自体挤压、寒冷等因素有关。Sefer 等指出急性 CO 中毒可引起非创伤性横纹肌溶解，同时还可导致急性肾衰竭，所以 CO 中毒对瓦斯爆炸伤害后挤压综合征的发病起着极为重要的作用。瓦斯爆炸第二致伤因素为有害气体，井下瓦斯爆炸是以沼气（CH_4）为主的多种易燃气体爆炸，爆炸后产生多种有毒气体：CO、CO_2、NO_2、NO、乙烯、乙烷、H_2S 等，其主要成分是 CO，但也可能有其他有毒气体如窒息性气体 H_2S；据有关部门测定现场 CO 浓度较正常高 400 倍，实测某矿瓦斯爆炸后 CO 浓度为 2% ～ 4%，一般情况下很少低于 0.4%，而 CO 浓度达到 0.4% 时短时间即可致命，含量达到 1% 时吸入后将迅速死亡，CO 吸入呼吸道后，立即与血红蛋白结合形成 HbCO，Hb 与 CO 的亲和力比 O_2 与 Hb 的亲和力大 200 ～ 300 倍，而 HbCO 不能携带氧，且不易分解，比 HbO_2 离解慢 3600 倍，同时 HbCO 影响氧合血红蛋白的解离使氧不易释放，严重阻碍氧的摄入、释放与传递，降低组织 O_2 浓度，造成内窒息，加重组织缺氧。

CO 也与肌球蛋白结合，影响细胞的氧弥散，而损害线粒体中的细胞色素 a_3（cytochrome a_3），延缓还原型辅酶 I 的氧化，抑制组织呼吸，加重 ATP 损耗，随着 ATP 的缺乏，钠泵不能转运，钠离子积累导致组织细胞水肿，加重缺血、缺氧。同时，由于酸性代谢产物增多，组织通透性增高，加

重组织水肿。

瓦斯爆炸后挤压伤综合征涉及的部位常为一侧的躯干或下肢，这种不对称损伤的症状提示，发病原因除外 CO 中毒等非创伤因素外，也有创伤性因素的存在，如自体挤压和寒冷等因素作用于损伤肢体，与机体 CO 中毒产生协同作用；与一般挤压伤综合征相比，虽然其自体压伤力量不大，受压时间也短，但可涉及多处肢体，主要发生在与地面有接触受压的躯干肌肉丰富部位，病情严重，治疗难度大，死亡率高。而且在 CO 中毒及挤压伤综合征并存时，挤压伤综合征症状可被 CO 中毒所掩盖，容易被漏诊而延误治疗，应引起煤矿卫生系统医师的高度关注[1-5]。

五、瓦斯爆炸伤害后挤压综合征的诊断

（一）挤压综合征急性肾损伤（AKI）危险因素

1．被挤压的肢体的范围　1 个肢体遭受挤压后，AKI 的发生率为 50%，2 个肢体挤压后，AKI 的发生率为 75%，3 个及以上肢体挤压后的发生率为 100%。

2．挤压时间。

3．年龄。

4．血清肌酐、尿酸、肌红蛋白、LDH 和肌酸激酶水平。

5．是否合并慢性疾病。

（二）临床表现

常分为局部表现和全身表现。

1．挤压综合征局部表现——骨筋膜室综合征，主要表现如下：

（1）挤压解除后受伤肢体远端肿胀迅速加重，逐渐出现缺血、坏死（图 7-2）。

（2）肢体表面逐渐出现坏死、破溃（图 7-3）。

（3）深层肌肉坏死重于浅层肌肉（图 7-4）。

（4）肌肉坏死区分布不规则。

（5）伤道出血变化多端（图 7-5）。

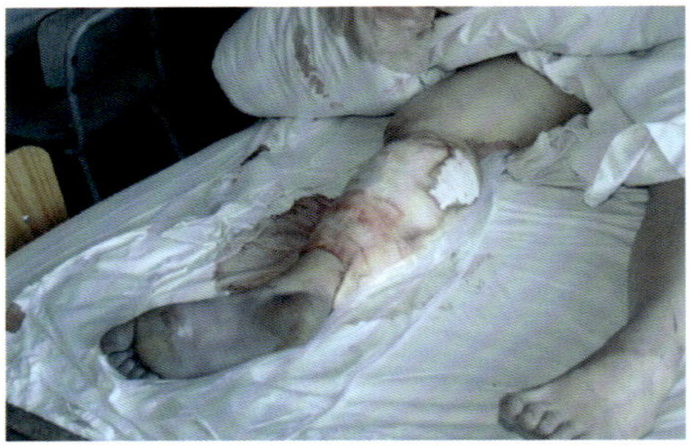

图 7-2　肢体缺血、坏死

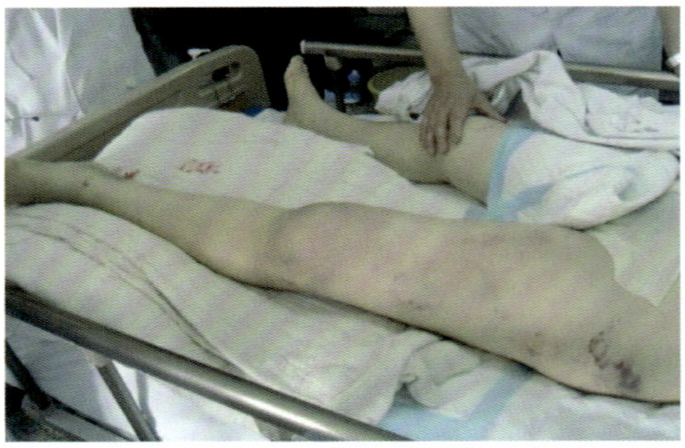

图 7-3　肢体表面坏死、破溃

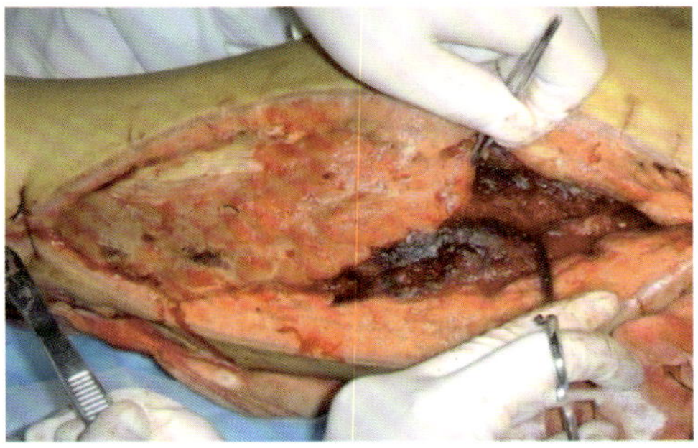

图 7-4 深层肌肉坏死重于浅层肌肉

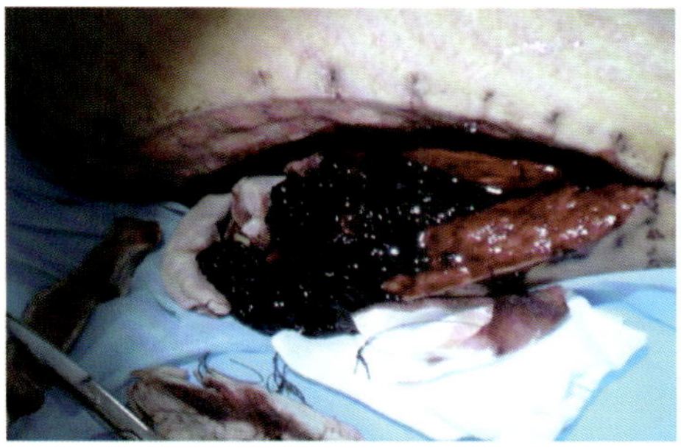

图 7-5 伤道出血凝固

2. 全身表现 挤压综合征的临床表现的严重程度与受压时间、挤压物体重量、受压部位和范围有关。有些挤压时间不长、肢体损伤表现不重的伤员依然可以出现挤压综合征，应予以高度重视。

（1）急性肾损伤（acute kidney injury，AKI）：近年来确认，急性肾损伤与肾功能不全是两个不同的概念，AKI 诊断标准为：肾功能急剧下降，48 小时内 Scr 增加到损伤前 1.5 倍或增加 6.4 μmol/L，和（或）尿量少于 0.5 ml/(kg· h)，且持续 6 小时以上。

（2）易发生致死性高钾血症：挤压部位因有大量肌肉坏死而释放大量钾离子，再加上肾衰竭排钾困难，故在少尿期血钾可迅速上升，甚至达致命水平。日本的岛崎修次指出，高钾血症是引起被救出时“健康的患者”在获救后猝死的主要原因。

需要加倍注意的是：在紧急生化检测困难的情况下，心电图是发现高钾血症最佳的手段，但心电图未发现上述征象并不能排除高钾血症（表 7-1）。

（3）易合并低血容量和中毒性休克：早期因大量体液进入组织间隙致有效循环不足，可出现低血压甚至休克，在发生急性肾衰竭的少尿期，血容量增多，血压可升高。

表 7-1 血钾水平与心电图表现

血钾水平 mmol/L	心电图表现
6 ~ 7	T 波尖陡
8	P 波消失或 P 波与 QRS 波群关系消失
10	增宽、异常的 QRS 波群
11	双相变异（QRS-ST-T 波融合）
12	室颤或心脏停搏

（4）严重水、电解质失衡，代谢性酸中毒：肌肉缺血坏死后，有大量酸性物质释出，使体液 pH 降低。创伤后组织分解代谢加速，大量中间代谢产物积聚，非蛋白氮、尿素氮迅速增高。临床上常有头痛、恶心、烦躁等酸中毒、尿毒症表现。

（5）易出现低蛋白血症、营养不良。

（6）易合并凝血功能紊乱。

（7）易合并 DIC、ARDS 以及 MODS。

（8）易合并重症感染、脓毒血症。

（三）诊断依据

1．井下瓦斯爆炸伤害后 CO 中毒昏迷外伤史。

2．持续少尿或无尿 48 h 以上，尿色在 24 h 内呈红棕色、深褐色，于 12 h 达到高峰，1 ~ 2 天后自行转清。

3. 尿中出现蛋白、红细胞、白细胞及管型。

4. 经补液及利尿剂激发试验排除肾前性少尿。

5. 血肌酐和尿素氮每日分别递增 44.2 μmol/L 和 3.57 mmol/L，血钾每日以 1 mmol/L 上升。

6. 血气分析显示代谢性酸中毒。

7. 肌红蛋白血清值正常低于 85 ng/ml，由于瓦斯爆炸伤害后挤压综合征肌肉损伤常常比较隐匿，可未被发现，但化验结果可超过 150 000 ng/ml。血清肌红蛋白的水平在起初可高于尿肌红蛋白指标，随着肌红蛋白在体内被清除，尿中的肌红蛋白量将会高于血清。同时追踪观察血清和尿肌红蛋白值是分析挤压伤进展与情况的最好方法。

8. 肌酸磷酸激酶（CPK）是肌肉损伤的另一个标记物，CPK 可随着肌肉的破坏而释放。横纹肌溶解症患者的 CPK 水平异常增高，通常超过 30 000 U/L，与受损肌肉量有关。当 CPK 值达到 5000 U/L 时，肾衰竭发生率会显著增加。此时应当对患者采取积极的评估与干预治疗。

CPK 和肌红蛋白的半衰期大约分别是 115 天和 3 小时，在制订治疗方案时，应同时追踪 CPK 和肌红蛋白的水平变化，并区别分析。

六、挤压综合征急性肾损伤的预防与治疗

（一）防治原则

1. 严密观察

（1）对伤员的病情进行综合评估和必要的检查。

（2）准确记录尿量，尿常规检查。

（3）挤压伤严重的患者，首先查心电图，确定有无高血钾表现。

（4）抽血查血常规和血生化，包括尿素氮、肌酐、尿酸、肌酸激酶、转氨酶、白蛋白、总蛋白以及电解质、血和尿肌红蛋白。

（5）在入院的第 1 周，血生化和酸碱状态应每天多次检查。

2. 分级预防 挤压综合征后的 AKI 及高钾血症是可预防、可治愈的，早期给予水化和碱化治疗是关键。

一级预防：在开始接诊后 6 小时之内早期实施水化（液体复苏）和碱化治疗，是防止挤压综合征急性肾损伤的关键。对心脏病或者老年患者，应避免补液过量引起容量负荷过重。

多学科协作，妥善处理受伤肢体是防治急性肾损伤和其他严重并发症的关键。切忌等到患者已少尿、无尿或心律失常，甚至心脏停跳才被动抢救患者。

二级预防：早期发现轻、中度血钾异常（< 7 mmol/L）、血肌酐水平升高（< 707 μmol/L）的患者，及时给予综合治疗，以防止发展至肾衰竭。

得到医疗救治的 3 ～ 4 天以后，是急性肾损伤、脓毒血症和多脏器衰竭等严重并发症的高发时段，可以间断进行血液透析，特殊血液净化技术如连续性血液滤过 / 滤过透析（连续性肾替代治疗，continuous renal replacement therapy，CRRT）应作为挤压综合征的救命措施。腹膜透析疗法不作为首选。对无尿和少尿的患者，水、电解质酸碱平衡以及能量等应给予精细管理。

3. 救治步骤 矿难发生后挤压综合征急性肾损伤救治的主要步骤应参考 1989 年成立的“肾灾难援救特遣队”（Renal Disaster Relief Task Force，RDRTF）所制定的《重大灾害后挤压伤者处理指南》进行。

4. 液体复苏

（1）现场可以先用等渗盐水，补液速度是每小时 1 L［10 ～ 15 ml/（kg·h）］。

（2）救出后立刻输注低渗盐水，在每次第 2 或第 3 L 低渗盐水中，加入 50 mmol 碳酸氢钠溶液（通常第一天给予总量为 200 ～ 300 mmol 碳酸氢钠溶液），保持尿液的 pH ＞ 6.5。

（3）每天补液 6 ～ 12 L，理想尿量应当超过 300 ml/h。

（4）为降低室腔压力，如果尿量超过 20 ml/h，在每升液体中再输入 50 ml 的 20% 甘露醇［1 ～ 2 g/kg（总量 120 g）］，输液速度为 5 g/h。

（5）密切监测救治后患者的液体摄取量和尿量。

（6）根据临床病程或中心静脉压测定值确定补液量：由于液体在受损伤肌肉中的蓄积所致（可能超过 4 L），对于腔室综合征和其他原因引起体液丢失的患者，尿量可能显著低于补液量。

5. 纠正电解质紊乱

（1）高钾血症是常见的致死原因，避免经验性给予含钾液体，在转运前给予患者钾结合剂，如聚苯乙烯磺酸钠。

（2）低钙血症应仅在引起症状时再纠正。

（3）任何其他电解质紊乱（高磷血症、高钙血症、高钠血症、低钠血症、甚至是低钾血症）均可出现，且应给予治疗。

（二）挤压综合征的治疗

瓦斯爆炸伤害后挤压综合征的治疗涉及多个学科，其中主要涉及 ICU、心肾内科、骨科、整形外科等专业，需要所有以上科室的协同工作，才能保证伤员获得及时有效的治疗和良好的预后[1-11]。

1. 内科治疗

（1）水、电解质紊乱的治疗：通过补液及血管扩张来防止肾衰竭，血管扩张有助于改善由于血流灌注不足引发的酸中毒。可选择大孔径外周血管穿刺置管、中心静脉留置导管或者锁骨下静脉留置插管来建立血管通路，同时要监测血压、中心静脉压。在使用快速血管扩张法来纠正心动过速或低血压时，应当以初期输液疗法为指导，输液应采用等渗氯化钠溶液或乳酸林格液并控制输液速度在 1 ～ 1.5 L/h，进行连续输注，并密切观察小时尿量的变化，争取达到尿量 300 ～ 400 ml/h，扩充血容量过程中防止肺充血。根据具体情况，可补充部分血液或血液制品。在给患者输入新鲜冷冻血浆或血小板时注意可能出现凝血功能障碍。如果扩充血容量在超过损伤后 6 h 才开始，可以通过在每升补液中加入 50 mmol 当量的碳酸氢钠来使尿碱化，尿碱化将有助于防止肾衰竭。在碱性尿环境中，肌红蛋白产生的毒性作用会更小。维持尿 pH 为 6 ～ 7 为止；尿的正常 pH 范围是 4.6 ～ 8。当尿 pH ＞ 7.5 时会造成患者碱中毒。可以用注射 20% 甘露醇溶液的方法进行强迫利尿，初始注射剂量为 25 g/h，以后逐渐减到 5 g/h，一旦患者有了足够的尿液排出量，由此形成的“拉力”就能增强血管扩张所形成的“推力”。甘露醇的渗透性利尿作用能增加尿量并促进消除肌红蛋白。甘露醇还能通过使液体由血管外向血管内流动来降低筋膜间区压力，这样既可以促进组织灌注，还可以像自由基清除剂一样保护肾免受氧化剂的损伤。注射甘露醇时应当化验监测电解质紊乱的情况，当低血钾和渗透压升高时提示脱水。受损的肌肉组织会释放大量的钾形成高血钾，使用利尿剂后，可有效降低钾的浓度。应当避免使用可导致尿酸性化的髓袢利尿剂如呋塞米。但是，当创伤性横纹肌溶解症患者 CPK ＞ 5000 U/L 或更高时，碳酸氢钠或是甘露醇等治疗手段对肾衰竭、血液透析或死亡等的总体发生率无明显影响。

（2）肾功能不全：初始血清肌酐值超过 17 mg/L，对输液无反应以及通过利尿每天不超过 400 ml 尿量的患者，必须采用血液透析治疗。血浆的 CO_2 浓度、血尿素氮含量、钙离子浓度、血肌酐含量以及血尿是诊断急性肾衰竭进展或是否需要进行血透治疗的重要辅助检查。对于血容量依赖型患者，连续性静脉 - 静脉血液滤过治疗可能是最佳血透方案。肾损伤会加剧血钾显著增高的风险，应对挤压伤患者进行连续心脏监测并将心电图作为评估高钾血症的指标，高钾血症患者的心电图中会出现高尖状 T 波、PR 间隔期延长、P 波的减少，QRS 波增宽并复合形成一个正弦波是心脏停搏的前兆。高钾血症的标准治疗方法中，血液透析应作为首选确定性治疗方案，其他方案如静脉注射钙剂、胰岛素、葡萄糖以及口服离子交换树脂亦可延缓症状的发生。

（3）高钾血症的治疗：常用的治疗方法包括：氯化钙、胰岛素、聚苯乙烯磺酸钠、沙丁胺醇及血液透析。其作用机制见表 7-2。

表 7-2 高钾血症的治疗

血钾的拮抗	钙与钾有对抗作用。当患者出现循环衰竭的症状时，氯化钙作为首选药物，每 10 ml 10% 的氯化钙溶液中所含的钙离子是相同体积的葡萄糖酸钙溶液中所含钙离子的 3 倍
细胞转运	静脉滴注 1 mmol/L 胰岛素和葡萄糖能使钾离子移入细胞内。用药量：静脉注射 10 U 正规胰岛素和 25 g 葡萄糖
离子交换树脂	作为一种离子交换树脂——聚苯乙烯磺酸钠能跨越消化道黏膜，增强钾的消除。用药量：口服 30 g
沙丁胺醇	在低血浆水平可以连续雾化吸入沙丁胺醇来刺激胞内钾的摄取，不过目前不再广泛使用
血液透析	将钾离子从血液中透析出来

（4）将肾替代疗法作为一种救命程序对待，临床治疗 AKI——早期应用 CRRT 可以维持血流动力学稳定、提高溶质清除率、进行营养支持、清除炎性介质及提供多器官支持。其原则为：

1）充分透析是抢救成功的关键所在。

2）当出现下列任何指征时即开始透析：

a．肾衰竭症状，少尿或无尿，容量超负荷，持续恶心、呕吐，意识丧失等。

b．生化指标异常，如高钾血症和严重代谢性酸中毒。

c．可考虑对高钾血症高危的患者开始行预防性透析。

3）透析模式：应采用分子截留量 20 000 ~ 40 000 的高通量透析器实施透析或透析滤过，这对肌红蛋白（肌红蛋白相对分子质量 17 500）清除更有效。

4）透析剂量：视病情而定，3 次 / 周，甚至每天透析，避免血钾突然升高。

5）连续性肾替代治疗（CVVH、CVVHD、CVVHDF）适应证：

a．合并多器官功能衰竭。

b．全身炎症反应重。

c．严重酸中毒。

d．高容量负荷、血流动力学不稳定。

e．不宜搬动的危重患者。

（5）CO 中毒的治疗：瓦斯爆炸伤害后挤压综合征伤员由于同时合并 CO 中毒，需要通过面罩给氧或高压氧治疗，尽快纠正 COHb 血症，并在后期的治疗中，同时严密观察神志意识的变化，避免出现 CO 中毒后迟发型昏迷，一旦出现应及时抢救治疗。

2. 外科治疗

（1）骨折治疗：肢体处理是治疗挤压综合征的另一个重要内容，合并骨折的肢体不同于单纯肢体骨折，肢体肌肉和组织由于长期受压和循环障碍已经有部分坏死、严重炎症和水肿，进行深部手术操作极易引起感染、坏死、水肿加重，甚至骨髓炎等灾难性后果，加重全身症状，有时为保证生命必须进行截肢；由于必须保证后期治疗的需要如减张创面的换药、护理以及人工肾治疗，使用石膏或小夹板固定肢体均不能提供足够的稳定性，故必须对骨折肢体进行相对坚固的固定手术；解决这个矛盾的关键在于兼顾固定强度和减少手术创伤，利用微创技术完成内固定手术，临床可采用外固定架和髓内钉固定，缩短手术时间，减少手术创伤和出血，并获得骨折的稳定。

（2）肢体减压与创面治疗

1）受压严重肿胀的肢体，筋膜间区综合征可以通过在筋膜间区插入传导针直接测量筋膜内的压力来诊断。通常筋膜压力范围在 0 ~ 15 mmHg，当筋膜压力超过 30 mmHg 时就应当采取外科手术将筋膜切开来减压。

2）肿胀肢体在切开减压引流后，需要较长时间的暴露和换药处理，创面巨大，渗出多，水肿和坏死组织往往导致创面严重的感染，感染严重可导致菌血症、败血症，更加重肾衰竭引起的一系列症状，而创面的早期闭合负压封闭引流技术作为一种简单、有效的治疗方法，自 20 世纪 90 年代以来，已广泛应用于创伤后急性和慢性软组织无损修复，创面彻底清创后，将医用泡沫材料按创面大小或略小于创面修剪后覆盖创面，距创面 2 ~ 3 cm 正常皮肤处戳孔，将泡沫材料上的引流管引出，创缘周围与泡沫材料边缘间断缝合，将生物透性薄膜粘贴密闭整个创面，皮肤引流口确保不漏气。术后引流管 24 h 不间断接 50 ~ 60 kPa 负压。5 ~ 7 天后拆除医用泡沫，观察创面肉芽组织生长情况，并取肉芽组织送病检及细菌培养，创面不新鲜可更换新的泡沫覆盖并继续同前持续灌洗引流，肉芽生长良好后行二期减张缝合、手术植皮或皮瓣转移覆盖创面。

医用泡沫材料可在泡沫与创面间形成一个良好的接触面，持续负压吸引能彻底清除创面及腔隙内的渗液，保证创面洁净，避免局部渗液积聚，加速组织消肿，改善局部循环，在维持创面清洁的同时刺激局部肉芽组织增殖，加快创面的愈合，有利于感染创面早期植皮闭合创面，同时大大减轻了医护人员的工作量，改善了患者的生活质量，更为简单、经济。由于创面用生物透性薄膜覆盖，更便于观察创面的愈合情况。

使用医用泡沫应注意：①早期合理应用：对有明显适应证的患者早期使用可起到事半功倍的疗效，而对创面小、无明显感染或无严重感染威胁的损伤，则要权衡利弊，不应盲目滥用。②强调彻底清创的重要性，负压封闭引流不能代替清创手术，清除污染坏死组织，必要时反复清创仍然是必须遵循的原则。③术后管理不可忽视，生物透性薄膜的透氧及透湿性能有限，而且毛囊、皮脂腺的细菌会逐渐移至皮肤表面，故需定期更换和消毒。同时生物透性薄膜可被渗液浸湿而失去封闭作用，使得负压隔离作用减弱，要注意检查和更换。注意保持负压引流通畅，可持续冲洗泡沫材料，必要时及时更换。④预防性应用抗生素必不可少，由于创口内为相对厌氧环境，抗厌氧菌治疗不应忽视。手术前后的反复多次细菌培养和药敏试验是必需的。⑤加强营养，同时注意监测患者水、电解质的变化。每天吸出的渗出物中含大量蛋白，应注意监测、计算并及时补充营养需要 [11-20]。

七、在挤压综合征急性肾损伤救治中值得注意的问题

1．在灾害救援中，前期外科处理的效果对后期治疗影响较大。肾病科医师与外科、ICU 科、感染科等的密切合作十分重要。

2．对于挤压伤患者，筋膜和肌膜切开减压一定要彻底，必要时应进行截肢以保全生命。

3．在后续治疗过程中，继发复杂感染、严重出血，或者由于创伤过重引发心、肺、胃肠道等多

器官功能障碍等是导致院内死亡的主要原因。

4. 加强营养治疗，促进伤口的修复。

5. 合理应用抗生素控制感染。

6. 密切监测、充分评估并维护和支持重要器官的功能。

7. 对于两周内肾功能未恢复者进行精细的液体管理。

8. 应注意血液净化治疗的时机、剂量，防止治疗不足或者治疗过度。

第二节　自体挤压伤与自体挤压综合征

一、概念

自体挤压伤是指肢体及躯干肌肉丰富的部位受压后，处于缺血缺氧状态，当压迫解除后出现所谓的“再灌注损伤（reperfusion injury）”；是由于血流障碍后再灌注而发生横纹肌溶解，肌肉内贮留的钾、乳酸、肌红蛋白或氧自由基等有毒物质就进入血循环，引起高钾血症、代谢性酸中毒、急性肾损伤或肾衰竭等全身性的损害。特别是高钾血症，它是引起被救出时“健康的患者”在获救后猝死的原因。

Sefer 等曾指出，急性 CO 中毒可导致非创伤性横纹肌溶解及急性肾衰竭。病理基础为造成组织细胞缺氧。自体挤压综合征则是在多种有毒气体中毒与昏迷后自身体重受压两种因素共同参与下导致的综合征，与一般挤压伤综合征相比，其自体压伤力量并不大，受压时间也短，可涉及多处肢体，甚至与地面有接触受压的躯干肌肉丰富部位，病情严重，进展迅速，治疗难度大，死亡率极高。尤其值得指出的是，在 CO 中毒及挤压伤综合征并存时，挤压伤综合征症状可被 CO 中毒所掩盖，容易被漏诊而延误治疗。

二、诊断方法

1. 具备致伤条件　①煤矿事故发生后，伤员意识出现障碍（意识朦胧、模糊、昏迷）；②伤员所处的环境缺氧；③伤员有 CO 等有害气体中毒；④伤后至现场急救的时间长。

2. 自体挤压侧局部肿胀、淤血与溃破不明显，但 MRI 呈现肌肉组织弥漫性肿胀、出血（图 7-6）。

3. 少尿，尿呈酱油色，出现肌红蛋白尿。

4. 肾功能改变（血钾、尿素氮、肌酐）。

5. 影像学诊断（参考第五章第五节）。

三、治疗原则

早期发现，早期手术减压、早期治疗急性肾功能损伤，尽可能地使之不发展到肾衰竭的地步。

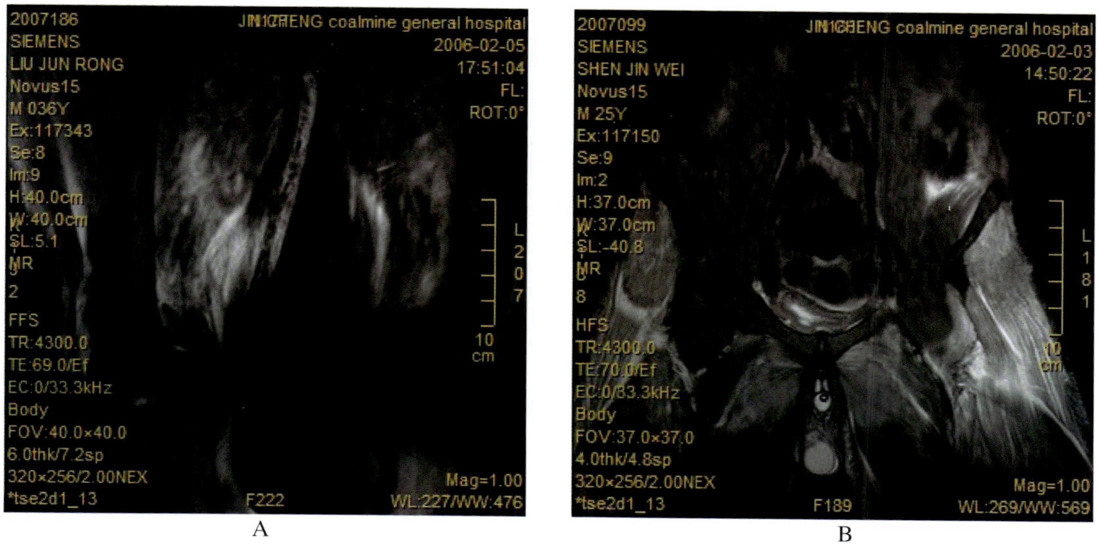

A　　　B

图 7-6　肿胀肢体 MRI 检查受压部位肌肉组织广泛弥漫性水肿

【典型病例介绍】

例 1，男，32 岁。右侧腰背部、髋部及大腿部疼痛，无明显肿胀，少尿，尿呈酱油色，出现肌红蛋白尿，血钾 6.09 mmol/L，尿素氮 16.6 mmol/L，肌酐 337 μmol/L。临床诊断：①挤压伤综合征，急性肾衰竭，少尿期，高钾血症，代谢性酸中毒；②一氧化碳中毒。给予利尿、纠正水电解质酸碱平衡紊乱、抗感染、营养支持等综合治疗，同时行血液透析治疗，反复血透，症状无改善，顽固性高钾血症，1 周后在血透室出现心跳停止，抢救无效死亡。

例 2，男，36 岁。左侧上下肢及臀部肿胀明显，皮肤可见淤血瘢痕，皮温低，末梢动脉搏动差，少尿，呈酱油色，出现肌红蛋白尿，血钾 7.25 mmol/L，尿素氮 16.3 mmol/L，肌酐 325 μmol/L。临床诊断：①挤压伤综合征，急性肾衰竭，少尿期，高钾血症，代谢性酸中毒；②一氧化碳中毒。先后两次行左前臂、左大腿、左小腿筋膜切开减压术，术中可见肌肉迅速自切口膨出，部分变性坏死，颜色苍白。给予利尿、纠正水电解质酸碱平衡紊乱、抗感染、营养支持等治疗，并行血液透析治疗，反复血透 12 天，症状不能改善，抢救无效，终因呼吸循环衰竭而死亡。

例 3，刘某，男，35 岁。2006 年 2 月 1 日，下午 7 时许瓦斯爆炸受到伤害，2 月 2 日早晨 4 时急诊住院。当时还能下地活动，认为他伤情较轻，被归入“轻型”的患者行列，故安排在一般病房。对患者的全身酸痛，认为可能与井下受凉有关，轻度嗜睡被认为昨夜未睡好所致。下午发现精神较差，进食后出现呕吐，但是喝酸奶后没再呕吐，仍诉四肢疼痛，未引起重视。2 月 3 日，上午 9 时，患者双肘关节疼痛缓解，双髋、双大腿仍疼痛。下午 4 时，进一步了解病情，患者自觉下腹胀，经追问患者约 35 h 未排尿。检查腹部软，无压痛，膀胱空虚，双侧肾区叩痛，双下肢及眼睑均无肿胀和水肿，即导尿 100 ml 为“酱油样尿”（肌红蛋白尿），立即静脉给呋塞米 40 mg 后无尿，再给 80 mg 后仍无尿。2 月 3 日下午 5 时，血肌酐 434 μmol/L，尿素 21.6 mmol/L，MRI 排除原发性肾损伤，诊断为挤压综合征，急性肾衰竭。下午 7 点 30 分，转入 ICU 病房。仔细检查发现下腰背部、臀部及股部肿胀，以右侧为重，非指凹性水肿。当晚急诊进行切开减压术。于右股后外侧及臀大肌中下部肿胀处纵行切开约 40 cm，做筋膜间隔区充分减压，术中发现股部肌肉、臀肌高度水肿，并有局灶性缺血改变。为避免血透肝素化引起创面出血，于术后 8 h 开始血液透析，并配合及时纠正水、电解质紊乱、酸碱失衡，给予营养支持，加强大量渗出的创面处理等综合治疗。术后 26 天肾功能逐渐恢复，其减压创口 5 个月完全愈合（图 7-7A ～ E）。

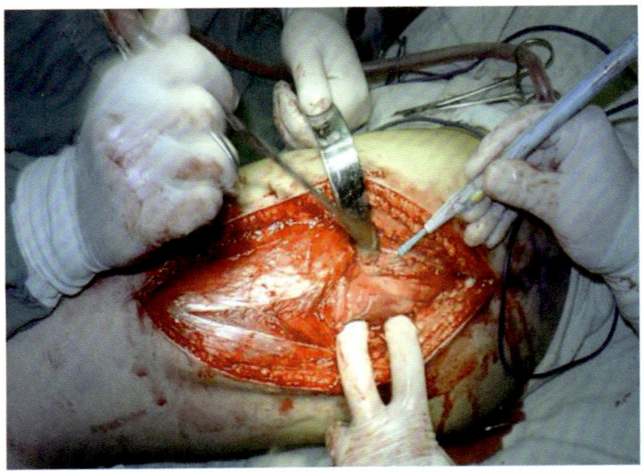

A. 臀部及股部肌肉减压术中

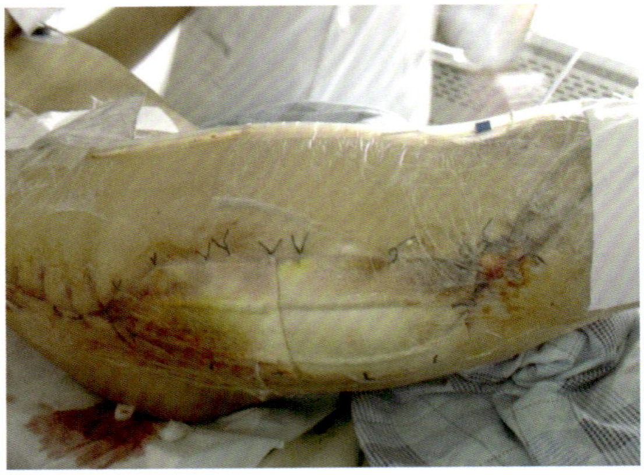

B. 切开减张皮下引流术后

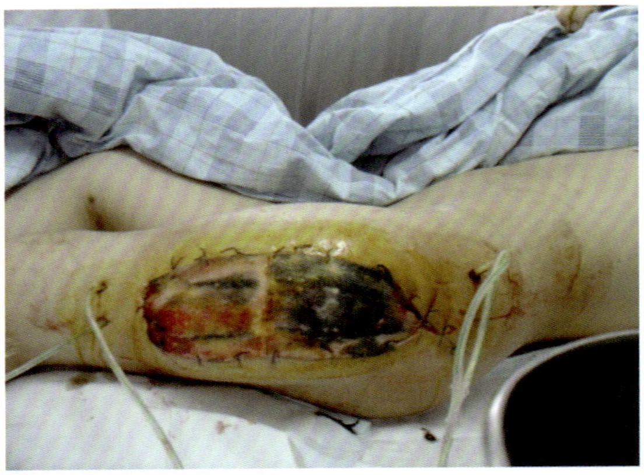

C. 大腿减张植皮后

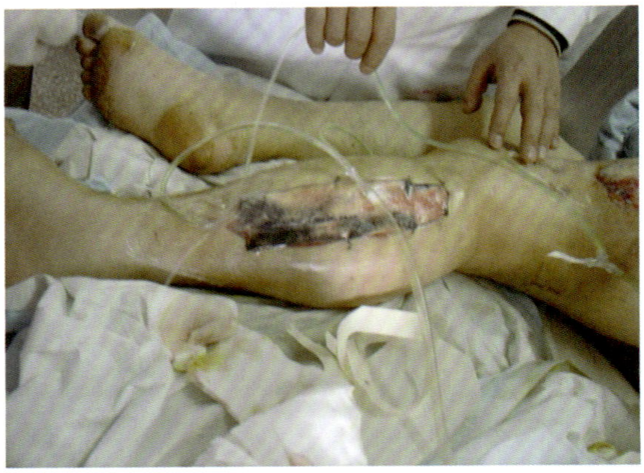

D. 小腿减张植皮后

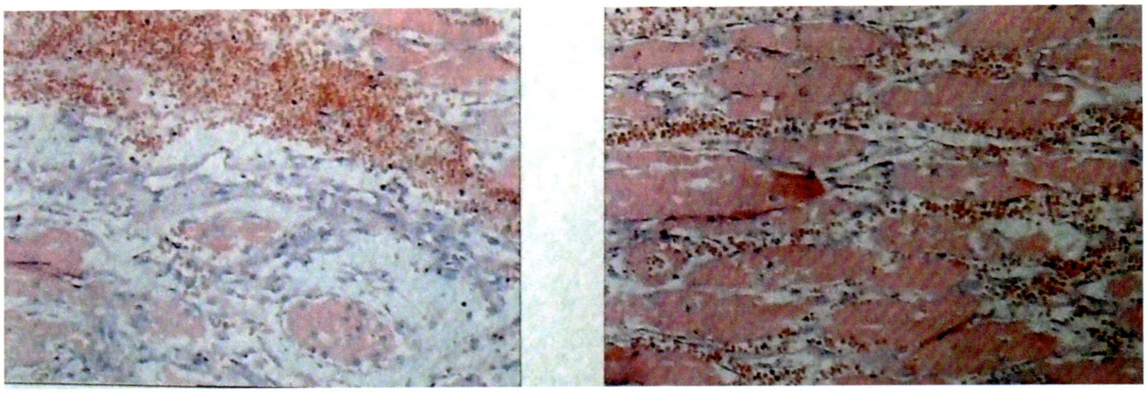

E. 股外侧肌活体病检可见广泛肌肉组织水肿，血管内皮水肿，淤血，合并大量炎性细胞浸润

图 7-7 病例 3 自体挤压伤的手术与病理所见

（赵文国 宋敬丰）

参考文献

[1] 尼占洪，侯国保．自体挤压综合征误诊 15 例分析．中国误诊学杂志，2001，1（4）：508.
[2] 王一江，许其昌，王季湘．挤压综合征的血液净化治疗．江苏医学，1995，21（7）：457-458.
[3] 赵梅芬．挤压综合征的早期治疗．日本医学介绍，1997，18（3）：130.
[4] 刘虎森．早期局部多处小切口防治挤压综合征临床观察．实用医技杂志，2004，11（11）：24，39.
[5] 伍明俊，郑忠伟．挤压伤的病理生理学特征及目前的治疗手段，中国输血杂志，2008，21（8）：638-640.
[6] 刘呈祥．挤压综合征的防治．中华创伤杂志，1995，11（2）：91.
[7] 王瑞海，纪平．瓦斯爆炸伤 7 例分析．中国煤炭工业医学杂志，2000，3（3）：251.
[8] 戴海华，李克荣，李华涛等．瓦斯爆炸伤 8 例救治体会．人民军医，1996，10：24-25.
[9] 黄强，陈自力，张昕．煤矿瓦斯爆炸气体中毒合并自体挤压伤 3 例救治体会．江西医药，2005，40（8）：473-474.
[10] 赵晓明，谢育民，段凤阁．瓦斯爆炸伤的救治．中国煤炭工业医学杂志，2005，8（11）：1218-1219.
[11] 叶松．瓦斯爆炸伤特点与救治研究．锦州医学院学报，1999，20（5）：22-23.
[12] Ahsan SK，Washington RJ，Ahsan N. Myoglobinuria：evaluation of methods in the clinical diagnosis acute renal failure.India J Med Sci，2001，8：443-452.
[13] Rupert SA. Pathogenesis and treatment of rhabdomyolysis. J Am Acad Nurse Pract，2002，2：82.
[14] Oda Y，Shindoh M，Yukioka H et al. Crash syndrome sustained in the 1995 Kobe，Japan，earthquake；treatment and outcome. Ann Emerg Med，1997，10：507-512.
[15] Bywaters EGL. Crush injuries with impairment of renal function. Br Med J，1941，1：427.
[16] Saukko P，Lignitz E，Sarkioja T et al. Traumatic，ischemic and toxic rhabdomyolysis. Z-Rechts-med，1989，102（2-3）：117-126.
[17] Cronin RE. Norepinephrine-induced acute renal failure. Kidney Int，1987，14：1546.
[18] Muckart DJ，Moodley M，Naidu AG et al. Prediction of acute renal failure following soft tissue injury using the venous bicarbonate concentration. J Trauma，1992，33（6）：813-817.
[19] Li B，Egorov IA，Bronskaia LK et al.Myoglobin concentration in blood：a criterion in the evaluation of muscular tissue injury in patients with prolonged crush syndrome.Anesteziol-Reani-matol，1995，（4）：47-49.
[20] Feinfeld DA，Briscoe AM，Nurse HM et al. Myoglobinuria in chronic renal Failure. Am J Kid Dis，1986，8：111.

第八章

创伤免疫与感染

随着煤矿创伤救治体系的不断完善以及对症新药的不断问世，瓦斯爆炸伤害者在本因快速致死而得到了有效控制后，仍有半数以上死因为临床后期的并发症，而免疫功能过度异常变化是其关键环节。创伤免疫反应的初衷是保护机体抵御损伤，但反应过头或反应不足，就出现相应病症。创伤免疫反应在伤后往往表现为过强或过弱，一方面，机体表现为以促炎症介质过度释放为特点的炎症反应状态；另一方面，机体同时表现出以吞噬、杀菌活性减弱，抗原递呈功能受抑的抗感染免疫防御功能降低，由此导致的内环境的稳态失衡。正因如此，瓦斯爆炸伤害后极容易发生严重的并发症如感染、脓毒症、全身炎症反应综合征（systemic inflammatory response syndrome，SIRS）甚至多器官功能障碍综合征（multiple organ dysfunction syndrome，MODS），使伤者的救治变得异常困难，其死亡率一直居高不下。因此，在对瓦斯爆炸伤害早期救治中，加强对免疫功能的调控对于改善伤者预后尤为关键（参见第 2 章近 10 年的第八大进展）。

全面了解抗感染免疫学基础的理论和创伤后感染与免疫的相关因素，对于早期注重全身免疫调节的干预和治疗，对于提高瓦斯爆伤害救治的成功大有益处。

第一节　抗感染免疫基础

免疫是机体识别和排除抗原性异物的过程，以维持机体的生理平衡，在多数情况下对机体是保护性的生理反应，但是一定条件下可以导致免疫性病理损伤，引起超敏反应和自身免疫病等[1]（图 8-1）。

一、免疫系统的组成与功能

免疫系统（immune system，IS）由免疫器官、免疫细胞、免疫分子三部分组成的（表 8-1）。

（一）免疫器官

包括中枢免疫器官和外周免疫器官（图 8-2）。

1. 中枢免疫器官　包括两个器官：骨髓和胸腺。

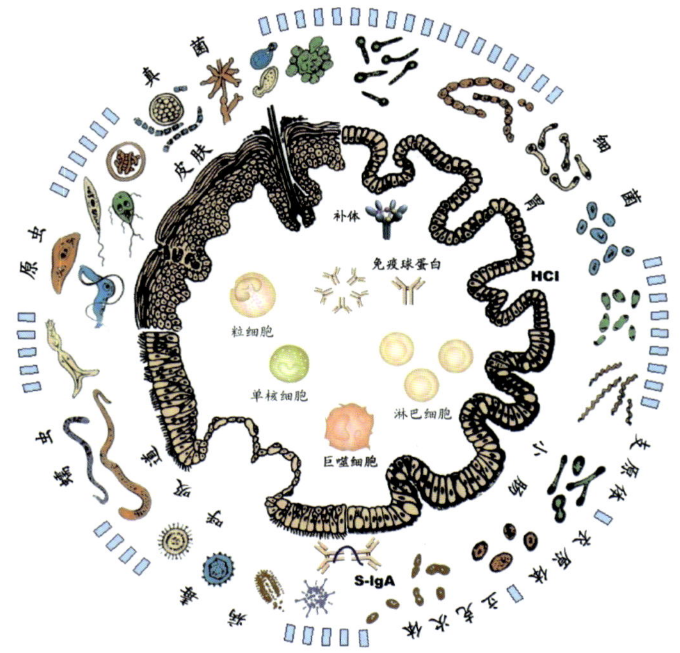

图 8-1 抗感染免疫示意图

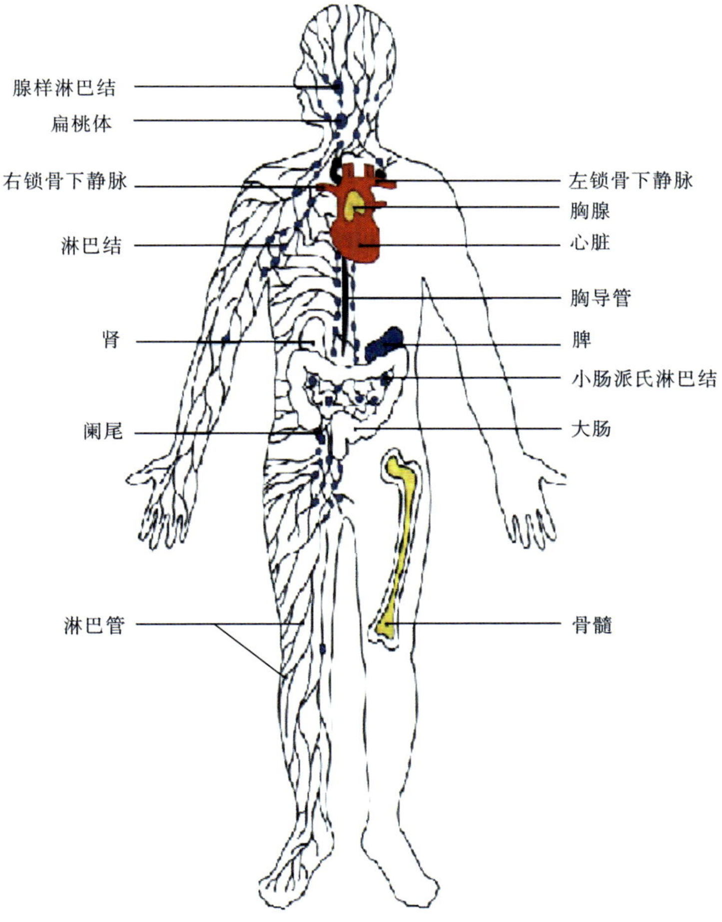

图 8-2 免疫器官的组成

（1）骨髓：骨髓由红骨髓和黄骨髓组成。由结缔组织、血管、神经和造血实质细胞组成微环境。既是具有造血功能的器官，又是各种免疫细胞的发源地和B细胞发育、分化、成熟的场所，也是再次免疫应答产生抗体的场所之一（图8-3）。

（2）胸腺：胸腺的结构如图8-4、图8-5所示，其功能有：①T细胞分化发育的场所；②分泌胸腺激素和细胞因子，促进T细胞发育成熟，并分化为亚群；③免疫调节功能，通过 T_H 与 T_S 亚群进行免疫应答正负调节，通过分泌细胞因子和基质细胞表达MHC分子，促进T-C分化成熟；④建立自身耐受（中枢耐受）和维持免疫自稳功能；⑤屏障作用。

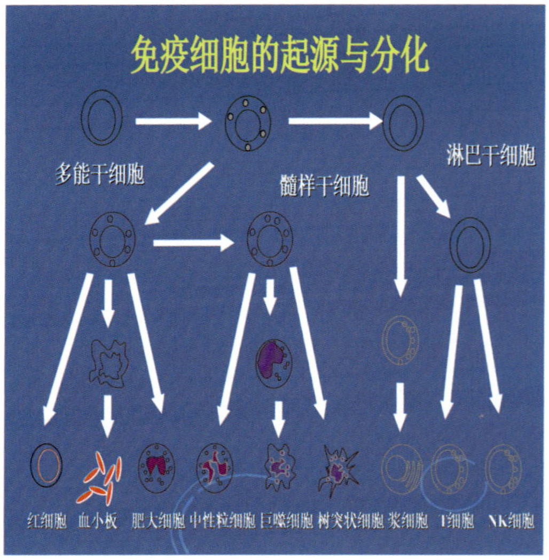

图8-3　免疫细胞的起源与分化

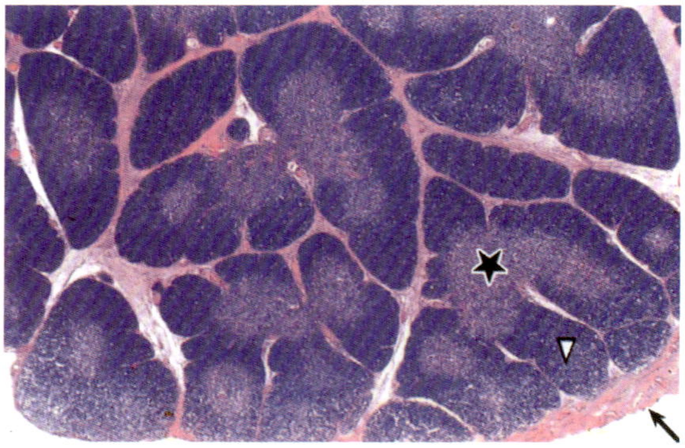

图8-4　胸腺光镜像（↑被膜 △皮质 ★髓质）

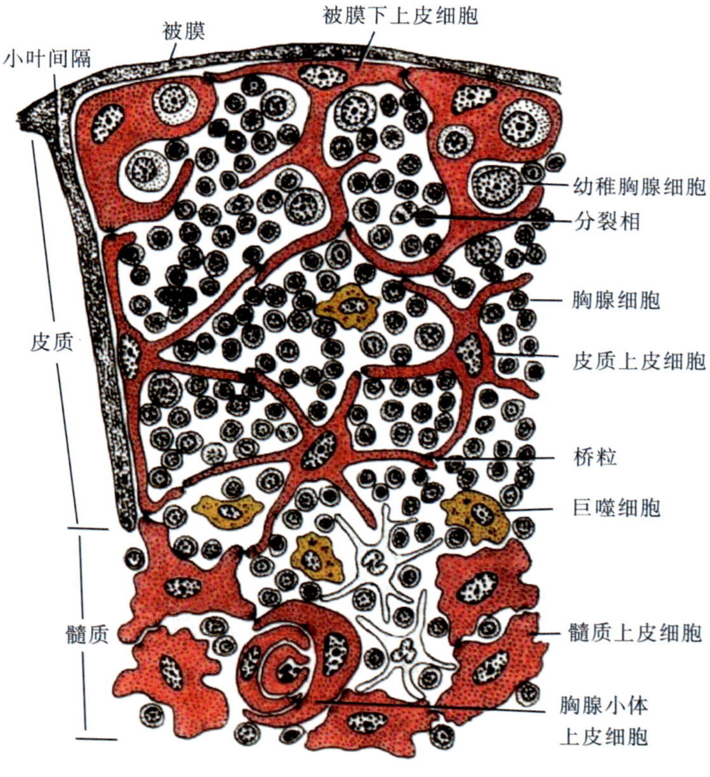

图8-5　胸腺的结构

2. 外周免疫器官包括淋巴结、脾、黏膜和皮肤相关淋巴组织。

（1）淋巴结：淋巴结的结构如图 8-6，图 8-7 所示，其功能为过滤作用，LC 居留增殖场所，产生特异性免疫应答、T 细胞介导细胞免疫应答、B 细胞介导体液免疫应答，参与 LC 再循环，LC 再循环是 LC 在血液和淋巴组织间反复的循环，主要是 T-C。深皮质区中的内皮静脉（HEV）在淋巴细胞再循环中起重要作用。

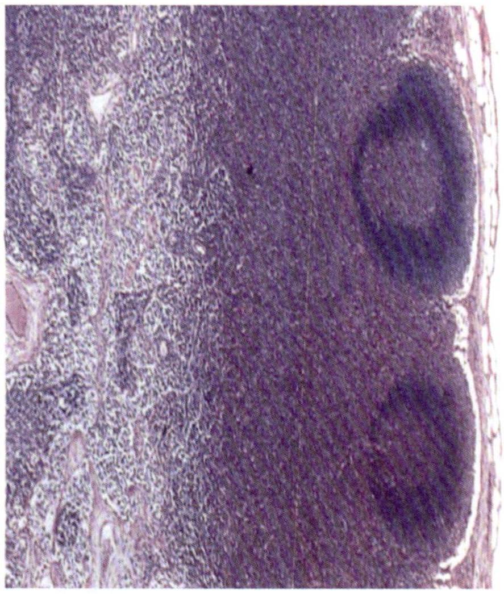

图 8-6　淋巴结光镜像

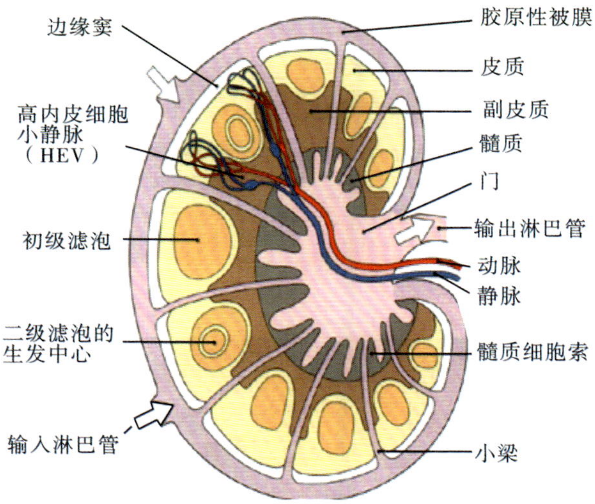

图 8-7　淋巴结的结构

表 8-1　免疫系统的组成

免疫器官		免疫细胞	免疫分子	
中枢免疫器官	外周免疫器官		膜结合型	分泌型
骨髓 胸腺 法氏囊（禽类）	淋巴结、 脾、黏膜和 皮肤相关淋巴组织	干细胞系 淋巴细胞 单核 - 吞噬细胞 其他 APC （树突状细胞、淋巴细胞等） 其他免疫细胞 （粒细胞、肥大细胞、血小板、红细胞等）	TCR BCR CD 分子 黏附分子 MHC 其他	免疫球蛋白 补体分子 细胞因子

（2）脾：脾的结构如图 8-8、图 8-9 所示，其功能为过滤作用，LC 居留增殖场所，产生特异性免疫应答，合成分泌作用，如补体、抗体、细胞因子。

（3）黏膜相关淋巴组织（mucosa-associated lymphoid tissue，MALT）

结构：机体 50% 以上的淋巴组织位于黏膜，MALT 在免疫防御中发挥重要的作用，是执行局部特异性免疫功能的主要场所。黏膜相关淋巴组织的组成有黏膜淋巴滤泡、膜细胞、B 细胞、抗原提呈细胞（树突状细胞、巨噬细胞）弥散淋巴组织、上皮内淋巴细胞、固有层淋巴细胞、固有层其他细胞（巨噬细胞、NK 细胞、肥大细胞、嗜酸性粒细胞、上皮细胞等）（图 8-10）。

黏膜相关淋巴组织的功能：产生免疫球蛋白（主要为 sIgA），调节免疫应答（通过效应 T 细胞）、黏膜淋巴细胞定向迁移，参与局部免疫耐受（产生免疫抑制细胞因子）。

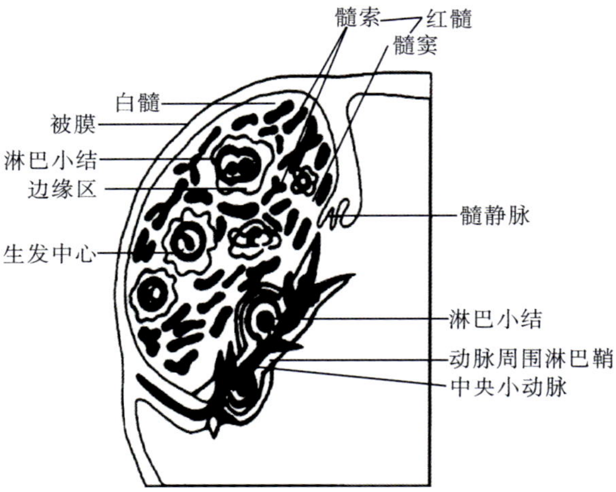

图 8-8 脾的结构

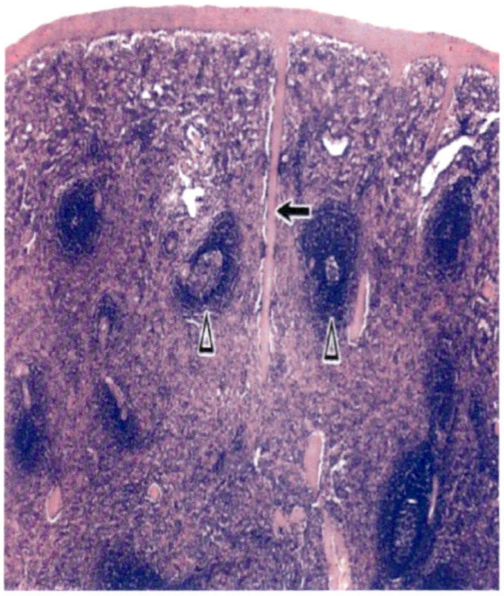

图 8-9 脾光镜像（↑小梁 △白髓）

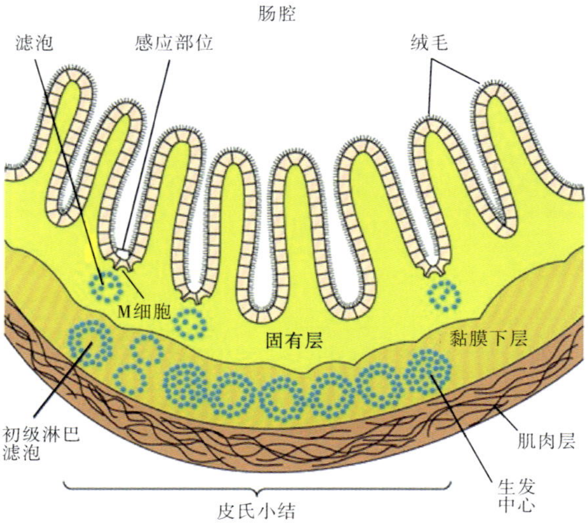

图 8-10 黏膜相关淋巴组织结构

（二）免疫细胞

包括淋巴细胞、单核 - 巨噬细胞、粒细胞、树突状细胞、红细胞、血小板等。

（三）免疫分子

包括膜结合型（MHC 分子、TCR、BCR、CD 分子、黏附分子等）和分泌型（抗体、补体、细胞因子等）。

二、免疫系统的功能

免疫功能是免疫系统在识别和清除“非己”抗原的过程中所产生的各种生物学作用的总称。主要包括：

1．免疫防御（immune defense） 指机体抵抗和清除病原微生物或其他异物的功能。正常时可防御病原体的感染；防御功能过强可产生超敏反应，过弱则表现为免疫缺陷。

2．免疫自稳（immune homeostasis） 指机体清除损伤或衰老的细胞，维持其生理平衡的功能。

正常：可及时清除体内损伤、衰老、变性的血细胞和抗原 - 抗体复合物，而对自身成分保持免疫耐受。

异常：可发生生理功能紊乱、自身免疫病等。

3. 免疫监视（immune surveillance） 指免疫系统识别畸变和突变细胞并将其清除的功能，免疫监视功能异常时则可以发生肿瘤。

4. 免疫耐受（immunological tolerance） 是机体免疫系统识别、清除体内突变、畸变细胞以及被病毒感染细胞的生理性保护作用。其丧失乃机体突变细胞失控，可能导致肿瘤发生或出现病毒的持续感染。

5. 免疫调节功能 指免疫系统参与机体整体功能的调节。

三、免疫的类型及其特征

（一）固有免疫（innate immunity）

1. 概念 是生物体在长期种系发育和进化过程中逐渐形成的一种天然免疫防御功能，构成机体抵御病原微生物入侵的第一道防线，即出生时即有的天然免疫（natural immunity），经遗传获得，为非特异性，故也称非特异性（nonspecific immunity）或后天性免疫。

2. 组成 屏障结构、固有免疫细胞、某些体液因子。

（1）屏障结构

1）皮肤黏膜屏障

a．机械排出：纤毛摆动，泪液、尿液的冲洗。

b．化学杀菌：胃酸、溶菌酶。

c．生物拮抗：正常菌群。

2）血脑屏障。

3）胎盘屏障。

（2）固有免疫细胞：吞噬细胞、NK 细胞、树状突细胞。

1）吞噬细胞

A．吞噬细胞的种类

a．小吞噬细胞：中性粒细胞（图 8-11）

中性粒细胞寿命短，体小圆形，量大，更新迅速，胞质富含嗜天青颗粒和中性颗粒，MHC-I 和黏附分子受体。

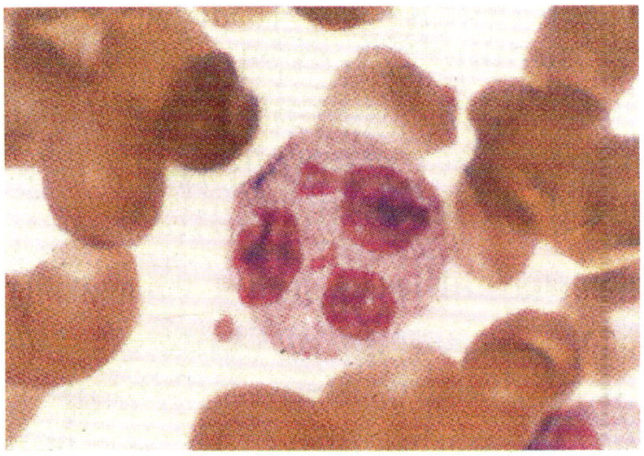

图 8-11 光镜下的中性粒细胞（PMN）

其核形态多样，主要呈分叶状；胞质内含有初级和次级两种颗粒。初级颗粒较大，即溶酶体颗粒，内含髓过氧化物酶、酸性磷酸酶和溶酶体；次级颗粒较小，内含碱性磷酸酶、溶菌酶、防御素、杀菌渗透增强蛋白和乳铁蛋白等。主要参与抗感染和炎症反应。

中性粒细胞的生物学功能包括：非特异性吞噬和杀伤（主要吞噬胞外寄生菌等）作用、ADCC作用、杀伤肿瘤作用。

b．大吞噬细胞：单核细胞、巨噬细胞

• 单核细胞：巨噬细胞系统包括骨髓中的前体细胞、体循环中的单核细胞和巨噬细胞。一般情况下，单核细胞 24 小时内从骨髓释放，在血液中循环 1 ～ 3 天才进入组织。单核细胞在骨髓中的生长和成熟受到 CSF 的调节。单核细胞进入组织后，分化成巨噬细胞，不再入血循环，巨噬细胞在组织中的生存时间为 4 ～ 12 周。

单核细胞分化为巨噬细胞有一些共同的变化过程，在不同的组织中还有独特的变化。当分化为各种组织中的巨噬细胞后，都失去了颗粒髓过氧化物酶。单核细胞和腹腔巨噬细胞主要依靠无氧糖酵解供能，而肺泡巨噬细胞依靠有氧细胞色素氧化功能。巨噬细胞的功能受淋巴因子调节，并能融合成多核巨细胞，单核 - 巨噬细胞存活时间较粒细胞长，且具有一定的自我修复功能以及形态、功能调节作用。

• 巨噬细胞：寿命长，达数月，体大多形性，胞质富含溶酶体，MHC- Ⅰ / Ⅱ和多种黏附分子，多种受体（图 8-12、图 8-13）。

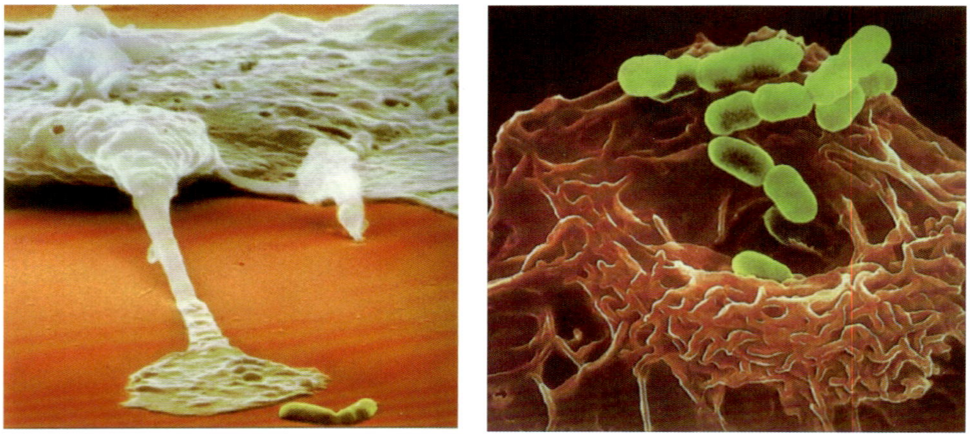

图 8-12　单核 - 巨噬细胞①

单核细胞体积较大，蹄状核（左，普通光镜）。透射电镜显示其高尔基体发达、线粒体丰富、胞质颗粒明显（中）。扫描电镜显示腹腔巨噬细胞黏附于玻璃表面（右）。

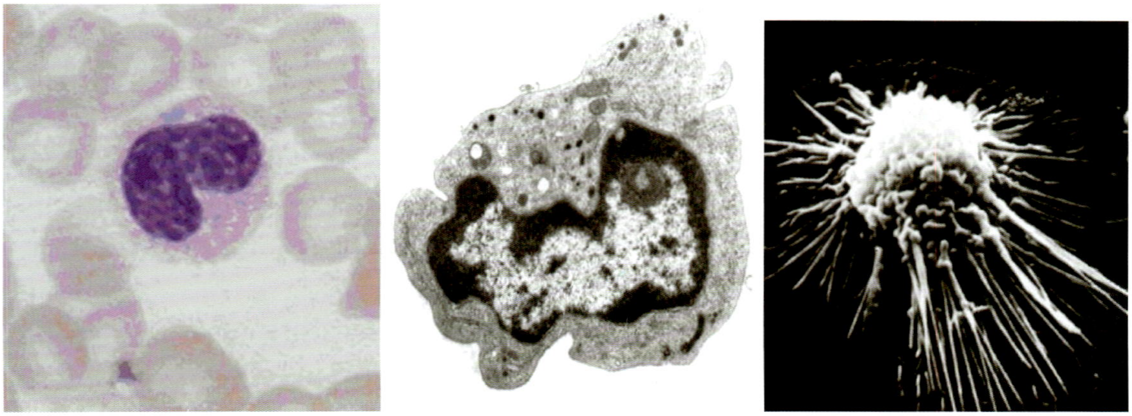

图 8-13　单核 - 巨噬细胞②

B．吞噬过程（图 8-14）

a．接触病原体：随机相遇或趋化因子。

b．吞入病原体：吞饮或吞入。

c．杀死破坏病原体：形成吞噬溶酶体。

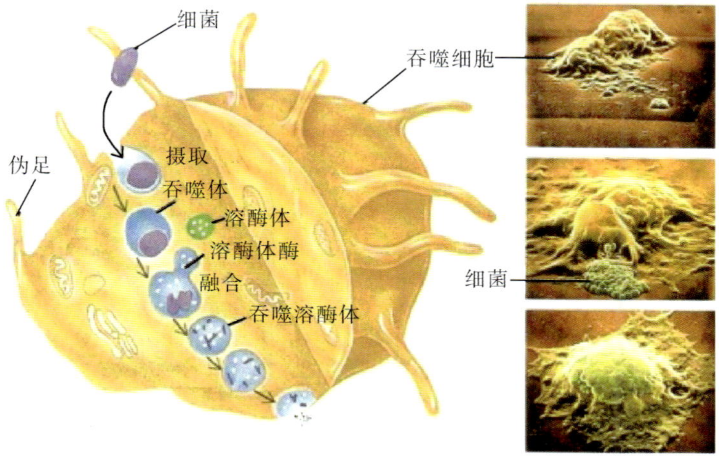

图 8-14　巨噬细胞的吞噬杀伤过程

C．吞噬后果

a．完全吞噬：杀死、消化病原体。

b．不完全吞噬：某些细菌虽然被吞噬但不能被杀死，反而受到保护，在细胞内繁殖并随着巨噬细胞的游走造成感染的扩散。

c．过度吞噬：巨噬细胞在杀死、消化病原菌的过程中释放多种溶酶体酶造成邻近组织的损伤。

2）NK 细胞：具有抗感染、抗肿瘤、直接接触膜融合、免疫调节等生物学功能（图 8-15）。

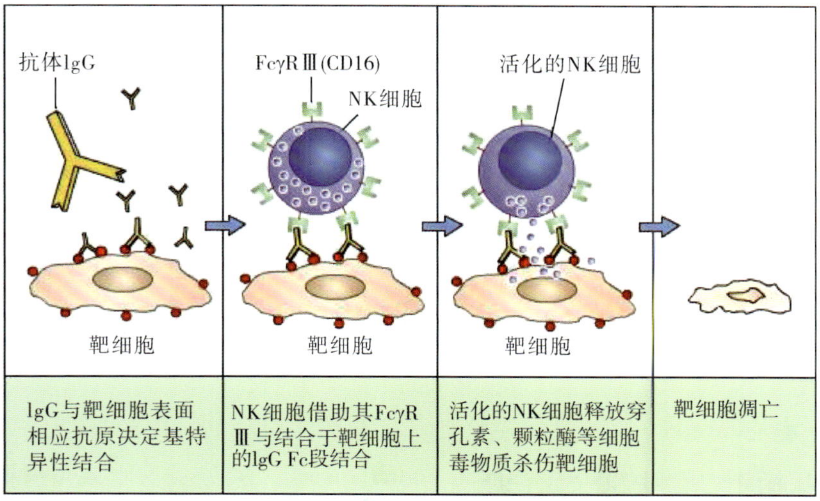

图 8-15　NK 细胞介导的 ADCC 作用

3）树突细胞（dendritic cell，DC）

A．DC 来源：树状细胞同样来自骨髓前体细胞，只占血液中单核细胞的很少一部分（＜ 1%），表达Ⅱ类 MHC 抗原，是有效的抗原呈递细胞（图 8-16）。

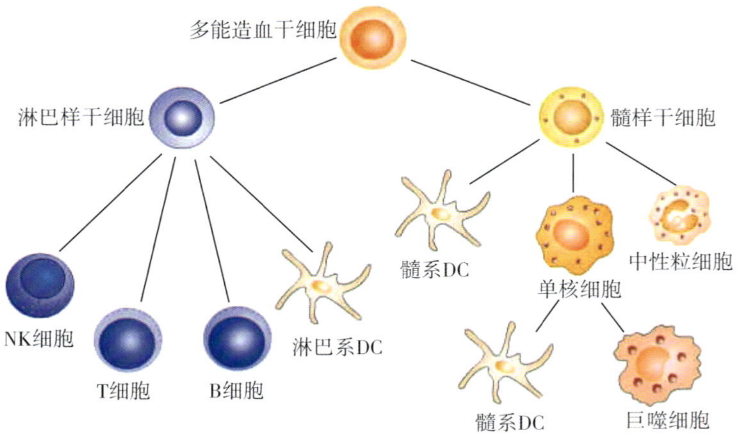

图 8-16　树突细胞来源

B．DC 形态（图 8-17）：DC 形态特别，表面没有 IgG 分子和 C_3 补体的受体，主要存在于 T 细胞聚集的淋巴组织内。

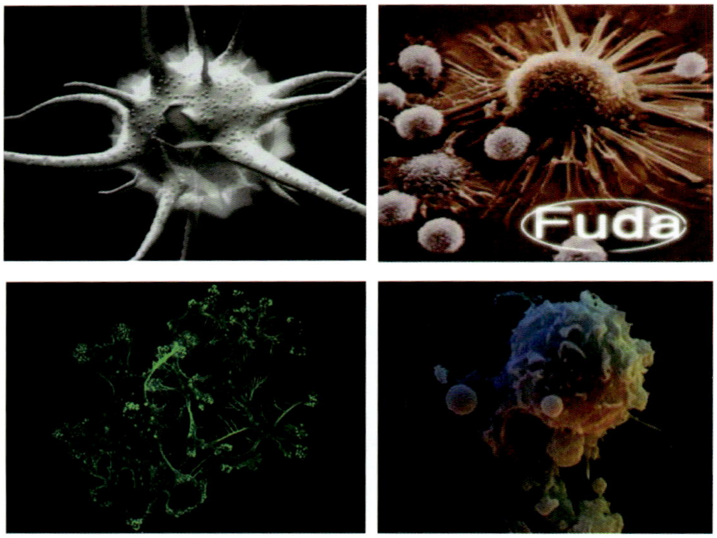

图 8-17　DC 形态

C．DC 功能

a．摄取、加工处理和呈递抗原，启动特异性免疫应答，是专职抗原呈递细胞。摄取抗原的方式如下：

- 吞饮作用（pinocytosis）：细胞吞入液态物质或极微小颗粒的过程称为吞饮或胞饮。
- 受体介导的内吞作用（receptor-mediated endocytosis）：大分子物质首先被细胞膜表面特异性受体识别并与之结合，经过内化并通过膜囊泡系统完成物质的转运。
- 吞噬作用（phagocytosis）：吞噬作用乃指细胞非特异性吞入较大颗粒或分子复合物（如细菌、细胞碎片等）的过程。

b．DC 是体内重要的免疫调节细胞，可通过分泌不同的细胞因子参与天然和适应性免疫应答。

- 分泌 IL-12 诱导 T 细胞分化为 Th_1 细胞，增强细胞免疫应答。
- 分泌Ⅰ型 IFN，发挥抗感染及免疫调节作用。
- 分泌 IL-10，TGF-β，诱导 B 细胞发生 Ig 类别转换，产生 IgA 类抗体。
- 分泌 IL-1β，促进 T、B 细胞活化。

（3）体液因子：如补体、细胞因子、溶菌酶、乙型溶素等是体液中的杀菌物质。

1）溶菌酶（lysozyme）：一种小分子碱性蛋白，广泛分布于人体的组织及体液中，主要由巨噬细胞产生，杀死 G^+菌。

2）乙型溶素（β-lysin）：血液中，pt。

3）防御素（defensin）：嗜天青颗粒中。

4）补体（complement）。

（二）适应性免疫

适应性免疫是出生后接触特定抗原获得的针对该物质的免疫，即体内抗原特异性 T/B 淋巴细胞接受抗原刺激后，自身活化、增殖、分化为效应细胞，产生一系列生物学效应的全过程，故也称获得性或特异性免疫。

1. 特点

（1）出生后受抗原刺激产生。

（2）具有特异性（针对性）。

（3）一般不能遗传。

（4）个体差异大。

（5）具有记忆性组成与功能。

2. 适应性免疫应答过程中的三阶段　适应性免疫应答过程中，可人为地分为以下三个阶段：

（1）识别活化阶段：是指抗原呈递抗原细胞加工处理、呈递抗原和抗原特异性 T/B 细胞识别抗原后，在细胞间黏附分子协同作用下，启动活化的阶段，又称抗原识别阶段。

（2）增殖分化阶段：是指抗原特异性 T/B 淋巴细胞接受相应抗原刺激后，在细胞间共刺激分子和细胞因子协同作用下，活化、增殖，分化为免疫效应细胞的阶段。

（3）效应阶段：是浆细胞分泌抗体和效应 T 细胞释放细胞因子和细胞毒性介质，并在固有免疫细胞和分子参与下产生免疫效应的阶段。

3. 主要特性　适应性免疫应答的主要特性如下：

（1）多样性：识别“自身”和“非己”的特性，即抗原特异性 T 淋巴细胞、B 淋巴细胞通常对自身正常组织细胞产生天然免疫耐受，对非己抗原性异物产生免疫排斥反应。

（2）特异性：机体接受某种抗原刺激后，只能产生对该种抗原特异性的免疫应答，相应的免疫应答产物（抗体和效应 T 细胞）只能对该种抗原和表达此种抗原的靶细胞产生作用，而不能对其他抗原产生反应。

（3）记忆性：在抗原特异性 T/B 淋巴细胞增殖分化阶段，有部分 T 淋巴细胞中途停止分化，成为静息状态的免疫记忆细胞。当机体再次接触相同抗原时，这些长命免疫记忆细胞可迅速增殖分化为免疫效应细胞，产生相应体液和（或）细胞免疫效应。

4. 类型

（1）体液免疫和细胞免疫：体液免疫是指 B 细胞在 T 细胞辅助下，接受抗原刺激后形成效应 B 细胞和记忆细胞，由效应 B 细胞产生的具有专一性的抗体与相应抗原特异性结合后完成的免疫反应。

细胞免疫是指 T 细胞在接受抗原刺激后形成效应 T 细胞和记忆细胞，效应 T 细胞与靶细胞特异性结合，导致靶细胞破裂死亡的免疫反应。

如果通俗而形象地讲，体液免疫和细胞免疫二者的关系就如同以下所述：

当病毒等抗原侵入生物体以后：

第一步：由吞噬细胞抓住，侦查其弱点并将此信息告诉 T 细胞。

第二步：T 细胞产生淋巴因子再告诉 B 细胞。

第三步：由 B 细胞变成浆细胞（效应 B），产生抗体攻击它，同时也产生记忆细胞记住它，下次它来就能直接攻击它了（此所谓的体液免疫）。

第四步：如果它已经进入细胞内部捣乱，抗体不能进入细胞内部，所以 T 细胞变成效应 T 接触被它攻击的受到侵犯的细胞，使得已经病变的细胞裂解死亡（此所谓的细胞免疫）。

（2）初次应答和二次应答：初次应答潜伏期长，应答强度低；二次应答潜伏期短，应答强度大。这一特点对体液免疫（如抗体产生）和细胞免疫（如移植物排斥反应）都是适用的。如果第二次用抗原进行攻击时，同时包含初次致敏的抗原和另一个新的抗原，可以看出，二次增强应答仅针对初次致敏过的抗原，对另一个抗原仍显示初次应答的特点。这说明，抗原特异性只有在二次应答中才能显示。

（3）固有免疫与适应性免疫不同点见表 8-2。

表 8-2　固有免疫与适应性免疫

	固有性免疫	适应性免疫
细胞组成	黏膜和上皮细胞、吞噬细胞、NK 细胞、NK1.1+T 细胞、γδT 细胞、B-1B 细胞	T 细胞、B 细胞、APC
作用时相	即刻至 96 h 内	96 小时后
作用特点	非特异作用，抗原识别谱广，不经克隆扩增和分化，即可发挥免疫效应	特异性作用，抗原识别专一，经克隆扩增和分化成为效应细胞，发挥免疫效应
作用时间	无免疫记忆，作用时间短	有免疫记忆，作用时间长

四、免疫应答（immune response）

免疫应答（immune response）是机体免疫系统对抗原刺激所产生的以排除抗原为目的的生理过程。这个过程是免疫系统各部分生理功能的综合体现，包括了抗原提呈、淋巴细胞活化、免疫分子形成及免疫效应发生等一系列的生理反应。通过有效的免疫应答，机体得以维护内环境的稳定。常被用作免疫反应的同义词。所以，免疫应答的定义为免疫活性细胞（T 淋巴细胞、B 淋巴细胞）识别抗原，产生应答（活化、增殖、分化等）并将抗原破坏和（或）清除的全过程。

免疫应答有特异性和记忆性，单核 - 巨噬细胞系统和淋巴细胞系统的协同作用是特异性免疫应答的物质基础。外周免疫器官，尤其是淋巴结和脾则是免疫应答的主要场所。

免疫应答的功能可表现为正常生理性反应（抗病原体侵袭，清除损伤和衰老细胞，免疫调控，清除癌变细胞或病毒感染的细胞）和异常的病理性反应（变态反应、免疫缺陷、自身免疫病、肿瘤发生、病毒持续性感染）；在感染到的微生物或寄生生物（细菌、酵母、真菌、原生动物等）、移植物、接种的疫苗、精子，甚至宿主自身组织的刺激下，也可能会产生这种反应。

（一）免疫应答的基本过程

免疫应答的发生、发展和最终效应是一个相当复杂，但又规律有序的生理过程，这个过程可以人为地分成三个阶段。

1．抗原识别阶段（antigen-recogniting phase） 是抗原通过某一途径进入机体，并被免疫细胞识别、提呈和诱导细胞活化的开始时期，又称感应阶段。通常来说，抗原进入机体后，首先被局部的单核 - 巨噬细胞或其他辅佐细胞吞噬和处理，然后以有效的方式（与 MHC Ⅱ类分子结合）提呈给 TH 细胞；B 细胞可以利用其表面的免疫球蛋白分子直接与抗原结合，并且可将抗原提呈给 TH 细胞。T 细胞与 B 细胞可以识别不同种类的抗原，所以不同的抗原可以选择性地诱导细胞免疫应答或抗体免疫应答，或者同时诱导两种类型的免疫应答。另外，一种抗原颗粒或分子片段可能含有多种抗原表位，因此可被不同克隆的细胞所识别，诱导特异性的免疫应答。

2．淋巴细胞活化阶段（lymphocyte-activating phase） 是接受抗原刺激的淋巴细胞活化和增殖的时期，又可称为活化阶段。仅仅抗原刺激不足以使淋巴细胞活化，还需要另外的信号；TH 细胞接受协同刺激后，B 细胞接受辅助因子后才能活化；活化后的淋巴细胞迅速分化增殖，变成较大的细胞克隆。

分化增殖后的 TH 细胞可产生 IL-2、IL-4、IL-5 和 IFN 等细胞因子，促进自身和其他免疫细胞的分化增殖，生成大量的免疫效应细胞。B 细胞分化增殖变为可产生抗体的浆细胞，浆细胞分泌大量的抗体分子进入血循环。这时机体已进入免疫应激状态，又称为致敏状态。

3．抗原清除阶段（antigen-eliminating phase） 是免疫效应细胞和抗体发挥作用将抗原灭活并从体内清除的时期，也称效应阶段。这时如果诱导免疫应答的抗原还没有消失，或者再次进入致敏的机体，效应细胞和抗体就会与抗原发生一系列反应。

抗体与抗原结合形成抗原复合物，将抗原灭活及清除；T 效应细胞与抗原接触释放多种细胞因子，诱发免疫炎症；CTL 直接杀伤靶细胞。通过以上机制，达到清除抗原的目的。

（二）免疫应答的定位

抗原经皮肤或黏膜进入机体以后，一般在进入部位即被辅佐细胞捕获处理，并提呈给附近的淋巴细胞；如果附近没有相应特异性的淋巴细胞，辅佐细胞会沿着淋巴细胞再循环的途径去寻找。抗原在入侵部位如未得到处理，至迟不越过附近的淋巴结，在那里会被辅佐细胞捕获，提呈给淋巴细胞。无论在何处得到抗原刺激，淋巴细胞都会迁移到附近淋巴组织，并通过归巢受体定居于各自相应的区域，在那里分裂增殖、产生抗体或细胞因子。所以外周免疫器官是免疫应答发生的部位。

淋巴细胞的大量增殖导致外周淋巴组织发生形态学改变：T 细胞增殖使其胸腺依赖区变厚、细胞密度增大；B 细胞增殖使非胸腺依赖区增大，在滤泡区形成生发中心。所以在发生感染等抗原入侵时，可见附近的淋巴结肿大等现象，便是免疫应答发生的证明。

在局部发生的免疫应答，可循一定的途径扩展到身体的其他部位甚至全身各处。抗体可直接进入血循环，很容易地遍布全身；T 细胞则从增殖区进入淋巴细胞再循环，也可以很快遍及全身。在黏膜诱导的局部免疫应答，分泌型 IgA 不能通过血循环向全身扩散，但淋巴细胞可经由再循环的途径，通过特殊的归巢受体选择性地定居于其他部位的黏膜组织，定向地转移局部免疫性。

（三）免疫应答的类型

根据抗原刺激、参与细胞或应答效果等各方面的差异，免疫应答可以分成不同的类型。

1．按参与细胞分类 根据主导免疫应答的活性细胞类型，可分为细胞介导免疫（cell mediated immunity，CMI）和体液免疫（humoral immunity）两大类。CMI 是 T 细胞介导的免疫应答，简称为细胞免疫，但与 E.Metchnikoff 描述的细胞免疫（巨噬细胞免疫）已有本质的区别。体液免疫是 B 细胞介导的免疫应答，也可称抗体应答，以血清中出现循环抗体为特征。

2．按抗原刺激顺序分类 某抗原初次刺激机体与一定时期内再次或多次刺激机体可产生不同的应答效果，据此可分为初次应答（primary response）和再次应答（secondary response）两类。一般地说，不论是细胞免疫还是体液免疫，初次应答比较缓慢柔和，再次应答则较快速激烈。

3. 按应答效果分类 一般情况下，免疫应答的结果是产生免疫分子或效应细胞，具有抗感染、抗肿瘤等对机体有利的效果，称为免疫保护（immunoprotection）；但在另一些条件下，过度或不适宜的免疫应答也可导致病理损伤，称为超敏反应（hypersensitivity），包括对自身抗原应答产生的自身免疫病。与此相反，特定条件下的免疫应答可不表现出任何明显效应，称为免疫耐受（immunotolerance）。

另外，在免疫系统发育不全时，可表现出某一方面或全面的免疫缺陷（immunodeficiency）；而免疫系统的病理性增生而称为免疫增殖病（immuno proliferation）。

第二节　创伤后感染与免疫策略

感染是严重创伤、烧伤最常见的并发症（发生率为 35% ~ 70%），而且也是导致伤员死亡的主要诱因之一。尽管早期液体复苏、新颖抗生素治疗、代谢支持及重要器官支持性治疗已取得显著进展，但严重感染并发症［主要包括脓毒症（sepsis）、脓毒性休克（septic shock）和感染所致多器官功能障碍综合征（MODS）］的病死率仍居高不下（30% ~ 80%），成为进一步提高急危重症救治成功率的最大障碍。随着科学的发展，特别是分子生物学等医学科学的发展，人们对感染的认识也在不断深化。现如今的观点认为，创伤后病菌侵入的主要门户是创伤部位，其次是严重创伤对人体的应激性损害，即肠黏膜屏障的损害和肠黏膜通透性的增加，使细菌得以通过这些薄弱环节进入组织，再者内毒素作为 G^- 杆菌细胞壁的成分，往往比细菌更容易穿过黏膜屏障，更容易和细菌一道成为潜在的感染源。这样在细菌和内毒素的作用下，刺激细胞产生多种炎症介质，形成所谓的瀑布反应（cascade reaction）或级联反应。但是，有人用致炎细胞因子拮抗剂进行临床干预却均未奏效，由此充分暴露了人们对机体复杂反应实质了解的局限性和片面性。自从国内外将单核细胞的免疫功能分析作为常用的检测指标之后，$CD14^+$ 单核细胞 HLA-DR 定量表达水平则可作为评价患者免疫功能障碍程度的指标之一（> 30 000 AB/C 提示免疫功能正常，20 000 ~ 30 000 AB/C 为轻度免疫功能异常，10 000 ~ 20 000 AB/C 为中度免疫功能障碍，10 000 ~ 20 000 AB/C 为中度免疫功能障碍，5000 ~ 10 000 AB/C 为重度免疫功能障碍，< 5000 AB/C 为免疫麻痹）。通过对创伤伴发感染患者 $CD14^+$ 单核细胞 HLA-DR 定量表达水平的检测，发现创伤后始终存在着炎症反应亢进和免疫功能抑制的双重机制。由此说明，针对感染并发症这一复杂的病理生理反应，仅仅抗感染治疗是难以奏效的，如果兼顾同时并存的免疫功能障碍等重要环节才是防治脓毒症和改善患者预后的发展方向[1]。

一、机体对肠源性细菌移位的免疫策略

20 世纪 80 年代，Border 等发现在败血症和多器官功能障碍综合征（MODS）的死亡患者中，至少有 30% 没有明确的原发感染灶，而其外周血液却可检测到肠道细菌或内毒素。Carrico 和 Mar-shall 等又进一步指出，肠源性感染可能是 MODS 的启动器，甚至认为“在病理状态下，肠道就像是个未被引流的脓肿”。Wilmore 等则宣称，肠道是外科应激反应的中心器官。因此，肠腔内细菌和毒素逸出肠壁，引发肠源性的全身感染以及全身炎症反应综合征（SIRS）甚至 MODS 的医学研究，一直成为近 20 年来众人关注的热门话题。

（一）对肠道细菌移位的认识

肠道作为人体内最大的贮菌所和内毒素库，正常情况下肠道黏膜强大的屏障功能在防御感染中起到重要作用，能够抵御肠道致病细菌的毒害作用，其屏障作用包括天然屏障和免疫屏障两方面。但当机体应激反应过度或失调，如创伤、烧伤和感染后，可首先破坏肠屏障功能，使原先寄生于肠道内的微生物及其毒素大量侵入正常情况下是无菌状态的肠道以外的组织，如黏膜组织、肠壁、肠系膜淋巴结、门静脉及其他远隔脏器或系统。这一过程称为细菌移位（bacterial translocation，BT）。

1. 肠源性细菌移位的方式　从微生物学角度看，BT 是指细菌离开原来特定的生存空间，包括纵向移位和横向移位。

（1）横向移位：肠道菌群由原定位向周围转移，如结肠细菌向小肠转移。十二指肠和空肠上段的结合胆酸杀灭了大量的细菌，加上空肠的快速蠕动使细菌被推送到下段回肠。正常情况下，小肠上端只有很少的细菌，在胃大部切除术小肠动力减弱等影响下，空肠内细菌就会增多，从而产生菌群失调样腹泻。

（2）纵向移位：正常菌群从原定植位向黏膜深处转移，即菌群或穿过肠黏膜上皮经淋巴管到达肠系膜淋巴结，再进入脏器和血液循环；或通过肠道血管进入全身组织器官，形成菌血症、脓毒血症，感染组织器官。通常发生于烧伤、创伤和大出血等应急情况下。另外，缺血恢复后继发的再灌注性损伤，也可以进一步加重肠道机械屏障的损害。

2. 肠道细菌移位的菌属　肠道细菌的总数有细菌 1×10^{14} 个之多，菌属主要是厌氧菌，如革兰氏阴性厌氧类杆菌、梭形杆菌、乳酸杆菌、双歧杆菌等，革兰氏阳性厌氧芽孢杆菌等，以及多种厌氧肠球菌，占所有细菌的 85% ~ 90%，其中又以类杆菌占优势。条件厌氧菌如大肠埃希菌、变形杆菌和克雷伯杆菌、产气杆菌等，只占细菌总数的 5% ~ 10%。当发生 BT 时，一般是革兰氏阴性杆菌有可能突破黏膜屏障而发生移位。最常发生移位的条件致病菌是需氧肠道杆菌，如大肠埃希菌、克雷伯菌属、变形杆菌等；其次是革兰氏阳性球菌，如肠球菌，间或也有真菌，如白念珠菌。专性厌氧菌，如双歧杆菌、类杆菌则很少发生移位。

3. 肠道细菌移位的类型　根据细菌在细胞内的寄生与否，可将细菌分为胞内感染菌和胞外感染菌两类。胞内菌具有在宿主胞内寄生繁殖的特性，通常表现为低毒性，病程迁延慢性化，易引起肉芽肿，如结核病等。胞外菌系指感染机体后寄生于宿主细胞外的血液、淋巴液和体液中的细胞，对机体的感染首先依赖于细菌对细胞的黏附，在细胞外环境中竞争夺取营养以生存繁殖；随后释放内、外毒素，直接或间接损害宿主组织细胞。常见有致病性大肠埃希菌、链球菌、葡萄球菌等等。人类多数致病菌（如葡萄球菌、链球菌等）属胞外菌。

（二）机体对肠道致病细菌移位的免疫策略

针对肠道致病菌多属于胞外菌，抗胞外菌感染免疫分为早期天然免疫与后期获得性免疫。天然免疫在致病胞外菌的起始感染阶段及胞外存活时期发挥较大作用；然而胞外菌的清除仍依赖于特异性免疫应答的诱生，其中抗体的中和作用和调理作用、补体的溶菌和调理作用以及吞噬细胞的杀菌作用占主导地位，细胞免疫居于其次。

1. 天然免疫　由于胞外菌在细胞外寄生，天然免疫的皮肤、黏膜屏障功能在抗菌免疫中发挥了重要作用。皮肤完整连续构成第一道防线，面积广大的呼吸道、消化道、生殖道黏膜屏障是抗胞外菌感染的第二道防线。黏膜细胞的蠕动、纤毛的摆动、层流作用均阻止胞外菌的黏附。消化道胃酸的低 pH 环境以及胃蛋白酶可杀死侵入病菌；肠道黏膜分泌的 IgA，通过中和毒素作用、阻断黏附、激活补体等机制有效杀灭黏膜侵入菌。

2. 抗胞外菌获得性免疫

（1）抗体的杀菌作用：抗体作为特异性体液免疫的效应分子，在抗感染免疫中可结合特异胞外菌抗原，阻断其黏附，中和毒素，激活补体，杀伤胞外菌，结合 FC 受体，介导抗体依赖的细胞介导的细胞毒作用（ADCC）和调理作用。

（2）补体的作用：补体系统在抗胞外菌感染免疫中同样发挥多方面的重要作用。虽然其终末效应是非特异性的，但补体的作用大多是由获得性体液免疫产物抗体介导。第一，补体与抗体配合，可形成膜攻击复合物，介导杀菌溶菌效应。第二，细菌某些成分可单独结合补体。如革兰氏阴性菌 LPS 可不依赖抗体，直接激活补体的旁路途径，产生溶菌效应。细菌表面结构还可稳定 C3b，增强补体激活功能。第三，补体还可增强 V 区亲和力较低的 IgM 的中和活性，其机制可能与补体破坏或诱变细菌表面结构，或增加抗体分子的空间阻碍范围有关。第四，补体也具有良好的调理吞噬作用。细菌 - 抗体 - 补体复合物更有利于巨噬细胞的识别及吞噬。此外，C3b 易沉积于细菌表面，而许多巨噬细胞具有 C3b 受体，借配 - 受体结合可有效吞噬细菌。

二、机体对肠源性内毒素血症的免疫策略

G^-杆菌是当前临床感染中最突出的病菌。内毒素是 G^-杆菌外膜中的成分，它能介导多种炎症介质的释放。动物单独输注内毒素就可导致脓毒性休克的发生。研究发现，抗生素虽能杀菌，但杀菌后还有内毒素的成分存在；游离的内毒素与附在菌体的内毒素比较，其生物活性增加了数十倍。因此临床上虽然应用了有效的抗生素，血培养细菌也已转阴，但患者仍然死亡。检测发现，血液中的内毒素含量很高，其死亡原因应与内毒素与其所介导的过度炎症反应有关。抗生素可以杀菌，但并未解决内毒素问题。所以，不断深入研究对抗肠源性内毒素血症的免疫策略同样是非常重要的。

（一）对内毒素血症的认识

内毒素是 G^-杆菌生长时释放或死亡时裂解出来的细胞壁脂多糖成分。体、内外实验早已证明，内毒素具有耐热、耐酸碱等特性。内毒素进入机体后可直接对细胞的生物膜产生毒性，但更为重要的是通过单核 - 巨噬细胞介导的细胞毒性作用使机体产生多种炎症介质，间接影响细胞的代谢，引起发热、血管扩张、血管通透性增加、中性粒细胞增多、补体激活、机体血压下降等病理生理反应，严重时可导致弥散性血管内凝血及多器官功能衰竭，最后导致细胞死亡，影响脏器功能和屏障功能的完整性。

在创伤、休克应激时，肠黏膜上皮因缺血 - 再灌注损伤等而遭到不同程度的破坏，包括微结构改变和细胞间紧密连接受损，使细菌通过这些薄弱环节进入组织，成为潜在的感染源。由于内毒素比细菌更容易穿过黏膜屏障，所以应激后大量细菌移位的同时往往伴有内毒素血症，后者又反过来造成黏膜屏障的进一步损害，增加黏膜通透性，使内毒素血症变本加厉、不断恶化。

（二）机体对肠源性内毒素血症的免疫策略

针对内毒素血症，机体并不依赖抗体，主要是通过单核 - 巨噬细胞系统起到清除和解毒作用；另外，通过血液中存在的能中和 LPS 的成分来辅助起到解毒作用，如高密度脂蛋白（HDL）、磷脂转移蛋白（PLTP）、分泌性白细胞蛋白酶抑制物、阳离子多肽和 LPS 中和抗体等。

1. 内毒素分子从革兰氏阴性菌的外膜上脱落后，可以转递给单核细胞、巨噬细胞、中性粒细胞等免疫细胞膜上的膜结合型 CD14（mCD14）以及脏器实质细胞，如肝细胞上的 mCD14 受体；也可以结合血液中的可溶性 CD14（sCD14），直接以 LPS-LBP-sCD14 复合物的形式转递给 mCD14 阴性细胞，如内皮细胞、上皮细胞等。通过 CD14 和 LBP（脂多糖结合蛋白）传递给 TLR4 受体，进而激

活 TLR4 受体传导通路，从而上调各种炎症介质的表达。换言之，单核 - 巨噬细胞系统在结合内毒素后，通过多种受体（如 mCD14、CD11/CD18、清道夫受体、TLR4 等）发生内化活动，进入细胞膜内，在激活信号转导途径的同时，借助溶酶体将 LPS 进行修饰解毒。

2．血液中存在具有各种中和内毒素的成分，基本都是通过促进 LPS 形成聚合体，阻止单体的形成；通过促进巨噬细胞（包括中性粒细胞和巨噬细胞）对 LPS 的识别及结合，进而加速内化作用和溶酶体对它的修饰解毒过程。

三、创伤后炎性反应及其介质

现在人们已普遍认识到，所有的损伤达到一定严重程度（如严重创伤、严重代谢障碍、大手术后、重症感染、中毒等)，都可触发大量炎性介质和细胞因子产生和释放，通常由一种介质介导另一种介质的释放，形成一个连锁反应，构成炎性介质网络，从而产生全身炎症瀑布反应（cascade reaction）或级联反应，无论有无细菌感染，临床表现和演变都惊人的一致，均可出现全身性炎症反应综合征（SIRS)。SIRS 既可以一开始就是全身性的，也可以先是局限性的，而后发展为全身性的。

炎症介质不是外来的，而是来自机体本身，适量时有防御作用。如果细菌、内毒素等得不到控制，持续的刺激可因炎症介质的过度反应而失控，如 TNF-α、IL-1β、IL-6、IL-8 等。其中 TNF-α、IL-6 和 IL-1β 具有协同作用，可以放大炎性介质的级联效应，引起器官损害。因此重视对细胞因子及其受体的检测，同时研究细胞因子在创伤后炎症反应中的平衡非常重要。

SIRS 中炎性介质种类繁多，相互之间作用复杂，具有“网络性”特点。但总的分为促炎介质和抗炎介质。主要促炎介质包括：TNF-α、IL-1、IL-2、IL-6、IL-8、IL-12、OFR、NO、IFN-γ、PAF、LTB4 等，晚期促炎介质主要有 HMGB-1，由 TH1 细胞产生，增强炎症细胞的细胞毒性作用，介导细胞免疫应答。抗炎介质主要有 IL-4、IL-5、IL-10、IL-13、CSF、PGE_2、TGF-β 等，由 TH_2 细胞产生，以拮抗炎性反应，促进抗体产生，介导体液免疫应答。两种作用相反的炎性介质在体内形成错综复杂、相互影响的作用网络，从而形成多种不同炎性介质之间的“交叉对话”。促炎与抗炎反应作为对立双方，正常时两者保持平衡，内环境保持稳定不发病。当促炎反应占优势，则出现 SIRS，表现为全身炎性瀑布、细胞凋亡；而抗炎反应占优势则表现为代偿性抗炎反应综合征（CARS)，其诊断标准是外周血单核细胞 HLA-DR 的表达低于 30%，则可发生免疫系统抑制。为了更好地反映 SIRS 与 CARS 失衡，目前已应用测量外周血单核细胞 HLA-DR 的表达及测量 TH_1 向 TH_2 漂移方向来反映 SIRS 与 CARS 失衡，但仍有一定局限性。

1．SIRS 中的促炎性介质

（1）肿瘤坏死因子 -α（TNF-α）：TNF-α 由活化的巨噬细胞、单核细胞和 T 淋巴细胞产生，在 SIRS 中具有核心作用，是导致炎性介质级联反应的始发因子。TNF-α 还是具有多种生物学效应的促炎因子之一。严重创伤后组织和血浆中 TNF-α 增加的机制可能是：①缺血缺氧引起炎性细胞尤其是中性粒细胞（PMN）的激活，活化后的 PMN 可促使 TNF-α 及氧自由基的生成。②在严重创伤应激情况下可激活 NF-κB，活化的 NF-κB 参与多种基因表达调控，特别是对调节炎性反应基因表达起至关重要的作用。NF-κB 可高效诱导 IL-1、IL-8 和 TNF-α 等细胞因子的表达。而 TNF-α 又可促进 NF-κB 激活。③内毒素是诱导 TNF-α 的主要物质之一，内毒素或缺血 - 再灌注可以激活心肌丝裂素活化蛋白激酶（MAPK）和核因子 NF-κB。这两者可导致 TNF-α 的产生，从而引起心肌功能下降和心肌细胞死亡。

（2）白细胞介素 -1（IL-1）：IL-1 是一种能激活多种免疫和炎症细胞的前炎性细胞因子，主要由

单核 - 巨噬细胞、中性粒细胞和内皮细胞分泌。IL-1 包括 IL-1α 和 IL-1β，前者为分泌型，后者则多与细胞结合。IL-1β 能通过自分泌或旁分泌刺激其他细胞因子和炎症递质的产生，诱发抗原提呈细胞表面免疫分子的表达，为 T 淋巴细胞的活化提供第 2 信号，促进 B 细胞的增生、分化，介导免疫球蛋白的分泌，由此激活补体，增强细胞免疫和体液免疫介导的组织损伤过程。此外，IL-1β 还能促进血管内皮 - 白细胞黏附分子的表达，趋化中性粒细胞等炎性细胞进入肠道病变部位，从而引起一系列炎症反应和组织破坏，其细胞因子 mRNA 的表达与炎症程度呈正相关，可作为临床上判断疾病严重程度和疗效的指标。

（3）白细胞介素 -6（IL-6）：IL-6 升高较 TNF-α 延迟，约 8 小时达高峰，两者呈平行升高，被认为与 SIRS 的严重程度和致死率密切相关，因此动态监测 TNF-α、IL-6 水平对 SIRS 的发生发展有积极意义。IL-6 是当炎症刺激时，由单核细胞、巨噬细胞和内皮细胞所释放，也是急性期反应的主要细胞因子。IL-6 在急性炎症反应中的作用主要表现为对多种细胞的促炎作用和诱导肝组织产生急性反应蛋白。目前，外周血 IL-6 的水平已被用于一些脓毒血症诊断和治疗的一个相关指标。陈晓东等研究发现严重烫伤后 1 周内 IL-6 水平随着烧伤总面积增大而升高。它除了对血管内皮细胞及炎性细胞具有直接的激活和毒性作用外，更主要的是诱导急性期蛋白的合成、催化和放大炎性反应和毒性作用，造成组织细胞的损害。

（4）白细胞介素 -8（IL-8）：IL-8 是一强有力的中性粒细胞趋化和活化因子，由单核细胞、上皮细胞、表皮细胞、纤维母细胞及 T 淋巴细胞在 IL-1、TNF-α 和外源性因子细菌内毒素的刺激下合成和分泌，主要生物学作用是趋化并激活中性粒细胞，可使中性粒细胞外形改变，促使其脱颗粒；激活中性粒细胞并使其产生呼吸爆炸，促进中性粒细胞的溶酶体酶活性和吞噬作用；对嗜碱性粒细胞和 T 细胞也有一定的趋化作用。目前认为，TNF-α、IL-1、IL-6 诱发的炎症反应在很大程度上是通过诱导产生以 IL-8 为代表的趋化因子所介导而产生的，且与病灶的大体炎症程度呈正相关。

2. SIRS 中的抗炎性介质

（1）白细胞介素 -4（IL-4）：IL-4 是一种抗炎细胞因子，作为 TH_1 向 TH_2 漂移的标记物，其血浆水平升高反映了机体免疫功能降低。此时应促进 TH_2 向 TH_1 细胞转化，并抑制 PGE_2-TH_2 通道，重建免疫功能。IL-4 是重要的抑炎因子之一，主要生物学特性是刺激 B 细胞生长，增强 B 细胞 MHC 类抗原的表达，调节造血功能，增强正常休止期 T 细胞的活性和生长能力。当用于干预 LPS 的刺激作用时，可促进 IgG_1 和 IgE 的生成，能下调 CD14 的表达，并抑制 TNF-α、IL-1β、IL-6 mRNA 的表达，还能降低 LPS 诱导 AP-1 的结合活性和 NF-κB 的转录活性等。

（2）白细胞介素 -10（IL-10）：IL-10 作为一种抗炎因子，是一种多功能的细胞因子，能抑制肾小球系膜细胞及其炎症因子的分泌。作为辅助 T 细胞及单核 - 巨噬细胞所产生的重要因子，能抑制多种免疫活性细胞因子 mRNA 的转录，能抑制激活的单核细胞 - 巨噬细胞产生其他的细胞因子如 TNF-α、IFN-γ、IL-1β。

（3）白细胞介素 -13（IL-13）：IL-13 在调节巨噬细胞功能和减少炎症因子产生方面与 IL-4 相似，下调炎症性细胞因子和趋化因子的合成，还可提高活性氧介导损伤小鼠的生存率，对缺血 - 再灌注损伤（IRI）有保护作用。IL-13 也有一些 IL-4 不具备的功能，如上调 MHC Ⅱ类分子表达，促进 IgE 类型转变等。同时，IL-13 可趋化单核细胞，延长单核细胞在体外存活时间，抑制 LPS 诱导单核细胞、巨噬细胞、IL-1、IL-6、IL-8 和 TNF-α 等炎症因子产生；协同抗 IgM 活化 B 细胞的增殖，诱导和上调 B 细胞 MHC Ⅱ类抗原、CD23 和 CD72 的表达，诱导 B 细胞产生 IgM、IgG 和 IgE；诱导大颗粒淋巴细胞产生 IFN-γ，并可与 IL-2 协同刺激大颗粒淋巴细胞产 IFN-γ，因而在诱导 LAK 活性以及 TH_1 型细胞免疫中可能有重要作用。

3. 其他相关 SIRS 的检测指标

（1）核因子 -κB 与 SIRS：细胞核因子 -κB（NF-κB）是复杂炎性反应放大环路的重要转录因子，存在于所有细胞中，在免疫应答、应激反应、细胞凋亡及病毒复制的调节中起主导作用。在 SIRS 中，NF-κB 是一个快速反应的转录因子，SIRS 外周血单核细胞和 PMN 的 NF-κB 活性高于健康人。正常情况下，NF-κB 作为一种三聚体复合物存在于细胞质中，由 P65 和 P50 两个属于 Re1 家族的亚基与抑制分子 IκB 连接而成，无法进入细胞核发挥作用。应激状态下，IκB 被激酶复合体（IKK）磷酸化后，IκB 可以从三聚体复合物中离解，NF-κB 即可由胞浆进入细胞核，再与 DNA 链上的特异点结合，引起促炎介质 mRNA 表达，启动多种细胞因子基因（如 TNF-α、IL-1、IL-6、ICAM-1）的转录和翻译，从而诱导炎性细胞激活。

（2）血小板与 SIRS：近年来，观察到血小板在 SIRS 中监测具有重要价值，可为 SIRS 提供敏感而简易的临床监测指标。血小板进行性下降能较正确、敏感地反映 SIRS 的强弱，血小板下降程度与 SIRS 反应程度呈正相关。血小板下降原因是在 SIRS 时，全身微血管内皮系统处于激活状态，使血小板消耗增加。因此，SIRS 反应越重，血小板下降越显著。临床上持续的血小板计数下降，提示预后较差。

（3）C- 反应蛋白与 SIRS：C- 反应蛋白（CRP）是一种非常敏感的炎症反应标志物，CRP ＞ 8 mg/L 认为存在细菌感染，CRP 升高越明显，全身炎症反应就越重，但特异性不高，不能区别细菌与其他类型的炎症，当炎症已减轻、临床症状改善后，CRP 仍可维持数天。

（4）前降钙素与 SIRS：前降钙素（PCT）与不同原因引起的 SIRS 有良好的相关性，特异性也较高，在早期预测 SIRS 及其预后判断上有较大潜力，健康人的血浆 PCT 浓度为 0.1 ～ 0.5 μg/L，高于 0.5 μg/L 即认为存在炎性反应，严重感染引起 SIRS 时 PCT 浓度可高达 1000 μg/L，而非感染的 SIRS 中 PCT 浓度＜ 0.6 μg/L。

由于上述认识，近十几年来，不少学者致力于炎症介质拮抗剂的研制，但至今收效甚微。因为炎症介质有其两面性，过之或不及都有坏处；应用某些介质的拮抗剂时，可能其活性已过，已引发下一个介质的释放，要阻断这种“瀑布反应”是困难的，在可预见的近期内，很难用以防治。当前仍应着力于处理引起“瀑布反应”的前端因素，即杀菌与拮抗内毒素。

第三节 脓毒症与炎性细胞

脓毒症是指各种致病微生物或其毒素存在于血液或组织中，是世界范围内重症病患的首位死亡原因，是 ICU 所面临的医学难题之一。据统计，美国每年有近 75 万脓毒症患者，每天有近 500 例患者死于严重脓毒症，病死率仍可达 30%。在欧洲每年估计有 15 万人死于脓毒症 [2-3]。

脓毒症是机体对感染的一种全身性炎性反应，发病机制相当复杂，既可由感染因素引起，亦可由非感染因素引起，往往不是由单一的因素所造成，可能同时存在促炎性反应及抗炎性反应，免疫麻痹、凝血机制的异常亦可能参与了脓毒症的发生发展。近年来的研究表明，抗炎反应及免疫麻痹亦可能是参与脓毒症致病过程的主要因素。单核细胞、中性粒细胞及多种免疫细胞受到感染及非感染性的刺激时释放大量的细胞因子等炎性介质，同时参与促进脓毒症发生、发展的促炎性反应阶段，并诱发了随后的脓毒症、全身性炎性反应及脓毒性休克。

一、脓毒症的发病机制

1. 脓毒症与全身炎性反应综合征 1991 年 8 月，美国胸科医师学会和危重病医学会在芝加哥召开联合会议，对脓毒症给予了重新定义，并且提出了全身炎性反应综合征的概念和诊断标准，它是基于临床和基础的各种状态而提出的，如感染和非感染（如烧伤、缺血 - 再灌注损伤、复合伤、胰腺炎、全身感染）[4]。符合以下两种或两种以上的条件则达到了全身性炎性反应或脓毒症的诊断标准：体温＞ 38 ℃或≤ 36 ℃，心率＞ 90 次 / 分，呼吸频率＞ 20 次 / 分，二氧化碳分压＜ 4.3 kPa（32 mmHg），白细胞计数＞ 12×10^6/L，或＜ 4×10^6/L，或＞ 10% 的为不成熟的杆状细胞。脓毒症或全身性炎性反应的结果受到多种因素的影响，如患者本身机体的代偿能力、感染或损伤所引起的最初炎性反应的严重性、全身性炎性反应的病程的进展和并发症的出现，及遗传因素等均可产生影响作用。

脓毒症是多种疾病在发生发展过程中所表现出来的一种病理生理过程，既可由感染因素引起，亦可由非感染因素所引起。在脓毒症病程的早期，机体释放促炎性介质，如肿瘤坏死因子 -α（tumor necrosis factor-α，TNF-α）、白细胞介素（interleukin，IL）-1、IL-2、干扰素 C（interferon-C，IFN-C）、IL-6 等，引起机体以炎性反应为主，表现为促炎性反应，可激活白细胞及凝血系统来阻止病原微生物（如细菌）的进一步扩散。抗炎因子如 IL-4、IL-10、可溶性 TNF 受体及蛋白激酶 C 可对抗促炎性介质的作用，防止过度炎性反应。若二者的拮抗作用弱，机体表现为过度炎性反应，引起全身炎性反应综合征及血管内皮损伤，进一步发展则出现多脏器功能障碍。若患者渡过全身炎性反应综合阶段，促炎性反应逐渐减弱，患者往往会进入代偿性抗炎性反应综合征阶段。不论是促炎性介质还是抗炎性介质的水平升高，均可预示着脓毒症患者的病情严重，预后不良。如果当患者处于代偿性抗炎性反应综合征阶段时发生院内感染，患者会再次出现促炎性反应，由此可见全身性炎性反应与代偿性抗炎性反应综合征可以在病程中交替出现，呈现出动态的变化过程。

2. 脓毒症与免疫麻痹 近年来的研究表明，脓毒症死亡并不全由过度炎性反应所致，在一些脓毒症患者中可出现低下的炎性反应——“免疫麻痹”，由此引起迅速出现且难以控制的继发性感染，这也是引起脓毒症患者死亡的原因之一。美国学者 Bone[5]1996 年就提出脓毒症的发展是机体促炎和抗炎机制失衡所致，在二者交替制衡后，抗炎机制往往占优势，并导致免疫抑制。脓毒症曾被认为仅是一种失控的全身性炎性反应，然而，人们采用抗内毒素抗体、TNF 拮抗剂、IL-1 受体拮抗剂等治疗脓毒症，并未取得预期的效果[6]。人们进一步深入研究表明，当致病微生物侵入和（或）组织损伤等可迅速激活机体非特异免疫系统，释放大量糖皮质激素、儿茶酚胺和 TNF-α、IL-1 等促炎性细胞因子。与此同时，还存在特异性免疫功能障碍，即免疫麻痹。免疫麻痹主要表现为脓毒症发展过程中，单核细胞人类白细胞分化抗原 DR 表达水平降低，单核细胞所诱导的抗原特异性 T 淋巴细胞活性降低，单核细胞释放多种因子能力的改变以及多形核细胞无反应性。

二、多形核白细胞的凋亡与脓毒症

在生理状态下，多形核白细胞在宿主防御中起着重要作用，借助其杀灭微生物活性，减轻或控制炎性反应。但在脓毒症时全身炎性反应过程中，过度激活的多形核白细胞却要导致组织细胞的损伤。全身性炎性反应过程中释放的 IL-1、IL-6、IL-8、TNF-α 等早期炎性因子均可导致多形核白细胞的激活。多形核白细胞通过迁移入血管系统的特殊区域如毛细血管后和微静脉发挥损伤作用。多形核白细胞通过滚动（静脉循环的多形核白细胞减速，沿着血管内皮细胞移动）、黏附与活化、穿越内皮细胞间隙等过程完成迁移。动物模型研究证实，选择性耗竭多形核白细胞可以减少组织 IL-8 的合成，减弱对多形核白细胞的趋化激活作用，从而减轻急性肺损伤的发生[7]。体外研究表明，内毒素是通过直接或间接激活多形核白细胞，产生丝氨酸蛋白酶、超氧阴离子[8-9]。当多形核白细胞与内毒素孵育后，将其再次注入动物体内，可诱发全身炎性反应，甚至急性呼吸窘迫综合征的产生[10]。多形核白细胞可通过还原性烟酰胺腺嘌呤核苷酸磷酸氧化酶介导的途径产生超氧阴离子、过氧化氢等。另外，炎性反应激活细胞增强一氧化氮合酶活性产生过氧硝酸基，进而转变为 NO_2、NO_3 等，这些活性氧可导致炎性反应组织损伤。活化的多形核白细胞释放的蛋白水解酶，如丝氨酸蛋白酶、基质金属蛋白酶、磷脂酶 A2 及其酶解产物，可酶解多种基质蛋白水解细胞外基质，同时其自身还具备显著的化学趋化效应，并可将补体分解为活性片段，从而造成组织细胞损伤。多形核白细胞的生存期短，仅为 6 ~ 7 h，在人体内除了从黏膜表面脱落，通常是以凋亡和坏死的方式被清除。当多形核白细胞发生坏死时，炎性反应扩大，造成周围组织损伤。如果多形核白细胞发生凋亡，则其细胞膜保持完整，细胞内的促炎因子不会漏出，且多形核白细胞被巨噬细胞或组织细胞识别并吞噬后不刺激其释放细胞因子。在生理状态下，多形核白细胞在宿主的防御中发挥重要作用，可减轻或控制急性炎性反应。机体在感染或组织损伤后产生并释放炎性介质至损伤部位，吸引多形核白细胞向炎症部位游走，分泌抗微生物肽类和蛋白水解酶等，以达到抑制炎性反应的目的。当处于过度炎性反应状态时，促炎性因子 IL-1、IL-6、IL-8、TNF-α 等大量释放，可以抑制多形核白细胞的凋亡。多形核白细胞凋亡的延迟使其持续黏附于血管内皮细胞上，造成血管内皮细胞间隙增大，内皮的完整性被破坏，导致间质水肿，血管渗漏。持续处于活化状态的多形核白细胞可持续产生大量酶类和超氧阴离子等有害物质，这些有害物质破坏组织细胞的细胞膜和细胞器等，最终促进了多器官功能衰竭的发生，使脓毒症进一步恶化。

三、淋巴细胞与脓毒症

临床治疗过程中，采用了一系列单克隆抗体中和内毒素或多种促炎因子，但病死率依然居高不下，这是与脓毒症时同时存在免疫功能紊乱密切相关的。陈莉萍等[11]研究证实，Th_2 高分化在脓毒症休克的发病机制中起着重要作用。Th_1 和 Th_2 细胞是 $CD4^{+}$+ T 细胞的两个亚群。机体免疫系统的重要成分是 T 细胞亚群构成的，辅助性 T 细胞和抑制性 T 细胞构成 T 细胞网络，该网络维持机体免疫功能的平衡。$CD4^{+}$ T 细胞是辅助性 T 细胞，其数量的减少及亚群构成的变化必然影响到机体的免疫功能，导致机体抵抗力的降低。Th_1 细胞主要分泌 IL-2、IL-12、TNF-α、IFN-C 等细胞因子；Th_2 细胞主要分泌 IL-4、IL-5、IL-6、IL-10、IL-13 等。脓毒症时持续的过度炎性反应造成巨噬细胞功能状态改变，导致其与淋巴细胞相互作用的紊乱，这种紊乱及糖皮质激素释放的增加等共同促进了 T 淋巴细胞功能向 Th_2 的漂移，导致 Th_2 细胞呈现为高分泌状态。当 Th_2 细胞分化增多、分泌大量 Th_2 型细胞因子时，细胞免疫功能低下，并伴随着疾病的恶化，可能是导致脓毒性休克的重要因素之一。

脓毒症时免疫功能的紊乱与大量淋巴细胞凋亡及免疫功能抑制密切相关，许多研究表明，细菌、内毒素及部分外毒素与淋巴细胞的凋亡相关。凋亡在维持免疫稳态及自身免疫耐受方面起着关键性的作用，机体通过凋亡进行胸腺细胞的选择、生发中心的发育、杀伤细胞对靶细胞的杀伤及免疫应答结束后效应细胞的清除，一旦凋亡机制紊乱，就会产生免疫状态改变。由动物实验可见，在脓毒症时动物的胸腺、骨髓、脾、回肠、结肠、肺及淋巴结均呈现不同程度的淋巴细胞的凋亡，不仅出现非成熟淋巴细胞凋亡，成熟淋巴细胞也出现明显的凋亡。大量非成熟淋巴细胞凋亡是机体重要的应激反应，这种反应使许多生理条件下应该被淘汰的细胞由于脓毒症时免疫功能的紊乱而被错误地保留。近年来，在动物实验中观察到的结果在人类脓毒症中亦得到证实，研究表明，50% 因脓毒症而死亡的患者表现为淋巴细胞凋亡增加。据报道，尽管 $CD8^+$ T 淋巴细胞、自然杀伤细胞、巨噬细胞的数目未减少，但 $CD4^+$ T 淋巴细胞和 B 淋巴细胞的数量明显下降[12]。脓毒症时由于抗原持续刺激，触发限制 $CD4^+$ T 淋巴细胞增殖和分化的反馈调节机制，包括 FasPFasL 的相互作用和 IL-2 的调节效应，激活诱导细胞死亡，这是活化 $CD4^+$ T 淋巴细胞的主要凋亡形式。非成熟淋巴细胞的大量凋亡使外周成熟淋巴细胞明显减少，这将直接和间接损害免疫功能，最终导致以 T 淋巴细胞功能抑制为主的免疫麻痹状态。

四、内皮细胞与脓毒症

内皮细胞（endoyhelial cell，EC）衬覆于血管内壁，分布广泛，数量庞大，具备多种生物活性。EC 能够表达黏附分子作用于白细胞，合成调节凝血、纤溶的物质以及一氧化氮、IL-6 等多种细胞因子，在炎性反应中起着重要作用。EC 属于抗原提呈细胞，可以通过表达主要组织相容性复合体Ⅱ分子及改变 T 细胞的共刺激能力等途径激活 T 细胞和 B 细胞。EC 还能通过表达多种炎性介质和凝血因子，参与脓毒症时的全身炎性反应及凝血系统过度激活，而且这些介质和因子可以与局部及血液中的炎性细胞和组织中的实质细胞直接接触，对脓毒症病程的推动作用不可忽视。脓毒症炎性反应放大过程中最重要的机制之一就是白细胞渗出，这个过程包括白细胞的趋化、黏附、游走和渗出等几个步骤，EC 所合成分泌的 IL-8、单核细胞趋化因子 1 是诱导白细胞趋化的重要因子[13]。白细胞和 EC 的黏附过程是通过细胞表面的各种黏附分子间的相互作用实现的。EC 表面表达的 P- 选择素可参与 T 细胞的黏附；E- 选择素主要参与单核细胞及嗜酸性和嗜碱性细胞的黏附[14]。EC 表面的细胞间黏附分子 1、细胞间黏附分子 2 及血管细胞黏附分子 1 都属于免疫球蛋白超家族，参与淋巴细胞与 EC 的黏附反应[15]。

脓毒症过程中 EC 既是效应细胞，同时也是靶细胞，其凋亡是脓毒症一个重要的环节。动物实验表明，在脓毒症小鼠肺微血管中检测到凋亡的血管 EC 的数量显著增加[16]。已有学者证实多种因子，如 TNF-α、IL-1、IFN-C 及内毒素等在体外条件下可以激活 EC 表达多种炎性因子及组织因子，同时还可以诱导培养 EC 的凋亡，而这些因子及内毒素在脓毒症时均明显增高[17-19]。EC 凋亡启动信号和细胞外信号转导途径与炎症和外源性凝血激活途径叠加，不同刺激通过不同途径诱发凋亡：脂多糖通过 Toll 样受体 4 途径，而细菌脂蛋白则通过 Toll 样受体 2 受体途径[20]。EC 的凋亡可以表现为细胞收缩、细胞器浓缩、核仁裂解等细胞形态学改变，导致细胞骨架的改变，使微血管通透性增高，这一方面使大量液体渗入组织间隙，增加毛细血管与细胞间的距离；另一方面还使炎性细胞过多聚集于局部组织，通过释放蛋白酶及氧自由基等，直接造成组织细胞及器官功能的损伤。

五、单核细胞与脓毒症

单核细胞是主要的炎性细胞之一，进入组织后成为巨噬细胞，单核 - 巨噬细胞是炎性细胞因子的主要来源细胞，$CD14^+$ 是单核 - 巨噬细胞等细胞膜上的一种糖蛋白，是脂多糖的受体，在脂多糖介导的细胞活化及细胞因子或介质释放中起着至关重要的作用。单核细胞在炎性反应中受抗原刺激可以释放前列腺素 E_2、TNF-α、IL-1β、IL-10 等炎性介质，同时细胞表面抗原的表达是 T 细胞活化和增殖的前提。$CD14^+$ 单核细胞人类白细胞分化抗原 DR+ 是单核 - 巨噬细胞表面的抗原表达，其功能是把经单核 - 巨噬细胞吞噬并处理后的抗原呈递给 T 辅助细胞，继而激活包括 T 细胞、B 细胞和巨噬细胞在内的所有免疫细胞。Volk 等[21]研究证实，以 $CD14^+$ 单核细胞人类白细胞分化抗原 DR < 30% 作为诊断免疫抑制的阈值，并以此指导免疫刺激治疗和预测预后是可靠和有价值的。足够的人类白细胞分化抗原 DR+ 表达对于特异性免疫和非特异性免疫功能是相当重要的，目前 $CD14^+$ 单核细胞表面表达人类白细胞分化抗原 DR 作为免疫抑制的定量检测指标。Schinkel 等[22]研究表明，脓毒症可导致单核细胞显著增多及人类白细胞分化抗原 DR 表达抑制，后者与 INF-C 合成减少有关，并与脓毒症的严重程度及患者预后密切相关。脓毒症患者单核细胞向 Fc 受体 + 亚型转换，该亚型单核细胞被称之为"激惹单核细胞"，一方面，它能产生大量炎性细胞因子（如 IL-1β），促发机体的失控炎性反应过程；另一方面，可释放强大的免疫抑制剂（如前列腺素 E_2），损害抗原呈递功能，破坏单核细胞与 T 细胞间相互作用，导致宿主免疫功能降低，对机会致病菌感染的易感性增高。

总之，虽然关于脓毒症病理生理及发病机制的基础研究及临床研究已经从分子水平不断地深入，但脓毒症仍是当今世界重症监护所面临的医学难题，对于脓毒症的治疗仍然没有突破性的进展。脓毒症既存在着全身炎性反应，同时也存在着免疫抑制，二者的作用相互关联、相互制约，其中还包含着多种炎性细胞构成的细胞网络的激活及细胞因子的瀑布级连反应，仍需更加深入、细致的研究和探讨。

（程　光　张小平）

参考文献

[1] 程光，张柳．创伤免疫与感染．见：白俊清，李树峰主编．瓦斯爆炸伤害学．北京：北京大学医学出版社，2011.

[2] 廖秀玉，林建东．脓毒症与炎性细胞．医学综述，2008，14（2）：277-279.

[3] Angus DC，Linde-Zwinble WT，Lidicker J　et al. Epidemiology of severe sepsis in the United States：analysis of incidence，outcome，and associated costs of care. Crit Care Med，2001，29（5）：1303-1310.

[4] No authors list ed.American College of Chest PhysiciansPSociety of Critical Care Medicine Consensus Conference：definitions for sepsis and organ failure and guidelines for the use of innovative therapies in sepsis.Crit Care Med，1992，20（6）：864-874.

[5] Bone RC. Sir Isaac Newt on，sepsis，SIRS，and CARS. Crit Care Med，1996，24（7）：1125-1128.

[6] Warren HS. Strategies for the treatment of sepsis.N Engl J Med，1997，336（13）：952-953.

[7] Kotani M，Kotani T，Ishizaka A et al. Neutrophil depletion attenuates interleukin-8 production in mild-overstretch ventilated normal rabbit lung[J]. Crit Care Med，2004，32（2）：514-519.

[8] Ginsburg I.The role of bact eriolysis in the pathophysiology of inflammation，infection and post infectious sequelae.APMIS，2002，110（11）：753-770.

[9] Power C，Wang JH，Soakhai S et al. Proinflammatory effects of bacterial lipoprot ein on human neutrophil activation status，function and cytotoxic potential in vitro.Shock，2002，15（6）：461-466.

[10] Welsh CH，Lien DC，Worthen GS et al.Endotoxin-pretreated neutrophils increase pulmonary vascular pemeability in dogs.J Appl Physiol，1989，66（1）：112-119.

[11] 陈莉萍，颜亮，杨皓庄等．腹腔感染脓毒症小鼠外周血淋巴细胞 CD30 的动态表达．中国病理生理杂志，2002，18（12）：1468-1471.

[12] Hotchkiss RS, Tinsley KW, Swanson PE et al.Sepsis-induced apotosis causes progressive profound depletion of B and CD4+ T lymphocytes in human.J Immunol, 2001, 166（11）: 6952-6963.

[13] del Pozo MA, Sanchez-Mateos P, Sanchez-Madrid F. Cellular polarization induced by chemokines a mehanism for leukocyte recruitment.Immunol Today, 1996, 17（3）: 127-131.

[14] Ley K, Tedder TF. Leukocyte interaction with vascular endothelium.New insights into selection-mediated attachment and rolling.J Immunol, 1995, 155（2）: 525-528.

[15] Ding Z, Xiang K, Issekutz TB. Chemokines stimulate human T lymphocyte transendothelial migration to utilize VLA-4 in addition to LFA-1.J Leukoc Biol, 2001, 69（3）: 458-466.

[16] Hotchkiss RS, Swasso PE, Cobb SP et al. Apoptosis in lymphoid and parenchymal cells during sepsis: findings in normal and T-and B-cel-l deficientmice.Crit Care Med, 1997, 25（8）: 1298-1307.

[17] Takei Y, Kawano S, Nishimura Y et al. Apotosis: a new mechanism of endothelial and kupffer cell killing.J Gastroemerol Hepatol, 1995, 10（Suppl 1）: S65-S67.

[18] Sato I, Kaji K, Murota S. Age related decline in cytokine induced nitric oxide symthese activation and apotosis in cultured endothelial cells: minimal involvement of nitric oxide in the apoptosis.Mech Ageing Dev, 1995, 81（1）: 27-36.

[19] Abello PA, Fidler SA, Bulkley GB et al.Antioxidamts modulate induction of programmed endothelial cell death（Apoptosis）by endotoxin.Arch Surg, 1994, 129（2）: 134-141.

[20] Bannerman OD, Goldblum SE. Mechanisms of bacterial lipopolysaccharideinduced endothelial apotosis. Am J Physiol Lung Cell Mol Physiol, 2003, 284（6）: L899-L914.

[21] Volk HD, Reinke P, Krausch D. Monocyte deactivation ratinale for a new therapeutic strategy in sepsis. Intensive Care Med, 1996, 22（Suppl）: 474-481.

[22] Schinkel C, Sendtner R, Zimmer S et al.Functional analysis odmonocyte subsets insurgical sepsis.J Trauma, 1998, 44（5）: 743-749.

第九章

严重感染的 ICU 集束化治疗

ICU 发展到今天，以机械通气为代表的各种生命支持手段日臻完善，但是就在危重患者的生存期大大延长的同时，感染却成了降低死亡率的瓶颈。感染和脓毒症不仅是多器官功能不全综合征（MODS）的主要原因，而且还是危重患者后期死亡的主要的直接原因，也是决定长期机械通气患者预后的重要因素。因此，预防和控制感染已成为危重患者的重要内容。

严重感染（sepsis）是社区获得性疾病中第 10 位的致死原因，但在重症医学科（ICU）是首要的致死原因。严重感染导致死亡的途径（原因）很多，感染性休克、急性呼吸窘迫综合征（acute respiratory distress syndrome，ARDS）、多器官功能障碍综合征（multiple organ dysfunction syndrome MODS）是最常见的表现形式，因病死率高达 30% ~ 70% 而受到关注。严重感染和感染性休克预后凶险，2002 年 10 月欧洲危重病医学会（ESICM）、美国危重病医协会（SCCM）和国际感染论坛（ISF）联合发布巴塞罗那宣言，呼吁医务人员、医疗机构和政府联合起来，共同实施拯救严重感染运动（Surviving Sepsis Compaign），力争在 5 年内将病死率降低 25%。为规范治疗措施、方案，达到真正有效降低严重感染病死率的目的，一系列建立在循证（evidence-based）医学基础上的专家推荐（expert recommendations）、方案（protocol）、指南（guidelines）被制订和相继提出，严重感染集束化治疗是近年来最热门的话题。

一、关于感染的基本概念与定义

（一）严重感染（sepsis）

定义为可疑或已经证实的感染加全身炎症反应综合征（即发热、心动过速、呼吸急促、白细胞增高等）。

（二）脓毒症（severe sepsis）

定义为严重感染（sepsis）合并脏器功能不全，如同时合并低血压、低氧血症、少尿、代谢性酸中毒、血小板减少或抑制。

（三）感染性休克（septic shock）

定义为脓毒症（severe sepsis）合并排除容量不足的低血压。

感染性休克和脏器功能不全是严重感染患者最常见的死亡原因，病死率分别为 25% ~ 30% 和

40% ~ 70%。

二、危重患者感染的特点

（一）流行病学

1．发病率 在综合性 ICU 的危重患者中，感染患者占 30% ~ 40%，其中原发病为感染性疾病者占 15% ~ 20%，医院内获得性感染发生率为 20% ~ 30%。在实施人工气道或机械通气的危重患者中，医院内获得性肺炎的发病率显著升高，有报道其发病率高达 25.7%，据我们观察，机械通气患者下呼吸道感染发生率可达 50% 以上。

2．传染源 就交叉感染而言，传染性患者和工作人员中的带菌者及贮存于宿主机体以外的病原微生物是 ICU 内感染的三大传染源，但是，宿主体内微生态失衡导致菌群失调、定位转移和自身感染可能较交叉感染更为常见，因此，危重病患者自身可能就是传染源。

3．传播途径 大体上分空气传播和接触传播两大途径，空气传播一般不占重要地位，而通过护士或医生的手的接触传播极为重要。危重患者常用的通气机、雾化吸入器、透析器、各种导管等现代诊疗器材，也明显地增加了感染传播的机会。研究表明，接受人工气道和通气机治疗的患者医院内肺炎发病率是其他患者的 7 ~ 21 倍。

4．易感人群 ICU 是危重病患者最集中、运用现代诊疗技术最广泛的场所，也是易感人群最多的地方，这是 ICU 内感染率高的主要原因。

5．易感因素 严重创伤或大手术、侵入性诊疗措施、激素和免疫抑制剂治疗、广泛使用广谱抗生素等，使危重病患者成为抵抗力低下的易感宿主。机体抵抗力低下不单指特异性的和非特异性的体液免疫和细胞免疫，而是指包括生理屏障、生理反射和正常菌群等防御机制在内的全面的防御体系。危重病本身及其治疗措施常可破坏这种防御体系，导致病原微生物侵入而感染，呼吸系统、胃肠道、泌尿系统和皮肤是最常见的四个途径。

（1）呼吸系统：正常有两道防线，第一道是包括鼻腔空气净化、湿化和调温系统，呼吸道黏膜的黏液 - 纤毛运载系统与咳嗽及吞咽反射结合构成的呼吸道廓清机制，以及会厌和声门协调构成的呼吸道机械屏障。第二道是呼吸道局部的细胞和体液免疫系统。两道防线正常情况下能使下呼吸道保持无菌状态。下列因素能损伤呼吸道防御系统，增加易感性：

1）麻醉、镇静剂治疗、饮酒、吸烟等抑制纤毛活动，损害纤毛 - 黏液毯的廓清能力。

2）昏迷、咳嗽和吞咽反射不全，导致误吸。

3）气管插管、气管内吸引、支气管镜检查等，导致内源性和外源性的微生物污染下呼吸道，后者尤为危险。

4）气管切开和气管内插管，使上呼吸道的防御功能丧失，湿化不足又可进一步损害黏液 - 纤毛运载系统。

5）慢性肺疾患。

6）长期吸烟者。

7）上呼吸道正常菌群的改变，这多与抗菌药物、医院环境、住院时间、留置胃管等有关。

（2）胃肠道：有三道防线，一是胃肠道的蠕动和胃液化学屏障作用；二是黏膜的分泌性免疫系统和黏膜下、肠系膜淋巴组织中的细胞和体液免疫系统；三是肠道内正常菌群所具有的定植抗力（colonization resistance）。增加胃肠道易感性的因素有：

1）胃液缺乏，胃酸下降。

2）肠麻痹，肠梗阻。

3）胃肠道缺血，胃肠黏膜屏障受损。

4）肠道菌群改变，生物屏障破坏。

5）管饲，肠道器械性检查。

（3）泌尿系统：防御体系有赖于三种机制：一是尿道平时关闭、输尿管定向蠕动、膀胱尿液不能反流；二是尿道黏膜IgA介导的表面免疫；三是膀胱的排空能力，因为尿液是良好的细菌培养基，残余尿与菌尿症关系密切。增加尿路感染的因素有：

1）留置导尿。

2）尿潴留，有病理和心理方面的原因，后者如不习惯床上排尿。

3）摄入液体减少，在住院患者中有时也有心理方面的原因，如担心饮水会增加排尿的麻烦。

4）导尿术和膀胱镜检查。

5）肠道菌群的改变，使尿路特异性免疫暂时失去。

（4）皮肤：有两道防线：一是机械屏障作用和由皮脂腺、汗腺分泌物中的抑菌物质构成的化学屏障；二是皮下局部细胞和体液免疫。增加皮肤易感性的因素有：

1）摩擦和潮湿。

2）皮肤长期受压和褥疮。

3）手术切口和创伤伤口。

4）穿刺、注射和静脉输液，深静脉穿刺和置管时感染危险性更高。

（二）病原微生物及其变迁

危重患者感染的病原菌多是毒力较低的条件致病菌，但是导致感染播散或流行的往往是其中产生了毒力和耐药性的特殊的“医院菌株”。随着临床上抗菌药物使用情况的变化，病原微生物的种类和耐药性也发生了相应的变化，这些变化的特点和最新动向分别描述如下：

1．病原微生物种类的变迁

（1）革兰氏阳性菌逐渐减少，但其中的金黄色葡萄球菌和表皮葡萄球菌感染近年又有回升，特别是在骨科患者和静脉导管感染中。

（2）革兰氏阴性杆菌比例上升，成为目前主要病原菌，其中假单胞菌属（特别是铜绿假单胞菌）、不动杆菌属（如醋酸钙不动杆菌）和肠杆菌科各属（代表菌种有肺炎克雷伯菌、大肠埃希菌、阴沟肠杆菌、费劳地枸橼酸杆菌、黏质沙雷菌、普通变形杆菌、雷极普鲁菲登斯菌等）最主要。

（3）真菌感染呈上升趋势，白色念珠菌、曲霉菌最常见。

（4）病毒、原虫（如卡氏肺孢子虫）与其他病原微生物感染越来越受到重视。

（5）某些特殊感染又成为新的问题，如出现了人类免疫缺陷病毒（HIV）感染的流行、结核菌感染又重新抬头等新情况。

2．病原微生物耐药性变迁

（1）细菌耐药率迅速上升，多重耐药菌增多。其中葡萄球菌及革兰氏阴性杆菌的耐药问题尤为突出，耐药谱极广的耐甲氧西林金葡菌（MRSA）和表皮葡萄球菌（MRSE）在某些单位已经成为主要病原菌。

（2）对临床新近应用的抗菌药物耐药的菌株迅速出现。如亚胺培南，据上海长征医院急救科ICU 1994年的监测资料显示，5.4%铜绿假单胞菌对其耐药，而黄单胞菌仅50%对此药敏感。

3．临床特点　危重患者感染无疑也具有感染性疾病所共有的临床表现，包括一般症状和器官、系统定位症状，前者如寒战、发热、全身肌肉酸痛、意识改变、白细胞计数增加等，后者视感染部位不同而异。但是，由于感染发生在危重患者，感染的临床表现相对于患者生命体征的不稳定而显得不甚突出；再者，危重患者一般属于免疫受损宿主，免疫和炎症反应受抑制可显著改变感染的临床过程。因此，危重患者感染常表现出一些与普通人群感染不同的临床特点。

（1）起病隐匿：除原发性严重感染症外，多数危重患者的感染为其他疾病的并发症。前者起病缓急取决于感染的性质。由于感染的临床表现和原发病引起的系统性炎症反应综合征（system inflammatory response syndrome，SIRS）很难区分，因此感染的起病多显得较为隐匿，早期较难认识。少数则急性起病，呈爆发性过程。

（2）发展迅速：危重患者感染起病虽隐匿，但患者免疫功能低下，感染病灶难以彻底清除，病原微生物对抗菌药物多有耐受，因此，病情发展迅速，较难控制，易发展成为脓毒症，从而导致或加重多器官功能不全综合征。

4. 症状多样 发热最为常见，但程度和热型不一。寒战和大量出汗在血液系统感染患者中也较常见，而头痛、乏力、纳差、肌肉酸痛、胸痛、尿痛等主观症状多不明显。

5. 局部表现不典型 在继发感染的危重患者中，感染的器官、系统定位症状和体征一般不很明显。例如继发肺炎时可无胸痛，咳嗽、咳痰甚轻微，X 线改变也不典型。又如免疫抑制患者合并肺结核时，胸部 X 线缺乏肺结核的典型表现，常仅有肺纹理增加或呈间质性肺炎的改变。再如继发下尿路感染时，尿路刺激征并不明显。但是笔者也发现，少数临床表现却具有良好的诊断特异性。如在静脉置管患者中，弛张热或不规则高热强烈提示导管相关感染的存在；又如出现密集分布于胸腹部为主的全身腹侧皮肤的细小疱疹，与念珠菌败血症关系密切，皮疹的出现或消退与感染的发生或控制相关。

6. 与危重病本身难鉴别 各种原因所致的危重病可能有一共同的病理生理过程，这就是系统性炎症反应，而感染的本质正是微生物或寄生虫所致的炎症反应，两者的临床表现很相像或重叠，特别是败血症和系统性炎症反应综合征更难区分。此外，某些原发病本身表现与继发感染相似，如肺挫伤、ARDS 与肺部感染，病毒性肺炎与非感染性间质性肺炎，等等。

三、严重感染的集束化（bundles）治疗

集束化（bundles）治疗的实质是一系列建立在循证（evidence-based）医学基础上的专家推荐（expert recommendations）方案（protocol）与指南（guidelines），目的是试图通过规范化、标准化、统一化治疗措施，达到提高严重感染抢救成功率的目的。

（一）强调早期诊断与处理的重要性

1. 6 小时内的快速诊断 鉴于严重感染的早期诊断是早期目标性治疗的前提，发病 6 h 内的快速诊断成为提高抢救成功率首当其冲的环节。

2. 早期目标治疗（early goal-directed therapy，EGDT） 各种感染（病死率 32.1%）一旦发展为严重感染或感染性休克，病死率成倍增加（44.7% ～ 58.2%）。降低病死率的突破口是早期加强治疗，遏制全身性感染恶化，并成为改善预后的主要途径。此外，从抢救创伤患者的“黄金 6 h”和“白银 24 h”概念，延伸至对严重感染或感染性休克的抢救与治疗，液体复苏、血管活性药物、抗炎症反应性药物（糖皮质激素、乌司它丁、前列腺素 E_1 等）的正确使用、美国 FDA 推荐对 APCHE Ⅱ评分里 25 名患者或有死亡高危因素的患者使用基因重组活化蛋白 C（recombinant human activated protein C，rhAPC）等应运出现。有资料显示，若能在 6 h 内纠正低灌注状态，患者全部存活；7 ～ 24 h 内纠正低灌注状态，也可获得很高的生存率，但器官衰竭发生率明显增加；低灌注状态持续超

过 24 h 的患者，病死率显著增加。因此，强调 EGDT 能降低器官衰竭发生率，提高生存率，是降低病死率的主要突破口。

（二）多渠道或途径治疗的必要性

多渠道或途径治疗主要体现在液体复苏、血管活性药物、保护性肺通气策略、血液净化、抗炎反应、强化胰岛素治疗（intensive insulin therapy）、活化蛋白 C（activated protein C，rhAPC）、各种炎症细胞因子单克隆抗体、免疫增强、营养支持、抗凝血等诸多治疗和生命器官支持，如呼吸机维持呼吸功能，血管活性药物、抗心律失常药物、起搏除颤等维持和改善循环功能，血液净化技术（CRRT）维持肝、肾功能，保肝、利胆、维生素、各种成分性血液制品维持凝血功能，唯独能维持胃肠道功能的策略与手段少，保持肠道通畅、维持正常饮食、适当应用胃肠动力药、避免肠道菌群失调成为保护胃肠道屏障重要途径。严重感染的后果是 MODS，多渠道或途径预防或保护脏器功能十分必要。

此外，发生严重感染的患者中，宿主因素不能忽视，营养支持与免疫增强是近年来得到关注的领域。抗感染病因治疗的同时，就考虑应用能提高宿主细胞与体液免疫的药物或方法，并加强营养支持，这些均有助于提高抗感染治疗的疗效，提高综合救治的成功率。

（三）个体化方案的必要性

医学与其他自然科学（物理、数学、化学等）相比，最大的不同点就在于没有不变的定律和 1+1=2 的公式，找不到一模一样的患者。即使已经被人类认识的疾病，依靠现有的诊断与治疗途径和方法，均存在很多例外与个体差异。因此，千篇一律的治疗方案和各种治疗指南，不适用于所有患者。盲目依靠指南或集束化治疗，有时甚至可能造成危害。对那些不易诊断的患者，临床医生只能将指南作为治疗原则或策略借鉴或参考，具体到每个患者，还是要根据病情制订个性化治疗方案，并依据变化适当调整。

（四）病因治疗——抗感染

感染性疾病的病因或源头治疗是抗感染，抗生素选择正确与否是治疗成败的关键。选择抗生素的依据是病原菌，多数情况下是得不到病原菌诊断依据就要选择抗生素，对病原菌的推测正确与否就成为初始抗感染治疗成败的关键。即便得到病原菌诊断依据，查到的未必是致病菌，查不到的未必不是致病菌，对病原菌的推测与鉴定还是个难题。因此，抗感染治疗的难点是对病原菌的推测与鉴定。它需要将大样本的流行性病原学调查资料与丰富的临床经验相结合，再根据患者的年龄、基础疾病、发病环境、以往用药史、伴随症状与体征、全身炎症反应严重程度、胸部 X 线表现特点、治疗疗效等综合分析。一旦致病菌推测正确，合理选择抗生素一般不是难事。对致病菌推测正确与否，已经成为抗感染治疗成败的关键。

四、严重感染集束化治疗具体策略

（一）综合治疗

危重患者感染的治疗决不能仅仅依赖抗菌药物，而应该采用综合性措施。

1. 尽可能早期彻底清除感染灶 对于有明确病灶的外科感染，及早用手术方法清除病灶是控制感染的关键。任何其他措施均只能作为辅助治疗，决不能替代手术。

2. 尽可能充分引流化脓性病灶 对于各种体表的或深部的脓肿，以及化脓性胆管炎、坏死性胰腺炎、腹膜炎、慢性骨髓炎、化脓性关节炎等外科感染，充分引流是基本的外科原则，也是控制感染最有效的措施。在某些内科感染症，如肺炎，咳嗽、排痰、体位引流等促进痰和分泌物引流的手段，也是不可忽视的治疗措施。

3．撤除已经感染的导管 各种侵入性导管，对机体而言都是异物，都是感染的诱因。对于深静脉导管，一旦怀疑发生了导管相关感染，就应立即拔除，并在无菌操作下剪下导管尖一小段做细菌培养和药敏试验。往往静脉导管一拔除，感染就能迅速控制。对于留置导尿的尿路感染患者，其根本治疗也在于尽早解除病因、拔除导尿管。

（二）投用有效的抗菌药物

抗菌药物是治疗感染症的有力武器，现代临床实践中，感染的治疗离不开抗菌药物。但是必须强调合理使用抗菌药物，不能滥用。同时还应指出综合治疗在危重患者感染中的重要性，特别是药物治疗并不能替代基本的外科原则。

1．抗生素选择和策略性换药的依据 致病菌的推测与鉴定有难度，需要大量信息与长期抗感染治疗的经验积累，还需要实验室的支持和仔细的疗效观察与分析。有难度不是选择错误的理由，平素减少用药的盲目性，重视疗效分析与病原菌鉴定可能能为正确推测致病菌、选择抗生素奠定基础，提供帮助。

2．抗感染治疗的疗程 严重感染的抗感染治疗疗程很重要，疗程不够或过长均可能导致抗感染治疗失败，通常严重感染的抗感染治疗不少于 7 天（细菌），抗真菌治疗不少于 10 天，必要时可适当延长。停止抗感染治疗的指征是症状缓解、病灶吸收（胸片）。由于严重感染抗感染治疗后真菌感染发生率高，病情迁延、病原菌难以分离与鉴定是抗真菌治疗不容易的常见原因。停止所有抗生素治疗、积极寻找致病菌、生命器官支持与保障是无奈的选择，但也不乏是切实可行的有利措施。

3．加强物理治疗与免疫支持 抗感染治疗中抗生素不是唯一，物理治疗，如翻身、拍背、咳嗽、拍痰、雾化吸入、体能锻炼、引流等，也是抗感染治疗不可忽视的环节。人工气道建立或开放对肺部感染患者，就是相当于外科患者伤口引流。此外，免疫支持能增加宿主的抗病能力，协同抗感染。

（三）加强营养支持

危重患者处于严重应激状态，代谢亢进，营养需求明显增加。合并感染时，能量、氮质、维生素等营养物质的需求进一步增加。一般估计，感染时能量和氮量比原需要量增加 10% ～ 30%，伴发热时，体温每升高 1 ℃再增加能量消耗 10%。为了适应危重患者的营养需求，常有必要采用肠内或肠外营养。

随着人们对危重病营养支持的重视，静脉营养成为 ICU 普遍采用的支持途径。能用胃肠道不用静脉的原则需强调和坚持，这不但能减少花费，还能避免并发症，保护胃肠黏膜。胃肠道营养支持的途径需要斟酌，鼻 - 空肠管是最佳的选择，但由于放置困难，临床开展不普遍。

（四）免疫疗法

免疫疗法作为一种辅助治疗在危重患者感染中可能有效。有学者认为，危重患者可按免疫特征分低反应性和高反应性两组。对于低反应性患者，最好进行非特异性免疫疗法，如输入新鲜血浆、白细胞悬液、免疫球蛋白、细胞因子等，粒细胞减少患者用粒细胞集落刺激因子（G-CSF）或粒细胞 - 巨噬细胞集落刺激因子（GM-CSF）疗效较好。对于高反应性患者，可用脱敏治疗，或给予糖皮质激素或小剂量免疫抑制剂。细菌疫苗及高效价免疫血清等主动或被动免疫疗法，其临床效果并不十分肯定。增加营养、改善全身状况是增强抗感染免疫最有效的方法。

（五）高压氧治疗

高压氧治疗在厌氧菌感染，特别是创伤厌氧菌感染中有独到的疗效，可大大降低死亡率和截肢率。

（六）液体复苏与控制

随着创伤、休克综合救治中黄金 6 h 或白金 24 h 的提出，液体复苏一度十分盛行，盲目快速补充容量的后果是液体负荷加重导致的并发症和病死率增加，控制静脉容量补充、避免并发症仍值得重视。液体复苏与控制的难点在监测指标，有强调中心静脉压（CVP），但由于影响 CVP 的因素很多，临床误导的现象时有发生。目前还是主张依据动脉血压、心率、尿量、已经补液量与丢失量等综合评判，至于血乳酸水平、6 h 乳酸清除率、胃肠黏膜 pH、舌下二氧化碳分压、中心静脉血氧饱和度（$ScvO_2$）等，临床应用不普遍，很难说这些指标对监测容量负荷优于前者。鉴于在危重病综合救治过程中普遍容量负荷过多的现状，加之缺乏简便易行的评判或监测指标，控制静脉补液量仍显得十分重要。原则上，静脉补液量是非用不可的静脉用药需要的液体和胶体，其余可用可不用的液体量尽量经胃肠道补充，这样做不但安全、副作用小，而且经济。

（七）血管活性药物

各种血管活性药物在严重感染和感染性休克中的使用已经得到认可，尤其是去甲肾上腺素，在高排低阻性感染或过敏性休克中使用十分普遍，并取得良好的临床疗效。

（八）各种抗炎症反应性药物

可以用于抗炎症反应性药物很多，糖皮质激素（GC）、乌司他丁、前列腺素 E_1、血必净均被证实有良好的抗炎症反应性。虽然对糖皮质激素的争论最多，但临床应用多而疗效确切的还是 GC。虽然 GC 有应激性消化道出血、感染扩散、真菌感染、无菌性骨坏死等副作用，但由于抑制各种炎症介质激活与释放导致的瀑布性炎症反应疗效确切，的确能纠正顽固性缺氧与休克，减少靶器官损害，提高机体应激能力，降低病死率。只要用药指征、用量、疗程掌握好，上述副作用与并发症是完全可以避免的。我们不主张对严重感染患者常规使用 GC，但当出现顽固性缺氧和休克常规治疗无效时，应不失时机地应用 GC，剂量相当于甲泼尼龙静脉注射，3 ~ 5 mg/(kg·d)（40 ~ 80 ~ 160 mg，q8 ~ q12 h），必要时 20 mg/（kg·d）（500 mg，q12 h），1 ~ 3 d 后酌情减量，总疗程控制在 7 ~ 15 d（因原发病需要应用 GC 的患者例外）。

（九）抗凝剂应用

基因重组活化蛋白 C（recombinant human activated protein C，rhAPC）与肝素基因重组活化蛋白 C（recombinant human activated protein C，rhAPC）是抗凝剂，但却被作为抗炎症反应制剂被推广使用，尤其是对高危人群（APCHE Ⅱ评分≥ 25），并已被证明有效，能降低死亡相对危险（relative risk of death）与绝对危险（absolute risk），并降低 MODS 发生率等。rhAPC 抑制凝血酶产生、抑制或阻止血小板活化导致瀑布性炎症反应被认为是 rhAPC 治疗严重感染的主要机制。但是，由于 rhAPC 主要副作用是出血，有报道 2.5% ~ 3.5% 的患者发生严重、致命性颅内出血，并需要 3 倍或以上的输血，近来在很多医院被限制使用。我们没有用 rhAPC 的第一手资料，却有使用肝素治疗顽固性休克与缺氧的成功经验。肝素抗凝与导致出血的剂量十分接近，使用时需要严密观察，随时调整用量，改善脏器功能，但却不能发生出血。由于普通肝素半衰期短，严密观察，及时调整或停用，基本未发生致命性出血，而且有些顽固性休克与缺氧被成功纠正。通常 50 mg 肝素加入 50 ml 液体中，以 1 ~ 5 ml（mg）/h 静脉泵入，总量≤ 100 mg/24 h。

（十）血糖控制

无论是否有糖尿病，均主张通过强化胰岛素治疗（intensive insulin therapy）将血糖控制在相对低的水平（80 ~ 110 mg/L、4.4 ~ 6.1 mmol/L），有研究提示较将血糖控制在 10.0 ~ 11.1 mmol/L 水平更能降低危重病发生率与病死率。但是，由于危重病导致高、低血糖的因素在随时变化，低血糖发现或纠正不及时引起的不可逆性脑功能损害已成为 ICU 并不少见的并发症，维持相对低血糖水平时更需要严密监测血糖水平。

（十一）控制炎症反应，保护全身重要器官功能

感染与全身器官功能有密切的关系。感染可以导致休克、急性呼吸窘迫综合征、弥散性血管内凝血、多器官功能不全等全身严重并发症，许多抗菌药物有损害重要器官、系统功能的毒副作用。而全身器官、系统功能不全同样可以影响感染的发生与发展，还会影响抗菌药物的作用。如组织血液灌注不足、缺氧等易导致厌氧菌感染，灌注不足可降低组织药物浓度，肾功能不全可影响抗菌药物的排出，加大药物的毒性。更为重要的是，控制感染只是危重病救治中的一个环节，挽救生命才是最终的目标，而保护全身重要器官功能是实现这一目标的基础。治疗危重患者感染时，除了增加重要器官血流灌注和维持其正常功能外，在选择抗菌药物时，尤其应注意尽量避免使用对肝、肾、心脏等有毒性的药物。

1. 使用呼吸机 呼吸机分有创与无创，是纠正缺氧与二氧化碳最直接的措施。在危重病综合救治中，呼吸机使用的时机是治疗抢救成功的关键环节。由于 PaO2 和 SaO2 是监测缺氧的主要依据，接受氧疗状态下的 PaO2 和 SaO2 不足以反映机体的组织缺氧，延误呼吸机使用时机通常是导致抢救治疗失败、病死率、MODS 发生率高的主要原因。恰当掌握时机的唯一途径是重视原发病、胸部 X 线表现、呼吸频率、心率、神志、全身状况。接受氧疗条件下，即便 PaO2 和 SaO2 尚在正常范围，呼吸急促或困难、心率快、烦躁、神志恍惚或谵妄，均可能是组织缺氧的具体体现，及时实施呼吸机治疗能保证充分氧供，能在一定程度上纠正组织缺氧，这不但能为原发病治疗赢得时间，还能有效避免缺氧导致的 MODS，甚至直接死亡。

2. 血液净化与 CRRT 是肾功能不全或衰竭抢救的福音，ICU 自从有了 CRRT，再也不必为少尿和无尿造成的急性左心衰和高血钾而发愁了。但是，目前各地 ICU 接受血液净化与 CRRT 治疗的患者数量急剧上升，使用十分普遍，大有滥用之势。血液净化与 CRRT 成本高，有些疗效并不确切，滥用的后果必然是并发症多、病死率高、医疗成本增加。如何恰当掌握适应证，不是一句话或几句话可能概括的，最好的办法是避免千篇一律地用 CRRT 来清除炎症介质。毛细血管渗漏是全身炎症反应的主要表现形式，CRRT 能清除体内多余水分，却并不一定能清除第三间隙水分。因此，使用 CRRT 应该有的放矢，并通过严密观察，随时应用或停用。

3. 胃肠道功能维持与保护 鉴于胃肠道是内毒素积聚地，胃肠道不通畅、胃肠屏障被破坏，内毒素释放造成的全身炎症反应和 MODS 最棘手。保持胃肠动力是维持与保护胃肠功能的主要途径，避免胃肠道菌群失调、避免应用胃肠动力抑制剂、早期应用胃肠动力激动剂（生大黄粉）值得重视。

4. 肝功能维持与保护 虽然肝是修复功能最强的脏器，但由于危重病治疗或抢救期间能损害肝功能的因素太多。肝功能损害的表现形式多样，黄疸、ALT 升高是常见的肝功能损害，顽固性低血糖、顽固性低血浆蛋白、凝血障碍均可以与肝功能损害有关。保护肝功能最好的途径是减少不必要的药物治疗，尤其是抗生素与静脉营养支持。抗生素选择不当、抗感染治疗无效是长时间应用和反复更换抗生素的主要原因，其结果是致病菌没有被杀灭，肝肾功能损害严重。由于肝功能损害有时并不表现在黄疸和 ALT 升高，肝功能损害不容易被发现，一旦发展成顽固性低血糖、顽固性低血浆蛋白、凝血障碍等，可能已经为时过晚。因此，任何异常或疾病均是预防比治疗容易，谨慎使用各种药物是预防肝功能损害的主要途径。

五、预防

危重患者感染的来源可分为内源性和外源性两类，或者称为自身感染和交叉感染。两者的预防

措施都不外乎控制传染源、切断传播途径、增强患者免疫防御功能三个方面。但是，预防自身感染重在减少病原菌的定植和菌群易位，控制交叉感染则更应侧重切断传播途径，而增强抵抗力是最根本的预防措施。

1. 增强全身免疫功能 加强危重患者的营养支持，积极纠正水、电解质和酸碱平衡失调，维护全身重要器官、系统的功能，合理应用糖皮质激素和免疫抑制剂，从严掌握低温疗法的适应证，适当补充血液制品，还可试用一些疫苗、高效价血清、细胞因子等免疫制剂。

2. 保护局部防御机制 关键是尽量减少侵入性的诊疗操作，尽量缩短气管插管、深静脉导管、右心漂浮导管、鼻饲胃管、导尿管、腹膜透析管等在体内留置的时间。留置导尿应采用封闭式集尿袋，各种引流也要采取封闭方式，并尽量采用一次性用具。此外，应尽量少用镇静剂、肌松剂及镇咳药物，保持气道湿化，采取合适的术后体位，可减少肺炎的发生。

3. 减少病原微生物的定植和菌群移位 所谓定植（colonization）是指微生物在宿主体表或黏膜表面定居、生长和繁殖的现象。菌群移位（translocation）是指定植在特定部位的“正常菌群”从原来部位转移到其他部位，导致感染。目前认为，口咽部定植菌的误吸和胃肠道菌群移位是肺炎和败血症这两种危重患者最常见感染的主要发病机制。因此，如何减少病原微生物的定植和菌群移位是值得注意的问题。

（1）合理应用抗菌药物，保护体内生物屏障：正常菌群的存在可以抵抗外来细菌的侵入，而体内微生态环境失调，特别是广谱抗菌药物的使用，可破坏这种由正常菌群构成的生物屏障，导致菌群失调和病原菌的定植。

（2）消化道选择性去污染（selective decontamination of the digestive tract，SDD）：一般认为，肠道内定植的革兰氏阴性需氧杆菌和兼性厌氧菌以及真菌是内源性感染的主要致病菌，而厌氧菌则是正常菌群的主要构成，对维护肠道生物屏障有重要作用。所以有人主张选用能选择性抑制革兰氏阴性杆菌和真菌而不影响厌氧菌的抗菌药物，预防肠源性感染。这种抗菌药物预防性给药方法就是SDD。用于SDD的药物必须是针对潜在致病菌的，不影响厌氧菌，而且最好是平时较少用的药物，通常选用多黏菌素E、妥布霉素、两性霉素B等。SDD的临床实效尚未得到普遍肯定，有待进一步评价。

（3）保持胃液酸度，防止胃内细菌定植增加：正常胃液pH为1.0，胃腔保持无菌状态。胃内细菌定植随胃液pH的升高而增加。胃液碱化可能导致经胃-肺途径的肺部感染机会增加。因此，预防或治疗危重患者的上消化道出血，应避免选用碱化胃液的H_2受体拮抗剂和H^+-K^+-ATP酶抑制剂，而可用硫糖铝等胃黏膜保护剂。

（4）保护肠黏膜屏障，减少肠源性感染：肠腔是人体最大的储菌库，肠道菌群移位、毒素吸收引起肠源性感染和脓毒症，可进一步导致MODS。完整的肠黏膜屏障是阻止肠源性感染发生的关键。除了尽量避免胃肠道缺血、缺氧，积极处理肠功能障碍，目前尚缺少有临床实效的保护肠黏膜屏障的手段。已有证据表明，肠内营养有利于维护肠黏膜的完整性。因此，在可能的条件下，危重患者应采取肠内营养，不宜长期禁食或采取肠外营养。

4. 控制ICU内交叉感染

（1）管理规范化：建立和健全管理制度，包括消毒隔离制度、日常清洁卫生制度、感染监控制度，并有专门人员负责监督落实，这是控制ICU内感染的关键。

（2）设施完善化：ICU布局合理，消毒隔离设施完善，这是控制ICU内感染的物质保障。缺乏方便、合理的洗手设施、通风不良、病床隔离不善等，对控制感染极为不利。

（3）抓主要环节：控制和预防ICU内感染的工作涉及面很广，主要应抓好三个环节。

1）手的卫生：医护人员的双手不可避免地、经常性地既要接触患者身体污染部位和物品，又要接触无菌伤口和器物，是最重要的传播途径。洗手是控制 ICU 内感染最重要的措施之一，肥皂和流水洗手，可使手表面的暂时性菌丛降低至千分之一，足以使轻度污染手的存菌量减少到不足以引起交叉感染的程度。但洗手肥皂应干燥，且个人专用，最好使用消毒液体皂和烘手器。当手被大量细菌污染，或接触有高度致病性的微生物，或洗手用品可能已严重污染时，就应消毒。

2）日常清洁和消毒：不重复使用一次性医疗物品，采用高效消毒剂和合理的消毒方法，做好呼吸器和呼吸管道的消毒，严格掌握一切侵入性操作的指征和无菌要求。紫外线和甲醛蒸气等化学消毒剂空气消毒方法意义不大，可予废除。

3）合理使用抗菌药物：首先要普及抗菌药物应用知识，提高对滥用抗菌药物不良后果的认识；其次要强调病原学诊断对抗菌药物治疗的重要性，提倡针对性用药。

总之，ICU 严重感染病情严重而复杂，集束化治疗涉及的领域多、影响环节多，很多环节上各种观点不容易统一或达成共识，获得证据也不容易。但集束化的目的就是为了统一与规范，以提高抢救成功率，如何学习和掌握集束化治疗方案，又不拘泥于集束化治疗方案的限制，通过严密观察与分析，掌握病情发展或变化的第一手资料才能制订出切实可行的具体集束化治疗方案，才能真正提高严重感染抢救成功率。

六、严重感染集束化治疗的依从性及对预后的影响

2009 年初在美国 SCCM 第 38 届年会上刚刚颁布了基于 18 个国家、为期 2 年的集束化治疗执行情况的调查报告，发现绝对病死率下降 7%，相对病死率下降 19%（$P < 0.1$），可见，尽早达到集束化的治疗目标可以显著降低严重感染和感染性休克患者病死率。Micek 等[2]的研究显示，通过教育、培训、实施集束化治疗方案，ICU 医生对集束化治疗的依从性明显提高，严重感染和感染性休克的病死率明显下降。据李元贵等[3]报告，宁夏医科大学附属医院 ICU 科医务人员对集束化治疗的某些项目依从性非常高，包括：抗生素使用前留取病原学标本、在 1 h 内开始广谱的抗生素治疗、持续需要升压药维持血压的感染性休克患者予以小剂量激素、液体复苏及血管活性药物等，达标率均在 90% 以上，因为这些项目操作相对简单，实施结果明确，达标的成功率很高。但有些项目达标率不理想，如血清乳酸的测定，血乳酸作为全身灌注与氧代谢的重要指标，其变化水平被认为是感染性休克患者预后相关指标[4]。近年来曾有单中心前瞻性对照研究表明，强化胰岛素治疗控制血糖于正常化可以降低脓毒症患者的病死率，但同时又明显增加了低血糖的发生风险[5]。由于动物源胰岛素的应用能减少感染及心脑的损伤，使病变程度降低，笔者所在单位给予“动物源胰岛素”和“葡萄糖”控制血糖，但效果不佳，患者多次出现低血糖现象，严重影响了血糖控制的实施；EGDT 被认为是可以显著降低感染性休克病死率的目标化治疗，2001 年，Rivers 等[6]提出脓毒症患者的 EGDT 可以显著降低病死率。EGDT 不能按时达标或难以达标的原因，除因患者病情的危重程度不同外，还与医务人员对 EGDT 在感染性休克治疗中的作用存在认识不足、重视不够，不能尽早对感染性休克患者进行 EGDT 和缺乏按时完成 EGDT 的时间观念有关。李元贵等的研究发现如能达到 6 h 和 24 h 集束化治疗目标，可以明显改善患者的预后。达到 6 h 和 24 h 集束化治疗目标患者的 28 d 病死率分别为 43.5%、45.9%，而未达标组 28 d 病死率则高达 87.5% 和 78.4%；对 6 h、24 h 达标组和未达标组进行统计学分析，P 值均 < 0.05，差异有统计学意义，由此说明达到集束治疗目标，的确可明显降低严重感染和感染性休克患者的病死率。

总之，不断提高医务人员实施集束化治疗的依从性，尽早达到集束化治疗的目标，可以明显改

善严重感染和感染性休克患者的预后。

（付爱军　张云鹤）

参考文献

[1] 宋志芳．重症医学科严重感的集束化治疗．中华医学会急诊医学分会第十三次急诊医学年会论文汇编：81-84.

[2] Micek ST，Roubinian N，Heuring T，et al. Before after study of a standardized hospital or derset for the managenment of septic shock. Crit Care Med，2006，34：2707-2713.

[3] 李元贵，王虎，马希刚．严重感染集束化治疗的依从性及对预后的影响．中国煤炭工业医学杂志，2011，14（4）：493-495.

[4] 何征宇，皋源，王祥瑞等，早期液体复苏综合疗法治疗感染性休克的临床观察．临床麻醉学杂志，2008，24（1）：11-13.

[5] 侯静，许媛．感染性休克治疗中的血糖控制及评价．中国实用外科杂志，2009，12（29）：986-988.

[6] Rivers E，Nguyen B，Havstad S et al. Early goal directed therapy in the treatment of severe sepsis and septic shock. N Engl J Med，2001，345（19）：1368-1377.

第十章

创伤患者的营养支持

近30年来，临床营养支持的方法（包括肠内与肠外途径）有了迅速发展，有关机体正常或疾病时代谢的研究也随之增多，了解更为深入，有的已达分子生物学水平[1]。对营养支持的要求也不再停留在维持机体的氮平衡，保持患者的瘦体物质（lean body mass），而是要维持细胞的代谢，保持组织器官的结构与功能，进而调控免疫、内分泌等功能及修复组织，促使患者康复[2]。临床营养支持已参与或成为一种主要治疗方法，营养支持的治疗效果不仅是纠正和预防治疗对象的营养不足，而且可能更重要的是通过其中特异营养物的药理学作用，达到治疗目的，即新近提出的营养药理学（nutritional pharmacology）概念[3]。

第一节　外科营养支持的发展现状

营养支持（clinical nutrition support）一般认为包括经口、经肠道或经肠外途径为患者提供较全面的营养素。目前临床上包括肠内营养和肠外营养。

外科营养支持疗法诞生于20世纪60年代，与抗生素的发展、麻醉学的进步、重症监护与器官移植等一起被列入20世纪的重大医学进展。近年来，逐渐发展起来的、能起到“人工胃肠”作用的、以中心静脉置管提供营养支持为途径的肠外营养支持理论有效地提高了手术的成功率和生存率，降低了并发症的发生。

一、肠外营养（parenteral nutrition，PN）

20世纪60年代，PN已经在欧洲和美国较普遍地应用于临床，10年后，在我国的应用也逐渐增多。1968年，Dudrick与Wilmore提出了热极一时的“静脉高营养”（intravenous hyperalimentation）疗法，实现了对肠道功能障碍患者有效的PN支持。10余年后，对各类患者代谢改变有了更深入的理解，认识到过高营养会加重器官负担而导致代谢紊乱，“高营养”一词也随之不再使用。1987年，Carra提出了代谢支持（metabolic support）理论，旨在提供机体所需要的最低营养底物。1989年Shaw提出了降低机体分解代谢或增加合成代谢的代谢调理（metabolic intervention）的构想。以上方法和构想虽非尽善尽美，但均在特定的时期指导了 PN 的临床应用，起到了推动其发展的作用。

近年来，PN 从理论到应用形式都发生了深刻变化。目前认识到，PN 的目的不仅是维持氮平衡，提供营养底物，更重要的是维护细胞代谢，改善机体整体功能，以促进患者康复。在应用方面，临床上将各种营养物质按比例配制成全营养混合液（total nutrient admixture，TNA），混合在三升袋里一同输入，这种做法在很大程度上缓解了各种成分单独使用时的高渗问题，使输注营养更全面，更利于机体吸收，而且提高了操作便利性，减少了感染机会。PN 的径路从经周围静脉发展到经中心静脉导管输入，解决了外周静脉不能耐受高渗、低 pH 液的问题。此外，PN 制剂也得到迅速发展，一批质量好，营养价值高，使用安全、有效的营养制剂相继问世，TPN 的广泛应用及其要素饮食配方的不断完善，不仅扩大了外科手术的范围，也为一些病情复杂、危重患者的后期治疗创造了有利条件。

TPN 中含有的营养要素包括氨基酸、脂肪、糖、维生素、微量元素、电解质和水。由于组成成分复杂，是否能配置出稳定的输液，审核处方是关键。营养状况评定是临床营养支持的基础，它不但能了解患者营养不良的程度，明确是否需要营养支持及程度，而且也是监测治疗效果的手段。正确的营养评估是制订合理肠外营养支持的前提，要求临床医师在 TPN 前及期间对患者的营养状态做出正确评估，为制订 TPN 方案提供全面的、科学的依据，使处方既能满足患者的要求，又可避免过多营养。

静脉营养支持的模式是个体化给药，临床医师一般在基本配方基础上，根据患者的实际情况进行调整：如根据患者的生化检验情况酌情调整电解质、维生素和微量元素的用量；根据患者血糖或尿糖的情况调整 TPN 中胰岛素的用量，糖尿病患者由于胰岛素的分泌不足，可引起碳水化合物、脂肪代谢紊乱，因此在酌情限制葡萄糖加入量的同时，应适当加大胰岛素的用量，一般以每 4 g 糖加入 1 U 胰岛素为宜。另外，也要考虑处方中液体总量、非蛋白热卡、总氮、热氮比、渗透压及 pH 等；同时还应注意调配营养组分的量，检查是否有配伍禁忌。

TPN 合理处方设计还应考虑营养支持必须适应创伤、感染时机体的代谢特点（如此时机体、组织利用葡萄糖能力下降，胰岛素作用明显减弱，蛋白质代谢亢进，应激时机体所需能量增加，出现负氮平衡等）。因此，在应用肠外营养时总体上在减少热卡的前提下，首先减少葡萄糖的用量，以脂肪乳提供 25% ~ 40% 的非蛋白能量，同时增加氨基酸的摄入量，使非蛋白热卡与氮量的比值下降，在此基础上，计算总热卡、葡萄糖、脂肪、氨基酸、电解质、维生素、微量元素等的用量及比值。

文献提供的标准处方有较大的通用范围，可以满足大部分患者的需求，一些高代谢分解或者特殊需求的患者可以根据病情设计个体化处方。现代临床营养采用了新的措施，进一步改进营养制剂以提高患者耐受性。为适应营养治疗的需求，特殊患者应提供特殊营养基质，以提高患者免疫功能、改善肠屏障功能、提高机体抗氧化能力。

新型特殊营养制剂有：

1. 脂肪乳剂 包括结构脂肪乳剂、长链、中链脂肪乳剂及富含 ω-3 脂肪酸的脂肪乳剂等。

2. 氨基酸制剂 包括精氨酸、谷氨酰胺双肽和牛磺酸等。

TPN 的配制是严格无菌操作的过程。配制室必须具备净化条件。配制人员入配制室应更换衣服，戴帽子、口罩，换鞋，配制时应减少出入次数，非配制人员不得入内。在每天配液前必须清洁、消毒配制室，用 75% 乙醇擦拭净化台，启动净化台 20 min，紫外线消毒 30 ~ 60 min 后方开始工作。所需物品应用乙醇擦拭。配制前应再次核对医嘱，检查药品的色泽、澄明度、密封性能及有效期。所有药品依次经密闭式灌入输液袋。

TPN 液的配制顺序为：①将电解质溶液分别加入葡萄糖液及氨基酸液内；②将水溶性维生素加入葡萄糖溶液内；③将脂溶性维生素加入脂肪乳剂内；④将葡萄糖液与氨基酸混入 3 L 营养袋内；

⑤最后把脂肪乳剂缓缓混入 3 L 营养袋内。

注意事项：

1. 配液应不间断地一次完成，并不断加以摇动使混合均匀，加液体时要重点关闭未接液体的导管。

2. 临床用药从接口加入，常规消毒，加药时特别是新药要注意配伍禁忌。配液结束后，在 3 L 输液袋表面贴上标签，标明姓名、药品名称和剂量、配置时间。

3. 营养液应在 24 h 内用完，严禁加温使用，输入时滴管套加孔径为 0.22 μm 终端除菌滤器。

4. 由于 TPN 的营养液是经静脉血管随血液直接进入机体组织器官，因此对其质量要求十分严格。其所供的热能主要由葡萄糖和乳化脂肪供给，氮源由氨基酸供给。为防止氨基酸分解供能，保证氨基酸的有效利用，各种氨基酸之间的配比组成要恰当，热氮比一般以 150 ～ 200 kcal ∶ 1 g 为妥。

全合一营养液（total nutrient admixture，简称 TNA）的稳定性是临床上最为关注的问题，多种营养药剂混合后是否会发生理化性质的改变，以致影响其临床应用的安全性和疗效，关键就在于此。多年来大量实验和临床研究证明，如按一定规程配制和输注 TNA 液，则它可安全、有效地被长期、持续应用。

现已发现，pH、葡萄糖液、电解质及氨基酸液等会影响 TNA 的稳定性。TPN 的成分复杂，配制规程严格，很多物质如脂肪乳、维生素、微量元素等在混合液中的稳定性应加以重视，以保证液体的质量。处方中葡萄糖的总浓度应在 5% ～ 20%，以避免脂肪凝聚，保全 TPN 的稳定性。因阳离子可中和脂肪颗粒中磷脂的负电荷，使其颗粒相互靠近而发生聚集和融合，最终导致水油分层，故在 TPN 配制中应控制电解质的浓度，K^+、Na^+、Ca^{2+}、Mg^{2+} 的浓度应分别小于 100 mmol/L、200 mmol/L、3.4 mmol/L、6.8 mmol/L。在考虑制剂稳定性需要的同时应调整 pH 在人体血液的缓冲范围内，以保证机体各组织及酶系统进行正常代谢之需，渗透压必须与血浆的渗透压相近，渗透压过高对血管刺激较大，患者难以接受。必须无菌、无热原、无毒性，微粒不能超过药典规定，不能含有致过敏物质。

TPN 在使用前及使用过程中要对患者进行严密细致的全面临床观察和实验室监测，除每日记录出入液体量、注意全身反应外，还应观察血常规、电解质、血糖、氧分压、血浆蛋白、酮体及尿生化情况，要根据患者体内代谢的动态变化情况及时调整配方，防止并发症的发生。在输液操作过程中要严格消毒，防止感染，因输液一经染菌，其繁殖速度相当快，许多革兰氏阴性菌感染重症及处于应激状态的患者，绝大部分会出现内毒素血症，因此严格输液过程十分必要。同时保护好输入导管，做好导管护理，留置的导管只能做输入营养液的专用入口，不能兼作采血样、监测静脉压、投药、输血等用途。患者静脉输入营养液如有发热反应，应立即查明原因，如是营养液或导管感染所致，应立即停止输入，并给予相应的抗感染和其他抢救措施。终端除菌滤器的应用可有效除去 TPN 的细菌及微粒，可减少并发症的发生和避免输入大量微粒而造成的肺血管栓塞，增加 TPN 的安全性。但应注意的是滤器并不能除去病毒及部分热原，不能因为使用滤器而忽视严格的无菌操作及缜密的临床护理工作。

临床上将各种营养物质按比例配制成全营养混合液，混合在三升袋里一同输入，这种做法在很大程度上缓解了各种成分单独使用时的高渗问题，使输注营养更全面，更利于机体吸收，而且提高了操作便利性，减少了感染机会。

TPN 的径路从经周围静脉发展到经中心静脉导管输入，解决了外周静脉不能耐受高渗、低 pH 液的问题。此外，TPN 制剂也得到迅速发展，挽救了众多营养障碍患者的生命，但对其不良反应的认识也逐渐清晰。20 世纪 80 年代中期，学者们发现，长期应用全肠外营养（TPN）时，肠黏膜将失用、萎缩，屏障功能发生障碍，最终可导致代谢紊乱乃至多器官功能衰竭等严重后果，于是在使用TPN的同时加用促进肠道功能代偿的措施，包括经静脉给予谷氨酰胺二肽、重组人生长激素和口服低脂肪含纤维的食物等，加强对肠黏膜的保护，增强免疫反应、减少感染概率。

此外，TPN的并发症还包括中心静脉穿刺和置管可能引起的副损伤、空气栓塞、血行感染，长期TPN引起的代谢紊乱、胆囊结石、肝酶谱升高等[3]，因此，临床应用TPN须严格掌握适应证。

二、肠内营养（enteral nutrition，EN）

（一）肠内营养支持的确立和发展历程

肠内营养（enteral nutrition，EN）是将一些只需化学性消化或不需消化就能吸收的营养液通过口服或管饲注入患者的胃肠道内，从而提供患者所需要的营养素[4]。与肠外营养（parenteral nutrition，PN）相比[5]：① EN可改善和维持肠道黏膜细胞结构与功能的完整性，保持胃肠道固有菌群的正常生长，防止细菌易位的发生；② EN支持中营养物质经门静脉系统吸收输送至肝，使代谢更加符合生理状况，有利于内脏（尤其是肝）的蛋白质合成和代谢调节；③ EN支持器官、组织的结构与功能，参与机体调控免疫与生理功能，减少器官功能障碍的发生；④ EN的操作与监测简单，对技术和设备要求低，使用过程较安全，给药方便，并发症少；⑤接受EN的患者死亡率更低，住院费用更少。

（二）肠内营养支持的作用

肠道是人体一个重要器官，其黏膜对全身血压降低和供氧量减少尤为敏感。外科手术、创伤、休克等产生的血流动力学改变，可导致肠道的低灌注状态，损害肠道黏膜屏障功能，进而导致细菌易位的发生。在蛋白质营养不良时，由于机体免疫功能下降、肠黏膜损伤及肠道菌群失调，也易发生细菌易位。而EN有助于维护肠黏膜细胞结构和功能的完整性，保持胃肠道固有菌群的正常生长，刺激各种激素的分泌，促进胃肠蠕动，从而减少各种并发症的发生[6-7]。因此，早期的EN支持主要目的是减轻营养底物不足，防止细胞代谢紊乱，支持器官、组织的结构与功能，参与机体调控免疫与生理功能，减少器官功能障碍的发生；在后期，EN支持进一步加速组织的修复，促进患者的康复[8]。

（三）肠内营养制剂的类型

1. 我国目前肠内营养制剂的分类　随着EN支持应用领域的扩大和使用数量的上升，各种相应分类问题也逐步产生。目前我国市场上的制剂主要是来自欧美的进口产品或者是欧美药厂在中国的合资产品，其中常用的EN药物根据化学结构及药理作用分为两大类：短肽型和整蛋白型[9-10]。

2. 欧洲肠内营养制剂分类　临床营养制剂源于欧洲，欧洲临床营养指南中的肠内营养制剂分类如下[11]：①肠内营养配方：高分子配方（HMF）又分为标准HMF、更改型HMF，后者又细分为专门为重症监护、呼吸疾病、肾疾病、肝疾病、糖尿病患者使用的制剂；低分子配方（CDF）；要素膳（制剂）；短肽制剂。②家庭制作肠内制剂。③添加剂：膳食纤维（包括益生元），又分为不溶性纤维和可溶性纤维；益生菌；谷氨酰胺。

肠内营养制剂的基本组成有：①氮源：以L-氨基酸、蛋白质及其完全水解物或部分水解物的形式。氮源是构成组织和细胞的重要成分，如肌肉、骨骼及内脏主要由蛋白质组成，故应必须保证其摄入量。②糖类：以单糖（葡萄糖、果糖等）、双糖（蔗糖、乳糖等）、葡萄糖低聚糖、糊精或淀粉等形式。③脂肪：有长链三酰甘油、中链三酰甘油和甘油单酯或甘油二酯等类型。④维生素和微量元素：含量需全面、丰富，高于推荐的膳食需要量。⑤纤维素：正常饮食纤维素摄取量为30 g/d。

随着对肠内营养的研究深入，近年来开始强调特异性营养物质及其营养效率。这里介绍近年来的几个热点，即谷氨酰胺（Gln）、精氨酸、n-3 脂肪酸和膳食纤维作为特殊营养物质添加物与肠内营养联合应用。

（1）谷氨酰胺：谷氨酰胺不仅是蛋白质合成的前体物质，而且是许多代谢途径的中介物，是嘌呤、嘧啶和核酸等物质合成的前体和氮源的提供者。作为血液中最高浓度的氨基酸，谷氨酰胺起着在体内各组织中运送氮源的作用。谷氨酰胺是小肠黏膜细胞以及所有快速增长细胞，特别是免疫细胞的能源物质。Jensen 等[12]将 28 例 ICU 的患者随机分为两组（两组谷氨酰胺含量相差 6 倍），分别接受 10 天的等热量、等氮量肠内营养支持，结果表明，富含谷胺酰胺组降低蛋白分解代谢，改善免疫细胞功能。此外，肠内营养添加谷氨酰胺可明显减轻肠源性疾病如放射性肠损伤的黏膜结构损害[13]，促进短肠综合征残存小肠适应性代偿[14]。

（2）精氨酸：精氨酸为半必需氨基酸。在创伤、感染等严重应激时，补充外源性精氨酸，不仅可填补机体对精氨酸的需求，而且精氨酸还能促进生长激素及胰岛素分泌，纠正代谢紊乱，减少创伤后氮的丢失，加速创伤愈合。Daly 等[15]对 16 例腹部手术患者经肠内给予精氨酸（25 g/d），14 例给予甘氨酸，观察 7 天，结果显示精氨酸组能更早地达到正氮平衡，对机体的免疫系统具有支持作用。精氨酸能产生具有免疫防御作用的 NO，可加强肠道黏膜屏障，减少细胞易位的发生。Gianotti 等[16]的研究表明，肠内给予精氨酸可调控清除细菌，提高肠源性脓毒症和腹膜炎小鼠的存活率。

（3）ω-3 脂肪酸：多不饱和脂肪酸（polyunsaturatedfatty acid，PUFA）可分为 ω-3 和 ω-6 两类。亚油酸是 ω-6 PUFA 的一种，而 α- 亚麻酸属 ω-3 PUFA。外源性 PUFA 可氧化供能，也可贮存于脂肪组织等，延长为各种长链 PUFA，选择地进入细胞。一些与休克、感染及器官衰竭有关的炎症介质包括前列腺素、白三烯和血小板活化因子是 ω-6 PUFA 的代谢产物。ω-3 PUFA 有促进免疫功能，减弱急、慢性炎症反应的作用，在应用中可以增加外源性 ω-3 PUFA 如鱼油。Meydani 等[17]将 22 例患者随机分为两组，一组口服富含鱼油（1.23 g EPA+DHA）的 EN 制剂，而另一组不含鱼油，结果表明对照组 IL-1、肿瘤坏死因子（TNF）和血浆单核细胞对刀豆素 A（ConA）的反应升高，富含鱼油组辅助 T- 细胞百分比下降而抑制 T- 细胞百分比上升。此外，ω-3PUFA 还具有调节脂肪、糖及蛋白质代谢的功能，可降低血三酰甘油、胆固醇及游离脂肪酸浓度，减轻蛋白质分解，促进蛋白质合成，维持氮平衡。

（4）膳食纤维：膳食纤维（dietary fiber，DF）是指源于植物的不被小肠中消化酶水解而直接进入大肠的多糖（非淀粉多糖）和极少量木质素的总和。膳食纤维重要的生理意义在于：在结肠中细菌多糖酶分解膳食纤维产生酵解终产物——短链脂肪酸（short chain fatty acid，SCFA），主要包括乙酸、丙酸和丁酸。短链脂肪酸的生理功能包括：促进钠的吸收，并继而增加水的吸收；代谢产能；促进结肠血流增加；刺激自主神经系统；增加胃肠道激素的产生；增强结肠细胞的增殖；维持结肠内正常微生物群。含膳食纤维的肠内营养制剂可缓解长期住院患者便秘的痛苦，减少与肠内营养相关的腹泻的发生，促使炎性肠病（IBD）的黏膜修复，维持危重患者的肠黏膜屏障，促进短肠综合征（SRS）患者残存小肠的适应性补偿。

三、外科营养支持在临床应用中存在的问题

营养支持日益成为临床常用的治疗手段之一，但在具体应用时仍存在着一些问题，主要表现在：①对营养支持的目的认识不足：不少医师缺乏现代营养支持的理念，对营养支持的目的仅停留在保

持患者体质的层面上，没有认识到维护细胞代谢、改善机体整体功能，全面促进患者康复才是主要目的。②对营养支持的指征和时机把握不好：在对危重患者的初期治疗中，常忽视及早进行营养支持，待患者出现营养不良的表现和并发症时才给予营养支持，往往事倍功半；也有学者认为营养有益无害，对本无指征者滥施营养支持。③对营养支持途径的选择仍有误区：主要表现在对 EN 重视不够，在可以部分或全部使用 EN 的条件下，仍采用 TPN。④在营养液制配方面缺乏规范：制配时过于强调营养维持而忽视输液中重要的配方组成，特别是水电解质的平衡，使治疗不是在维持或促进机体内环境的稳定，而是在扰乱或打破这种稳定；还有学者无视患者间代谢特点的差异，对不同患者使用一成不变的组方等。

第二节　创伤患者的营养支持

一、创伤患者的代谢改变

机体受到创伤后，代谢系统可逐渐产生一系列特征性的变化。通常可分为三个阶段：

（一）休克或“退潮”阶段

此阶段是机体生理功能受到严重抑制的时期，故也有人称为“衰减期”。一般来说，这一时期于严重创伤后持续 48 h 以上，机体的所有反应均为维持机体生存而不是恢复机体功能。主要是低血容量的结果，表现为皮肤苍白、湿冷、体温降低、心率增速、心排出量减少、组织内血流灌注不良、代谢功能抑制、儿茶酚胺增多、血糖水平升高，但由于胰岛素浓度降低，所以组织摄取的葡萄糖量却减少。低血容量、疼痛、酸中毒和低氧血症等启动神经传入信号至大脑，经下丘脑加工，导致交感肾上腺系统活力增强，自垂体前叶释出 ACTH 和生长激素，自垂体后叶释出抗利尿激素，血浆内的皮质醇浓度增加，肾素 - 血管紧张素系统被激活。这些血管收缩反应会减少肾的血流、肾小球的滤过率、钠的排出以及尿量。可见此阶段主要是由中枢神经系统所介导的。此时，即使有充足的营养素供应，也不能被机体吸收和利用。

（二）分解或“涨潮”阶段

严重创伤患者与伤后在内分泌反应和一些细胞因子如 TNF、IL 等的作用下，机体自身处于高代谢状态，即机体的分解代谢明显高于合成代谢，这不是外源性营养所能纠正的。Cerra 等称之为自身相食（autocannibalism）就是这个道理，故此有学者称之为“流失期”。具体说来，蛋白质受分解激素的作用，分解代谢较正常的机体代谢增加 40% ~ 50%，特别是骨骼肌的分解可增加 70% ~ 110%，所分解出来的氨基酸部分经糖异生作用以供给能量，另一部分供肝合成急性相蛋白（C 反应蛋白、α 抗胰蛋白酶等），每日约需 70 g 蛋白质。由于蛋白质的分解增加，体内的肌酐、尿素与氨则生成增多，为此而呈现明显的负氮平衡，机体每天可丢失氮 20% ~ 40%。与此同时，氨基酸、甘油与乳酸的糖异生也增加，体内的糖量可较正常增加 150% ~ 200%，或是糖的生成量可达 2 ~ 5 mg/(kg· min)。在这种情况下，虽然胰岛素的分泌是正常的，甚至还有所增加，但由于葡萄糖载体（GLUT4）的作用受到抑制，糖的氧化代谢发生障碍，糖的利用也受到了限制。但是，脂肪氧化的速度却特别快，可达正常速度的 200%。因而，严重创伤后主要营养底物的代谢表现为负氮平衡、脂肪廓清加速、血糖增加以及乳酸血症。此时，创伤开始愈合，免疫功能活跃。此阶段的持续时间与创伤严重程度呈正相关，为 1 ~ 4 周。

（三）合成或“恢复”阶段

此阶段为创伤的愈合阶段，机体有过度的分解状态转为合成反应。先是转折点期，蛋白质分解代谢仍在持续着，但内分泌功能却恢复到了正常，利尿开始，尿钾丧失减少。主动能量消耗增加，而能量摄入却仍低于正常，故此时仍有能量不足的现象。患者感到精神不佳易疲劳无力。无力的机制很复杂，因肠内营养虽可保留，体内蛋白质贮留，但仍不能消除疲劳感。另外，还有一个心理因素的参与。

机体创伤后一周内，尽管能量的消耗增加，但患者的体重也有一定程度的增加。这是由于尿量减少造成组织水贮留所致。与此同时，机体组织成分却明显消耗，在分解阶段的后期，由于水贮留减少，体重逐渐减轻，机体组织成分重新合成，以至恢复正常。

二、伤后营养支持的必要性

以往，营养支持的目的曾被简单地认为是供给能量、补充营养底物以保持氮平衡与保存机体的瘦肉群（lean body mass），并以这些指标测评营养支持的效果。现在认为，细胞是机体最基本的功能单位，器官功能的维护和组织的修复都有赖于细胞得到适当的营养底物，以进行正常的代谢和维护细胞的功能。当营养底物不足时，代谢受到限制，细胞所产生的 ATP 的量也将下降，并使细胞凋亡加速。它也将与组织灌注不良、氧耗不足、细菌毒素、细胞因子、炎性介质等一同导致器官功能障碍，是导致多器官功能不全综合征（MODS）的因素之一。因此，在创伤的早期，营养支持是试图减轻营养底物不足，防止细胞代谢紊乱，支持器官、组织的结构与功能，参与机体调控免疫与生理功能，减少器官功能障碍发生的。在创伤后期，营养支持会进一步加速组织的修复，促进患者的康复。

三、伤后代谢支持的必要性

严重创伤后高代谢状态下，存在着营养底物需要量的增加与给予外源性营养又不能被利用的矛盾。目前，临床上多采用代谢支持和代谢调理的方法以解决上述矛盾。

1. 代谢支持（metabolic support） 这一概念的含义是为机体提供适量的营养底物以维持细胞代谢的需要，而不是供给较多的营养底物以满足机体营养的需要。它与营养支持是不同的，既可以防止因底物受限而影响器官的代谢与功能，又可以避免因底物供给量过多而增加器官的负荷，影响器官的代谢与功能（表 10-1）。具体的要求是：

（1）非蛋白质热量为 125 ~ 146 kJ/(kg·d)（30 ~ 35 kcal/kg，1 kJ = 0.239 kcal），其中 40% 或更多的热量由脂肪提供，以防糖代谢紊乱，并减少 CO_2 的产生，减轻肺的负荷。

（2）提高氮的供给量为 0.25 g/(kg·d)，以减少体内蛋白质的分解，与供给急性相蛋白合成的需要。

（3）非蛋白质热卡与氮之比降为 418 kJ（100 kcal）: 1 g。经临床应用后证明有一定的效果，但尚不能完全避免代谢紊乱。

2. 代谢调理（metabolic intervention） 由于创伤后应激的存在，患者始终处于高分解代谢状态，虽按代谢支持的要求给予了营养，但仍不能达到营养支持的目的，机体继续处于高分解的状态，供给的营养底物不能维持机体代谢的需要。为此，Shaw 于 1989 年提出从降低代谢率或促进蛋白质合成的角度着手，应用药物或生物制剂以调理机体的代谢，称之为代谢调理。目前为止，有两种代表性的方法是具有前途的：①以降低代谢率为目的的药物治疗，包括布洛芬、消炎痛等，均为环氧化酶的抑制剂，用以抑制前列腺素 PG 的产生；②以促进蛋白质合成为目的，包括生长因子 IGF-1、重组人类生长激素（rhGH）等。

表 10-1　营养支持和代谢支持

	营养支持	代谢支持
状　态	营养不良	代谢亢进 / 器官衰竭
基　础	饥　　饿	代谢应激
重　点	恢复器官功能，强调支持内脏蛋白和瘦体细胞群	保存器官结构及其功能，无底物限制，支持代谢
燃　料	葡萄糖	混合物
非蛋白热卡 / 每克氮	150/L	100/L
蛋白质 g/（kg· d）	1 ～ 1.5	2.0 ～ 3.0
脂肪作为非蛋白热卡的百分数	0 ～ 80	30 ～ 40

四、营养物质的需求

高代谢状态的患者具有特殊的营养要求。必须根据患者创伤的严重程度比较精确地计算营养素的需要量。尤其主要的是不可补充超过患者平均所需的能量和氮。

能量要求：创伤、烧伤患者的基础代谢较正常人高 10% ～ 100%，平均高出 50%，为 2000 ～ 3000 kcal/d。这就意味着如果不补充热量，患者只能存活 15 ～ 20 天。与之相比，如果使代谢正常的人完全禁食，存活时间可达 40 ～ 60 天。

以往对创伤应激患者都是以给予高能量 160 ～ 209 kJ/（kg · d），或是根据 Harris-Benedict 公式计算基础能量消耗（BEE）后再乘以系数（1.5 ～ 2.0）。自采用间接能量测定仪测定后，发现创伤后代谢率虽有增加，但较以往估计的为低。近来，又认识到高热量尤其是高糖可增加代谢紊乱，糖代谢后可产生较多的 CO_2，从而加重了肺和肝的负担。因此，主张以 104 ～ 125 kJ/（kg · d）为宜，或是按照测定的静息能量消耗（BEE）× 1.1 ～ 1.2 计算。在供给的能量中，糖 : 脂为 1 : 1，糖的供给量以每公斤、每分钟＜ 4 mg 为度，通常为 2.5 ～ 3.0 mg/（kg · min）或者 150 ～ 200 g/d 葡萄糖。创伤、烧伤患者在分解阶段呼吸商接近 0.7，这就意味着机体对脂肪的利用多于对葡萄糖的利用量。通常在临床上补充能提供等量能量的脂肪和碳水化合物，以促使脂肪的利用增加，从而减少机体蛋白质的消耗，同时也可避免应补充过量的葡萄糖而产生代谢问题，包括产生过量的 CO_2、组织内乳酸堆积、肝脂肪浸润等。

氮的需要量：创伤、烧伤后刺激机体产生的分解反应与创伤的严重程度呈正相关。病情严重的患者，每天从尿中丢失的氮约 30 g；病情非常严重的患者，创伤后负氮平衡可持续 2 个月之久。如果能够补充足量的氮和能量，则可减轻患者的负氮平衡。可根据尿中氮的排出量以估计氮的需要量。一般原则是，多发性损伤或中度、重度烧伤的患者，每天应补充 0.25 ～ 0.35 g/（kg · d）。

电解质、微量元素和维生素：与以上能量代谢的增强和氮的损失一样，患者体内的磷酸盐、钾、镁、锌的损失量也有明显增加。在分解代谢期，合成富含能量的磷酸化物（主要是 ATP）时，特别重要的是供应磷酸盐，以满足较高的能量需求。虽然对于血清磷酸浓度较低的患者磷酸盐的需要量更多，但通常每天补充 25 ～ 50 mmol 即可满足机体的需求。钾是每天都需要随时调整的。锌元素在病程的初期并不需要刻意去补充，1 ～ 2 周后每天补充 1 μmmol。维生素的需要量不便估计，每天约需正常人需要量的2倍。

营养药物的辅助支持：近年来，随着营养药理学的深入研究，有许多学者在营养液中加入谷氨酰胺、精氨酸、牛磺酸，以促进蛋白质合成，提高机体免疫力；加入支链氨基酸、ω_3脂肪酸、中链脂肪酸等以起到修复肠黏膜的作用。但目前尚未证明它们与预后的确切关系。

五、营养支持途径的选择

肠外与肠内营养是营养支持的两大途径。

（一）肠外营养

1. TPN的临床意义 严重创伤患者由于应激或创伤等因素使机体处于高分解状态，导致营养不良、免疫功能低下、抵抗力减弱。危重病时的营养支持在降低病死率、减少并发症和促进患者康复方面均起着重要作用。TPN治疗的应用，不但降低了营养不良患者日常手术病死率与并发症的发生率，也为复杂手术提供了保证条件，这已为多数学者所认可。ICU危重患者如急性重症胰腺炎等有组织蛋白大量分解，存在负氮平衡，若营养支持不足可导致包括呼吸肌在内的肌肉消耗和能量缺乏、免疫衰竭，重要脏器功能进一步受损和功能障碍，继发严重感染等而丧命。我们在治疗中重视了TPN营养支持，使患者赢得了进一步治疗的时间和脏器功能恢复的机会。

2. TPN的治疗决策 危重患者一经纠正血流动力学的异常及血糖、电解质紊乱，使内环境稳定后应尽早给予TPN支持，一般在入ICU后48 h内开始。TPN费用较贵，长期禁食可造成肠绒毛萎缩、肠黏膜变薄，黏膜更新和修复能力下降，从而发生肠道细菌移位。导管相关感染是TPN的另一并发症。综合性ICU危重患者是否进行TPN治疗，应视病情决定。由于TPN发挥作用迅速，不受消化道功能的限制，故病情危重、消化道功能差时应采用TPN，待病情许可后再过渡为EN（肠内营养），不应因顾虑并发症而放弃TPN。当然，只要肠道能利用，应遵循首选EN或EN联合PN的原则。

3. TPN治疗方案的个体化 长期TPN容易出现代谢紊乱，这往往是配方固定、千篇一律的结果。由于过多的营养素同样会造成机体的损害，因此要根据年龄、应激状态、不同的疾病及相同疾病的不同阶段、治疗目的、重要脏器功能状况综合判断，实行个体化方案，并不断加以调整，使之合理化。如心肺功能不全者需控制总液量，而对肝肾功能障碍者则可分别选用以高支链氨基酸或必需氨基酸为主的复方氨基酸溶液，肝功能衰竭时应适当控制高糖，而肾衰竭时则应提供高热量；老年患者的TPN方案非蛋白质热能一般为104.6 kJ/（kg·d）以下，已能满足基本生理需要及额外消耗。低蛋白血症的危重患者，TPN在短期内不能产生明显作用，故同时加用人血白蛋白或血浆以迅速纠正低蛋白血症，以减轻水肿。

4. 全合一肠外营养液的临床应用 近年来认为，营养支持的输注技术最好为全合一，即使没有条件，最简易的也应该使用脂肪和糖双能源法（Y形接头）。

将营养素全部混合于一个容器内，称为TNA或全合一溶液。

（1）全合一肠外营养液配制要点：

1）肠外营养液应由专人在无菌配制间内进行配制。

2）配制人员入配制间时，应更换衣服，配戴帽子、口罩，换鞋，配制时应减少出入配制间的次数，非配制人员不得入内。

3）在每天配液前，必须清洁、消毒配液室，75%乙醇擦拭净化台，用速灭净拖地，启动净化台20分钟，紫外线消毒30～60分钟后方开始工作。

4）所需物品应用乙醇擦拭（晚班护士摆放补液时要用乙醇擦输液瓶），放在风幕前或风幕下。

5）配制前应再次核对医嘱，检查药品的色泽、澄清度、密封性及有效期。

6）全合一肠外营养液中包含机体所需的多种营养素，包括：脂肪、糖、氨基酸、维生素、微量元素等。

正确的全合一肠外营养配置方法可以有效地避免配伍禁忌。

（2）合理的配置操作流程为：

1）将电解质、微量元素、胰岛素加入葡萄糖或氨基酸液中。

2）磷酸盐加入另一瓶氨基酸（或 GS）液中。

3）将脂溶性维生素加入脂肪乳剂中。

4）将含有添加剂的氨基酸、葡萄糖与脂肪乳剂分别经 TNA 容器（3L 输液袋）的三个输入口，先注入葡萄糖和氨基酸液，最后混入脂肪乳剂。

5）配置应不间断地一次完成，并不断加以摇动使混合均匀，加液体时要重点关闭未接液体的管子，临时用药用接口加入，常规消毒，加入药时特别是新药，要注意配伍禁忌。

（3）注意事项：

1）注意按正确的混合顺序配置液体。因为氨基酸对脂肪乳剂有保护作用，应避免 pH 下降或电解质引起的乳剂破裂。

2）钙剂和磷酸盐应分别加入不同的溶液内稀释，以免发生磷酸钙沉淀，在加入氨基酸和葡萄糖混合液后，检查有无沉淀生成，如确认没有沉淀，再加乳脂肪乳液体。

3）混合液中不能加入其他药物，除非已有资料报道或验证过。

4）加入液体总量应不小于 1500 ml，混合液中葡萄糖的最终浓度为 0 ～ 23%，有利于混合液的稳定。

5）电解质不应直接加到脂肪乳中。因为阳离子可中和脂肪乳颗粒上磷脂的负电荷，使脂肪颗粒相互靠近，发生聚合和融合，终致水油分层。一般控制阳离子浓度小于 150 mmol/L，镁离子浓度小于 3.4 mmol/L，钙离子浓度小于 1.7 mmol/L。

6）输液袋表面贴上标签，标明姓名、药品、名称和剂量、配置日期、时间，用 75% 乙醇清洁工作台，物归原处，用速灭净拖地，紫外线消毒 30 ～ 60 分钟。

7）营养液应在 24 小时内用完，暂不使用的营养液应放在 40 ℃冰箱冷藏保存。

8）每 4 周做一次细菌培养，每 2 周测风速一次（0.25 m/s），当风速减慢或细菌培养阳性时，应更换过滤网。

（二）肠内营养

肠内营养具有简单、并发症少、促进肠道功能、释放胃肠激素、改善门静脉循环、防止肠黏膜萎缩、减轻肠道内细菌易位等优点。前提条件是必须具备功能的肠道。在肠道功能有障碍的时候，特别是在严重创伤的早期或是腹部创伤时，肠外营养便成为主要的营养供给途径，为机体供给必需的营养物质。

由上述可以看出，肠外与肠内两大途径起着互补的作用，适当的选择才是合理的途径。

六、营养支持的时机

从维护细胞代谢的角度来看，营养支持应该是越早越好。然而，在患者伤后尚未得到复苏，有效循环量尚未建立，水、电解质与酸碱平衡尚未得到纠正之前，给予营养支持尤其是高能量、高氮的肠道外营养将加重代谢紊乱。应该是在患者得到适当的初步处置后，再考虑适当的营养支持，以防伤后早期缺乏营养底物而加重因创伤而导致的细胞代谢障碍。一般来说，在伤后 24 ～ 48 h 开始给予适当的营养支持。

第三节　颅脑损伤患者肠内营养

颅脑损伤后，机体由于受神经内分泌因素影响出现一系列以能量需求增加、机体组织大量分解为主要表现的高代谢反应、糖耐受力降低、负氮平衡。此时正确的营养支持显得尤为重要。肠内营养以其生理通道、促进胃肠激素的释放、改进肠黏膜屏障功能、减少肠道细菌易位、所需费用低等优点在颅脑损伤患者的营养支持和治疗中起着重要的不可替代的作用[17-18]。

一、肠内营养配方

1. 免疫营养　免疫营养是指用特殊营养素，如谷氨酰胺、精氨酸、ω-3 脂肪酸、牛磺酸、抗氧化剂、核苷和核苷酸及非淀粉多糖等，以特定方式刺激免疫细胞，增强免疫应答功能，维持正常、适度的免疫反应，调整细胞因子的产生与释放，减轻有害或过度炎症反应，同时能保护肠屏障功能完整性而减少细菌易位的营养支持手段。最初称为营养药理学，近年来为明确其治疗目的，更多学者倾向于称之为免疫营养[19]。有研究指出，免疫营养应用于危重患者，为取得最佳疗效，最好通过肠内营养途径[20]。有研究报道，颅脑损伤导致小鼠胸腺萎缩、淋巴细胞 CD25 受体对刺激的反应能力降低，肠内免疫增强营养能减轻胸腺萎缩和维持血液、淋巴结中淋巴细胞对刺激的反应能力，在颅脑损伤小鼠模型中免疫增强营养比标准膳食更适合保存淋巴细胞的功能[21]。曾兢等[22]报道，重型颅脑损伤可导致大鼠细胞免疫功能下降，添加精氨酸的肠内免疫营养能有效提高其细胞免疫功能；添加谷氨酰胺和精氨酸的肠内营养可以改善重型颅脑损伤后大鼠蛋白质代谢紊乱，而且将谷氨酰胺和精氨酸联合使用，比它们分别使用更能改善机体的免疫功能和蛋白质代谢。Boussofara 等[23]报道，在颅脑损伤患者中，肠内营养优于肠外营养，以免吸收不良，肠外蛋白质和能量的摄入应短期给予，肠内营养中添加谷氨酰胺和精氨酸对建立更好的免疫防御系统有益。Braga 等[24]研究显示，胃肠癌患者术前 5 天开始服精氨酸和 ω-3 脂肪酸为主的免疫营养，提高了免疫反应并降低了感染率，而术后延长此种营养无额外的益处。研究发现，牛磺酸有减低宿主促炎性反应、保持细胞内环境稳定的应用和潜在的免疫调节性能[25]。抗氧化剂在免疫营养中多与谷氨酰胺、精氨酸、ω-3 脂肪酸、牛磺酸联合应用，以达到免疫调节的作用[26]。目前业界大多数观点认为，免疫增强营养物质（中长链三酰甘油、多不饱和 3- 脂肪酸和 6- 脂肪酸、橄榄油、常规的氨基酸制剂和精氨酸、谷氨酰胺、半胱氨酸、牛磺酸）应联合应用。

2. 生态营养与生态免疫营养　生态营养即在传统肠内营养的基础上补充益生菌，利用益生菌的生物拮抗作用减少致病菌的过度生长，同时提高肠道细菌的酵解效能以改善肠道内环境，最终达到维护肠道微生态及肠道功能、改善机体营养状态及抗病力、减少危重患者感染率的目的[27]。生态免疫营养即在免疫营养支持治疗的基础上，应用以益生合剂为主的生态制剂来增强营养支持的效果，减少与肠内营养有关的并发症及降低危重患者感染率，改善患者预后[28]。益生是人类非致病性的肠内菌群的自然组分，到达结肠仍然能够保持活性，它对于小肠黏膜也具有较好的黏附能力，能降低细菌易位和减少肠道黏膜萎缩[29]，可以刺激 sIgA 的生成和巨噬细胞的吞噬作用，减少炎症因子。许多菌株（如双歧杆菌、乳酸杆菌）在临床上都具有良好的作用。有研究报道[30]，大鼠重型颅脑损伤后给予生态营养（含长型双歧杆菌、嗜酸乳酸杆菌、粪肠球菌制成的三联活菌制剂）可以降低促炎性细胞因子、肿瘤坏死因子（TNF）的含量，从而降低重型颅脑创伤后继发急性胃黏膜损伤的发生率。有临床试验报道，对格拉斯哥评分 5 ~ 12 分的脑损伤患者，给予 5 ~ 14 d 强化谷氨酰胺和益生菌的肠内营养，降低了感染率，缩短了机械通气和重症监护病房（ICU）住院时间[31]。

二、肠内营养途径

美国肠外肠内营养学会对肠内营养的定义是：经胃肠途径提供能量及营养素以满足人体需要，包括口服、鼻饲和造瘘 3 种方式。口服只适用于部分轻型颅脑损伤患者。鼻饲是经鼻腔插管，末端分别置于胃、十二指肠、空肠，经管道输入营养物质的方式，分别称之为鼻胃管、鼻十二指肠管、鼻空肠管，其中鼻胃管适合短期（< 4 周）或间断的喂养，易产生胃潴留，引起反流、误吸，导致吸入性肺炎。鼻空肠喂养特点为自然的通道，但要注意鼻饲管要超过十二指肠空肠曲，否则容易向外移位。经皮胃造瘘术和经皮空肠造口术由放射科医师、内镜医师或外科医师通过手术安置，适合于> 4 周的延长肠内营养甚至终生营养支持的患者。常用的喂养方法有一次性投给法、间歇重力滴注法和连续滴注法。颅脑外伤患者，特别是中型和重型颅脑外伤患者都有不同程度的意识障碍，这使得口服营养素在伤后早期不能实施，目前国内临床上多采用鼻胃管实行肠内喂养。但有研究报道，在头部外伤患者的医疗管理中，早期空肠肠道喂养可能成为一个重要的基石，因空肠喂养能有更高的热量输入和更好的氮平衡。此外，在颅脑损伤早期胃动力受损的情况下，它使早期肠内营养的给予安全、有效。但经皮内镜下胃造瘘术有小肠瘘、局限的蜂窝组织炎、肠梗阻、坏死性筋膜炎和因造瘘失败 24 h 拔除造瘘管（予外科手术重置造瘘管）等并发症，在免疫功能低下或病态性肥胖患者应当谨慎利用[32]。

三、早期肠内营养给予时间

在创伤的早期，营养支持的目的是试图减轻营养底物不足，防止细胞代谢紊乱，支持器官、组织的结构与功能，参与机体免疫调控与生理功能，减少器官功能障碍的发生。所以，应早期给予肠内营养，至少应少量连续地给予，以防止肠道黏膜萎缩，保护肠黏膜屏障。这时肠内营养的目标不是满足总热量的要求，总热量可以由肠外营养来满足。Weeks 等[33]发现，脑损伤早期胃肠道食物刺激有利于胃动力和消化、吸收功能的恢复。临床试验表明，早期肠内营养能降低重型颅脑损伤患者的死亡率及致残率，从而改善预后。Roberts 等[34]研究亦表明：予急性颅脑损伤患者早期小肠喂养将降低感染的发生和 ICU 的住院日。

早期营养支持对重型颅脑损伤患者是绝对有益的。当患者脱离了生命危险就应当尽快开始营养支持，且应首选肠道喂养。那么早期标准是什么？从理论上讲，应是事件发生后即开始灌食[35]。这在动物实验中可以实现，模型制成后即可开始肠内营养。而颅脑损伤患者，特别是中型和重型颅脑损伤患者，都有不同程度的意识障碍，机体处于应激状态时，常有呼吸、循环障碍，也有内稳态失常，有时肠功能已发生障碍，意欲给予肠内营养也难以成功。黎介寿等[36]认为，为防止损伤后早期缺乏营养底物而加重因创伤导致的细胞代谢障碍，肠内营养多在接受医疗处理 24 ~ 48 h 后，呼吸、循环紊乱已经得到纠正，内稳态已进入稳定状态时给予。目前普遍认为，少量逐日递增的方式给予肠内营养较为稳妥，不仅有利于营养耐受，同时也不会加重伤后代谢紊乱，在开始喂养后的 96 h 达到机体需要量。

综上所述，颅脑损伤急性期是出现各种继发性病理改变的急剧变化阶段。正确的肠内营养支持治疗能改善患者机体代谢，纠正负氮平衡，降低感染性并发症的发生率，促进神经功能恢复，改善预后。目前研究显示，生态免疫营养、经空肠喂养和早期肠内喂养能有效改善患者预后，但还需要更多的、大量的多中心随机对照临床研究进一步阐明。

（张国志　陈建立）

参考文献

[1] Efik Virmars. 临床营养的五十年回顾．中国临床营养杂志，2002，10（2）：73-77.

[2] 黎介寿．我国临床营养支持的现状与展望．肠外与肠内营养，2000，7（1）：1-3.

[3] 李元新，黎介寿．肠内营养支持的进展．江苏临床医学杂志，2002，6（2）：90-95.

[4] 蒋朱明，吴蔚然．肠内营养．2 版．北京：人民卫生出版社，2004.199.

[5] 黎介寿．临床肠外与肠内营养支持．北京：人民军医出版社，1993，251-266.

[6] 彭鹏，黄杰安．危重症患者早期肠内营养最新进展．临床荟萃，2011，26（6）：543-546.

[7] 赵秉清，祝振忠，王征．危重患者早期肠内营养支持治疗研究．中外医疗临床医学杂志，2011（7）：48-50.

[8] Jeevanandem M，Holaday NJ，Peterson SR. Integrated nutritional，hormonal and metabolic effects of recombinant human growth hormone（rhGH）supplementation in trauma patients. Nutrition，1996，11-12：777-787.

[9] 宋金明，苏治国，马敏等．住院药房肠内营养药物的应用情况分析．肠内与肠外营养，2011，18（6）：355-357.

[10] 沈敏跃，陈军．中国肠内营养制剂分类研究．中华普通外科学文献，2010，4（2）：144-146.

[11] Meydani SN，Lichtanstein AH，Cornwall S et al. Immunologic effects of National Cholesterol Education Panel Step-2b diets with and without fish-derived N-3 fatty acid enrichment.Journal of Clinical Investigation，1993，92：105-109.

[12] Jensen G L，Miller R H，Talabiska D et al. Adouble-blind，prospective，randomized study of glutamine-enriched vetsus standard peptide-based feeding in the critically ill. Abstract. Journal of Parenteral and Enteral Nutrition，1993，17：115-118.

[13] McArdle AH. Protection from radiation injury by elemental diet：dose added glutamine changes the effect Gut，1994，35（1）：560-563.

[14] Zhou X，Li YX，Li N et al. Glutamine enhances the guttrophic effect of growth hormone in rat after massive small bowel resection. Journal of Surgical Research，2001，99（1）：47-50.

[15] Dal JM，Reynolds J，Thom A et al. Immtune and metabolic effects of arginine in the surgical patient. Annals of Surgery，1988，208（4）：512-515.

[16] Gianotti L，Alexander JW，Pyles T et al. Argnine-supplemented diets improve survival in gut derived sepsis and peritonitis by modulating bacterial clearance. Ann Surg，1993，217：644-648.

[17] Meydani SN，Lichtanstein AH，Cornwall S et al. Immunologic effects of National Cholesterol Education Panel Step-2b diets with and without fish-derived N-3 fatty acid enrichment. Journal of Clinical

Investigation，1993，92：105-109.
[18] 谢彩霞，朱京慈，黄光富等．早期肠内营养联合合生元制剂对重型颅脑损伤患者肠道菌群及 SIgA 的影响．护理研究，2010，24（10A）：2557-2560.
[19] Daly JM，Lieberman MD，Goldfine J et al. Enteral nutrition with supplemental arginine，RNA and omega3 fatty acids in patients after operation：Immunologic，metabolic and clinical outcome. Surgery，1992，112：56-66.
[20] Grimm H，Kraus A. Immunonutrition supplementary amino acids and fatty acids ameliorate immune deficiency in critically ill patients. Langen becks Arch Surg，2001，386（5）：369-376.
[21] Gordon JN，Green SR，Goggin PM. Cancer cachexia. QJM，2005，14（1）：6-9.
[22] 曾兢，朱京慈，彭曦，等．添加精氨酸的肠内营养对重度颅脑损伤大鼠细胞免疫功影响的实验研究．肠内肠外营养，2006，5（13）：278-280.
[23] Boussofara M，Kouas C，Raucoules M. The importance of nutritional support for head injured patients. Tunis Med，2006，84（3）：142-147.
[24] Braga M，Gianotti L. Preoperative or alarginine and ω-3 fatty acid spplementation improves the immunomet abolichost response and out come after colorectal resection for cancer. Surgery，2002，132（5）：805-814.
[25] Redmond HP，Stapleton PP. Immunonurition：The role of taurine. Nutrition，1998，14（7/ 8）：599-604.
[26] Kieft H，Roos AN. Clinical outcome of immunonutrition in a heterogeneous intensive care population. Intensive Care Med，2005，31（4）：524-532.
[27] Bengmar KS. Econutrition and health maintenance a new concept to prevent Glinflammation，ulceration and sepsis.Clinical Nutrition，1996，15：1-4.
[28] Bengmark S. Imunonutrition：Role of biosurfactants，fiber and probiotic bacteria. Nutrition，1998，14：585-594.
[29] Gun F，Salman T. Effect of probiotic supplementation on bacterial translocation in thermal injury. Surg Today，2005，35（9）：760-764.
[30] 唐静，朱京慈．生态营养对重型颅脑创伤继发急性胃黏膜损伤大鼠血清肿瘤坏死因子的影响．护理研究，2007，21（12A）：3128-3130.
[31] Falcaode Arruda ISF，deAguilar Nascimento JE. Benefits of early enteral nutrition with glutamine and probiotics in brain injury patients. Clinical Science，2004，106（3）：287-292.
[32] Roberts PA，Wrenn K，Lundquist S.Pneumoperitoneum after percutaneous endoscopic gastrostomy：A case report and review. J Emerg Med，2005，28（1）：45-48.
[33] Weeks E，Elia M. Observation on the patterns of 24 hour energy expenditure changes in boby composition and gastric emptying in head injured patients receiving nasogastric tube feeding. J Parenter & Enter Nutri，1996，20（1）：31.
[34] Roberts PR. Nutrition in the head injured patient. New Horiz，1995，3（3）：506-517.
[35] 黎介寿．肠衰竭概念、营养支持与肠黏膜屏障维护．肠外与肠内营养，2004，11（2）：65-67.
[36] 黎介寿．严重创伤患者营养支持的研究进展．中华创伤杂志，1999，15（6）：405-406.

第十一章

瓦斯爆炸伤害后应激障碍

第一节　创伤后应激障碍

近年来，煤矿安全事故频发，新疆阜康、辽宁孙家湾、陕西铜川、黑龙江鹤岗等煤矿特大安全事故接二连三，造成了严重的人员伤亡，对于幸存者来说，他们在一定程度上说是幸运的，但是，矿难是一种典型的生活事件，可视为大规模的集体性的应激处境，极大地超出个人及团体的应对能力，在人的心理上会造成严重损害，而这种应激反应又会延续下去持续影响当事人的心身健康，严重者将会出现创伤后应激障碍（post traumatic stress disorder，PTSD）[1]。

一、PTSD 的基本概念

PTSD 是指由异乎寻常的创伤性事件引起的精神障碍，也即对异乎寻常的威胁性、灾难性事件的延迟或持久的反应，是目前第四个最常见的精神疾病。

自然灾害（地震、洪水、火灾）、空难、矿难、战争、重大生产事故、交通事故、严重疾病的威胁、烈性传染病的传播以及其他任何导致恐惧、绝望、失控感的创伤事件均可导致 PTSD 的发生。

世界许多地区自然及人为灾害已经持续并且对个人、地区和整个社会构成极大威胁。美国“9·11”袭击事件发生以后，美国研究中心公布的一份民意调查结果显示，有 1/10 的人感到情绪沮丧，有将近一半的人声称难以集中精力，有 1/3 的人失眠。

二、PTSD 的临床特征

（一）重复出现创伤性体验

1．不能控制地经常回忆创伤性经历和创伤性事件，这种创伤性情景会在患者的思维和记忆中不由自主地涌现，患者控制不住，感到精神很痛苦。

2．经常反复出现创伤性内容的噩梦。

3．有时患者可能会生动地看到创伤当时的情境，仿佛创伤性事件被唤醒，创伤事件再次发生，恍如再度身临其境，自己又完全置身于创伤性事件的情境中，重新表现出创伤性事件发生时所伴发的各种情感表现，持续时间可从数秒钟至数天不等。

4．反复出现与矿难有关的触景生情式的精神痛苦。

矿难造成的严重精神创伤，在人们的脑海中留下了深刻的、痛苦的记忆。这种痛苦性记忆很容易被某些因素影响而唤醒，如矿难日、看到死难矿工的家属等。

另外，遇到与此创伤事件有关的具有象征意义的或者实际的线索，都会引起患者强烈的心理反应（恐惧、焦虑、抑郁等）和生理反应（心跳加快、出汗、呼吸加快等）。如经历过井下透水事故者，每当听到流水声就不由自主地产生恐惧感，甚至虚脱倒地。

（二）回避性症状

在矿难后患者对矿难相关的刺激存在持续性的回避。头脑中一出现创伤有关的记忆，患者就会承受与创伤相联系的痛苦，所以个体会尽最大可能避免想起或者感觉到创伤，回避的对象不仅限于具体的场景和情境，还包括有关的想法、感受和话题。虽然这种回避可以暂时缓解痛苦，但是也导致患者远离了正常的生活。

1. 极力避免谈论与矿难有关的事情，不看与矿难有关的报纸和电视。

2. 极力避免参加能引起痛苦回忆的活动，甚至出现社会性退缩，也不愿意参加其他类型的社交活动，脱离和疏远与别人的情感交流，对以往的爱好失去兴趣，对自己的前途失去信心，本来乐观向上、追求自我的理想个体，可能会因为重大的精神刺激而变得意志消沉，个性脆弱，不求上进，显现一种慢性挫折状态。

3. 心因性遗忘　有的患者不能回忆精神创伤过程中的一些重要情景，这是心理防御机制中超限抑制的结果。

对创伤性事件的某些重要方面失去记忆也被视为回避的表现之一。回避的同时还有被称之为“心理麻木”或“情感麻木”的表现。患者描述自己不再有强烈的情感了，或是感到麻木不仁，即所谓的“情感分离”现象。这种情感分离可以暂时切断创伤性记忆与痛苦情感之间的联系，但是严重情感分离会阻碍患者与他人建立正常的交往，享受日常生活，保持创造力，以及计划未来等多个方面。为了回避痛苦，他们经常以一种单调固定的方式生活。患者参与活动或某些事情的兴趣丧失。对周围发生的任何事情都无动于衷，对于过去热衷的事情也失去了兴趣。多数经历过矿难的人，往往都会感觉到每一件事情都不重要了，与他的同伴变得疏远，甚至也疏远他的孩子和亲人，这是一种严重的情感障碍。

（三）警觉性增高症状

警觉性增高的症状包括入睡困难和睡眠不深，睡眠中易惊醒，情绪不稳，易激惹，易激动或发脾气，常常与周围人发生纠纷，注意力不集中，过分警惕，易惊和认知功能障碍，过度的惊恐发作、紧张不安、恐惧等。警觉性增高症状中，睡眠问题可能与害怕创伤性事件再次发生和思虑过多、情绪忧郁而致心情难以平静下来有关。在危机中这样的反应是适应性的，但是在安全的情境中，过高的警觉性会扰乱患者的正常生活，患者或许会花上大量的时间去寻找环境中的威胁，使人感到精疲力竭。

易激惹和愤怒的情绪暴发显示个体不能控制自己的反应。医生们可能容易理解这种易激惹，遭受创伤的个体似乎不断地从不重要的刺激中识别出危险性刺激。事实上这就是警觉性增高的表现。在他们的行为中，有个患者总是将椅子靠背贴着墙，以防别人从身后袭击他，就连骑自行车都很慢，因为他害怕有人骑车跟在他的身后，甚至连正常的刺激如关门声也可能引起极度吃惊。注意困难也与这种细察行为（scanning behavior）有关，而当真正危险发生时，却不会发生注意困难，这时个体可能非常活跃，并能回忆所有细节，但是阅读两页书后，他或她将会忘掉所阅读的内容，并且必须开始再重新阅读；当去商店买食品时常忘记要买的东西，而需要在去商店前写下购物清单。警觉性增高的症状具有相当的破坏性质，正常交往和日常活动都变得杂乱无章，个体因应对这些症状而难以适应，而表现为回避和退缩。

（四）分离性症状

又被称为“环创伤性分离”，这些症状是个体创伤性体验的一部分，在对创伤性体验的回忆中重现，感到一个创伤性情境（traumatic situation）似乎变得永恒，尽管这种创伤性情境可能只是存在于一个短暂的瞬间。这种事件也可能被体验为类似电影中的慢动作镜头，在这个场景中声音可能发生变化甚至缺失。环创伤性分离描述了知觉改变，特别是在时间与空间关系中的变化。例如一个正在井上办公室工作经历了矿井瓦斯爆炸的个体，当时窗户玻璃被爆震粉碎成上千上万个小的颗粒而四处飞散，然而，他体验到它们就像非常缓慢落下的小雨滴，响声就像教堂的钟声。因此，一个事件的创伤值（traumatic value）有可能改变知觉。这种改变可能涉及时间、声音和地点，同时这种体验也可能被自我感觉为不真实的或者仿佛它并未真发生。

第二节　瓦斯爆炸伤害后应激障碍

一、瓦斯爆炸伤害后应激障碍特征

（一）早期应激反应

1．未受到躯体损伤者，突然巨大声响常常会使他们出现一过性知觉丧失，醒来后出现恐惧、烦躁不安、兴奋狂躁等精神症状。一般通过对症处理 1 ～ 2 周后症状大多缓解或消失。

2．遭到严重复合伤损害者，主要表现为精神兴奋、躁动不安、头晕、头痛、恶心、呕吐、情绪激动或低落、精神萎靡、抑郁、幻视、谵妄、不语等，这些精神症状也可能与休克或吸入性中毒等多因素有关。据银永革报道，发生率约为 38.7%（24/62）；邓永峰报道精神抑郁、表情淡漠、反应迟钝 18/42 例，恐惧 8/42 例，产生昏迷的 6/42 例。这些精神症状通常可以持续在 3 ～ 5 天，也有的可以持续 15 天之久。

因有害气体中毒引起的精神反应，多有头晕、头痛、恶心、呕吐等症状，而单纯的心理性精神反应则主要表现为精神抑郁、表情淡漠、情绪激动、恐惧等，有时二者不易简单地加以区别。最好的鉴别方法是脑电图异常改变，主要表现为 α 波不稳定，调节调幅欠佳，有少量的 θ 波，广泛中幅 σ 波，经过度换气可以诱发出现高波幅慢波，个别的表现为边缘性异常。严重者表现为广泛异常，以弥漫性低波幅 σ 波或 θ 波增多为主。

3．群体烧伤属突发性灾难，有人死亡，有人存活目睹同伴的死亡，患者心理复杂。重者求生欲望强烈，产生恐惧心理；轻者担心毁容、瘢痕，造成今后生活不便，易产生焦虑心理，甚至拒绝治疗。

（二）迁延性应激障碍

1．经历恐怖的爆炸现场后，人们多数长时间存在恐惧心理，经常出现尖叫、噩梦、烦躁、拒食等，也有的表现为沉默、悲观、拒食等。

2．疑似精神分裂症，比如，有一位被解救出来的矿工，长时间以来一直处于严重的心理障碍状态，甚至不能站着小便，一听到水流声就会晕倒，因此不得不在尿盆内垫一块毛巾，以防止“水流声”。

二、诊断

1. 临床表现

（1）意识障碍型：以意识朦胧为主，对周围事物感知不清晰、情绪悲愤、惊恐、激动，甚至出现冲动行为，不配合治疗等，事后问起又不能回忆。

（2）兴奋型：以行为兴奋为主，警觉性和激惹性增高，表现为易激惹、发脾气、嬉笑、多话、注意力不集中、睡眠障碍，甚至殴人毁物等。

（3）抑郁型：以抑郁心境占优势，表现为失眠、悲观失望、言语减少、顾虑重重、食欲不振，严重时出现消极观念和自杀行为。

（4）偏执型：以被害妄想为主，敏感多疑，出现错觉、幻觉，常有短暂的“重演”性发作，再度恍如身临其境，并伴有强烈的情绪反应及生动的情感体验。

2. PTSD 自测（仅供参考）

问：您曾经亲身经历过恐怖或危险的事件吗？

答：

☐ 我感到恐怖的事件一遍又一遍地发生。这种感觉经常在没有任何预示的情况下发生。

☐ 我经常做噩梦，并对恐怖事件有恐惧的记忆。

☐ 我有意远离能让我回想起恐怖事件的地点。

☐ 当一些没有预兆的事件发生时，我感到非常心烦意乱。

☐ 我难以相信他人或很少感到和他人亲近。

☐ 我十分易怒。

☐ 因为别人死了而我还活着，我会感到内疚。

☐ 我失眠，而且肌肉紧张。

判断：如果您有以上症状，则可能患有创伤后应激障碍。

三、病程及预后

PTSD 多在创伤性事件后 3 个月内发病，病程持续 1 个月以上，大多数长达数月，少数长达数年、数十年。症状严重程度呈波动性，多年后仍可触景生情，出现应激性生理与心理反应。

第三节　瓦斯爆炸伤害后应激障碍的预防

一、预防的必要性

据统计，90% 以上受到瓦斯爆炸伤害的患者，都会出现程度不同的精神障碍。早期表现的精神兴奋、躁动不安、恶心、头痛、精神萎靡、抑郁、幻视、谵妄等精神症状可能与休克、冲击波致脑震荡、脑缺血、吸入性中毒等多因素有关，随后产生的怕死亡、怕残疾、怕痛苦的“三怕”心理则为心理障碍，严重者可产生视听幻觉、迫害妄想、精神抑郁等症状，甚至精神分裂症。因此，全程进行心理精神障碍干预与治疗，树立患者面对和接受现实、配合治疗的决心以及敢于重新适应社会的信心非常重要。

二、预防的方法

（一）心理教育

2006 年 4 月 25 日晚 9 时，澳大利亚塔斯马尼亚州比肯斯菲尔德一场里氏 2.1 级地震造成有着百年历史的金矿坍塌，井下当时有 17 名工人，其中 14 人跑到避难所安全获救，但拉塞尔和韦布被困井下，奈特不幸死亡。被困井下 14 天的澳大利亚矿工托德·拉塞尔和布朗特·韦布 9 日凌晨获救，澳大利亚一片欢腾，总理霍华德称“整个国家都为之松了一口气”。9 日晚，在比肯斯菲尔德的“俱乐部旅馆”酒吧，拉塞尔与矿友们开怀畅饮。这家酒吧是矿工们的最爱，被他们称作“硬石酒吧”。为了庆祝拉塞尔和韦布的归来，酒吧宣布全部啤酒免费。

拉塞尔身穿粉色 T 恤衫，虽然走起路来脚还有些跛，但兴致很高。他不停地与前来问候的熟人交谈，还畅饮威士忌。

当天凌晨获救后，拉塞尔经过身体检查后便前往一所教堂，在那里他参加了另一名同伴、在矿难中不幸去世的矿工拉里·奈特的葬礼。

拉塞尔和韦布随后被送往朗塞斯顿总医院接受检查。“他们的身体状况相当不错，”院长斯蒂芬·艾尔说。

但他认为，长时间受困在地下一个小笼子的经历可能会给他们造成一定的精神创伤。

澳大利亚心理学协会会员鲍勃·蒙哥马利说，“几乎每个受过创伤的人都会出现一种剧烈的压力反应”。

“我们需要特别注意这些人心理上的反应，要通过家人和大家的努力来帮助他们”，艾尔说。

由此可见，对于矿工经常进行心理教育，将心理教育纳入日常培训制度是非常重要的。

（二）被困群体中组织者的作用

凡矿井下被困的矿工，面对死亡，他们的心理是极其复杂而沉重的。因井下事故被困的群体中，任何一名组织者，哪怕班组长或工人领头人，只要承担起主心骨的作用，就能够使遇难矿工建立信心，团结抗灾，转危为安。

（三）心理干预

所谓的心理危机干预，就是经过专业培训的人士通过交谈、引导、沟通、疏导、抚慰等方式，帮助心灵遭遇短期失衡的患者进行情绪释放、宣泄和重新调整，并尽快恢复正常的心理状态的一种科学的心理治疗方式。其效果可谓“神奇”。

2002 年大连“5·7”空难后，北京大学精神卫生研究所几位专家为一些遇难者家属进行了心理危机干预。离开大连时，不少接受过心灵抚慰的遇难者家属心情开始恢复平静，而许多拒绝接受心灵抚慰的家属仍然无法接受现实。

在浙江，2004 年台风“云娜”后，杭州市心理危机干预中心的心理医生紧急赶赴灾区，11 天时间内夜以继日干预了 400 多位灾民。一个月后回访，接受过干预的人心理状态明显比没有接受过的好。一个被“云娜”夺走 4 位亲人的小伙子，在接受干预后，很快从痛苦中解脱出来，并投入到灾后重建工作中。

为什么心理危机干预会具有如此不可思议的神奇功效？灾后脆弱的心灵更容易遭受创伤，抚慰心灵的“灾难”显得更为重要。浙江工商大学心理学教师蒋云说，“当人出现心理危机和情绪危机时，往往自我控制能力减弱。这时如果没有一定的外界阻力和约束在起作用的话，很容易导致意外事件的发生”。杭州市心理危机干预中心执行主任赵国秋则把心理危机干预比作一根拐杖，他说：“当你下山时腿累得发抖，这根拐杖可以助你一臂之力。”

国务院《中国精神卫生工作规划（2002—2010 年）》中规定：“发生重大灾难后，当地应进行精神卫生干预，并展开受灾人群心理应急救援工作，使重大灾难后受灾人群中 50% 获得心理救助服务。”但是，目标与现状还有很大差距。特别是对矿难幸存者和死亡者家属的心理干预，需要进行不懈的努力！

第四节　瓦斯爆炸伤害后应激障碍的治疗

一、治疗原则

1．减轻 PTSD 症状的严重程度。
2．预防和减少创伤相关的并发症。
3．提高适应能力，恢复正常生活。
4．医疗保护和预防复发。

二、心理治疗

心理治疗在治疗应激反应中起着重要的作用，不仅有助于减轻症状、提高疗效，而且还可以巩固疗效、促进康复和减少复发。

1．一般性原则　要改变或转移环境，与刺激脱离接触，在生活上帮助他们，保证营养与日常生活需要，注意安全和护理，逐渐消除他们的无助感和恐惧感。心理复原所需要花费的时间及恢复程度受到许多因素的影响，如和灾难靠近的程度、受灾难破坏的程度、社会支持系统的强弱等。然而，在刚发生灾害的这段时间，建立安全感乃是当务之急，而且重点在于[2-4]：

（1）利用资源的转介系统使矿工得到明确、正确的信息（包括社会环境、身体、心理多种可能的问题及其解决方式）。

（2）任何危机的干预均应和矿工商量，让他们成为主动参与者，以恢复其权力及控制感（灾民要注意控制自己的身体，如吃饭、睡觉、活动的平衡，避免持续的警觉度增加）。

（3）成立庇护所、安全的亲友或社会支持网络，建立安全的生活情况及发展未来保护计划等，以形成安全的环境。要减轻创伤后压力的核心症状，如创伤事件历历在目、回避某些情境、避免勾起伤痛、引起不适感等。

2．心理治疗的程序

（1）治疗受创伤者的重点是了解教育程度、安全感和忍受力，帮助教育患者了解伤情和恢复过程。认识到他们的症状是对过度抑制应激的心理生理反应，而不是衰弱无力的征象。临床医生应采取非批评性倾听，并且向患者强调他不是孤单的。

（2）面谈有助于与受创伤者建立治疗同盟，并且有助于患者了解治疗的必要。

（3）侧重于提供支持、帮助患者接受所面临的不幸与自身反应，鼓励患者面对事件，表达、宣泄与创伤性事件相伴随的情感，避免形成压抑。

（4）治疗者要帮助患者认识其所具有的应对资源，以合理的思维方式分析问题，制订切实可行的计划，并同时学习新的应对方式。

（5）治疗中不仅要注意 PTSD 的症状，还要识别与处理好其他共存的情绪，如相当比例创伤性事件的幸存者有强烈的内疚和自责，及时治疗对良好的预后具有重要的意义。

（6）除采用特殊的心理治疗技术外，为患者及其亲友提供有关 PTSD 及其治疗的知识也很重要，还需要注意动员患者家属及其社会关系的力量，强化社会支持。

3．心理治疗的方法 临床上有很多的心理学理论模型，如学习理论、情绪加工理论、社会认知理论及双重表征理论等，并在此基础上发展了一些治疗技术，如应激免疫训练、暴露技术、认知加工治疗、眼动脱敏和再加工等治疗方法[5-8]。大部分治疗方法的原理复杂，可操作性差，以下主要介绍暴露治疗、系统脱敏治疗、支持性心理治疗和心理干预治疗。

（1）暴露治疗（prolonged exposure，PE）：暴露治疗又称满灌疗法和快速脱敏疗法，是指让患者直接接触引起恐怖或焦虑的情境，帮助患者面对痛苦的记忆和感受，控制情绪，理性处理事务，正视现实，最大限度消除不合理理念，坚持到恐怖或焦虑症状消失的一种快速行为治疗方法。这种治疗对 PTSD 的闯入性症状、警觉性增高和回避性症状都有较好的效果。治疗一般进行 9 次，每周两次，每次进行 60 ~ 90 min。实施暴露治疗时，由于该治疗的特殊性，应首先向患者说明接受这项治疗必须付出的痛苦代价，并且要考虑患者的文化程度、个性特点和躯体健康状况等因素，排除心、肝、肾、内分泌等严重躯体疾病，排除癫痫及精神病等。在实施治疗前需要征得患者和家属的同意并在治疗协议上签字。

（2）系统脱敏（systematic desensitization，SD）：系统脱敏治疗是临床常用的治疗技术，按照一定的治疗程序诱导患者缓慢地暴露出导致焦虑、害怕及其他强烈情绪反应的情境，并通过心理放松来对抗这种情绪状态，从而达到逐渐消除不良情绪的目的。实施心理治疗时，应从引起个体最低限度的焦虑或恐惧反应的刺激开始进行治疗，并给予渐进松弛训练，使个体轻度的焦虑或恐惧反应消失；然后，治疗者可向处于松弛状态下的个体呈现另一个比前一刺激略强一点的刺激。循序渐进，最终接触最强的刺激。如果在给予刺激时出现恐惧或焦虑的情绪时，应尽量忍耐，不允许有回避或停止行为产生，并同时进行肌肉放松训练予以对抗，直至达到最高等级的恐怖情境，也不引起惊恐反应或反应轻微且能忍受为止。

（3）支持性心理治疗：帮助患者宣泄痛苦情绪，不阻止、不批评地正确引导，使之将心中的痛苦诉出来，以减轻患者的症状和痛苦。治疗者应当用简单明了、通俗易懂的语言，对患者做合适的解释和保证，使之恢复信心。对于慢性患者，他们的社会心理因素较为复杂，既有致病因素的作用，又有本身的心理防御或心理应对方面的问题，还有长期疾病所致的继发的心理改变及新的其他心理社会因素，都应有的放矢地给予相应帮助。

（4）心理干预：心理咨询是一个认知过程，帮助患者提高他们的思想和信念的认知，并通过认知的改变，以合理的理念代替消极因素，重在思维而不是直接的情绪情感的渲染。

4．药物治疗 对有明显的焦虑、紧张、担忧、害怕、失眠、胸闷、气急等精神性和躯体性焦虑的患者可用药物治疗。

（1）SSRIs 是指抗忧郁药物的种类，主要包括氟西汀（百优解）、帕罗西汀（赛乐特）、舍曲林（左洛复）、氟伏沙明（兰释）以及西酞普兰（喜普妙）。SSRIs 类的上述 5 个产品曾被我国精神医学界形象地称为 SSRIs 类的“五朵金花”，2006 年上市的艾司西酞普兰又被喻为“第六朵金花”，它为西酞普兰的左旋异构体，为高度选择性的 5-HT 再摄取抑制剂，对去甲肾上腺素和多巴胺再摄取作用微弱，其作用为西酞普兰右旋体作用的 100 倍，不良反应较西酞普兰更为轻微。

（2）三环类抗抑郁剂和单胺氧化酶抑制剂：丙咪嗪、阿米替林和苯乙肼等药物都曾尝试用于 PTSD 的治疗，似乎对闯入性回忆与噩梦有一定疗效。但由于这两类药物副作用较大，临床应用受到一定限制。

（3）苯二氮䓬类药物：这类药物能够减轻焦虑情绪，改善睡眠。但是对 PTSD 的核心症状是否有预防和治疗效果尚无可靠证据。由于这类药物有潜在的成瘾性，因而不宜长期应用。

（4）精神病药物：对伴有精神病性症状的 PTSD 患者以及一线治疗方法效果不明显的患者可给予适量抗精神病药物，可以选择的抗精神病药物有利培酮（维思通）、喹硫平、奥氮平等。在使用抗精神病药物前，一定要排除谵妄、痴呆、原发妄想、物质滥用和闭合的颅脑损伤。

特别需要指出的是，用药前一定要对患者做好解释工作，不同的患者可能会对服用精神科药物有不同的反应，如感到服药是种耻辱、医生在应付他或是心理治疗无效才不得不采用等。

（白俊清　李树峰）

参考文献

[1] 张本．矿难心理干预与应激精神障碍的诊断和治疗．见程爱国等主编．实用矿山医疗救护．北京：北京大学医学出版社．2007：267-295.

[2] 原宁育，陈志刚．16 例爆炸伤救治的体会．宁夏医学杂志，1997，19（6）：351.

[3] 银永革，韦明忠．62 例特重瓦斯爆炸烧伤治疗分析．右江民族医学院学报，2002，24（2）：241.

[4] 邓永峰，刘大东，陈宁等．瓦斯爆炸致危重复合伤 42 例救治体会．中华劳动卫生职业病杂志，2003，21（5）：387-388.

[5] 任文杰，孟伟正，李高击等．346 例瓦斯爆炸烧伤伤情特点．中华创伤杂志，2007，23（11）：873 870-873.

[6] 邓雪莉，黄之琦．群体烧伤的急救护理．厂矿医药卫生，1999，15（6）：391.

[7] 徐卫红，侯翠侠．成批烧伤患者的急救及护理．蚌埠医学院学报，2006，31（6）：675-676.

[8] 张功宝，李松岳，刘东海．瓦斯爆炸伤致精神障碍 26 例治疗分析．中国煤炭工业医学杂志，2007，10（6）：711-713.

第十二章

瓦斯爆炸伤害的基础性研究

时至今日，国内外对瓦斯爆炸伤害的基础性研究并不多。这是因为：①国外对此研究没有必要性，因为瓦斯爆炸事故发生率少见；②国内研究又因经济条件、实验环境而受到限制。随着我国经济状况的好转，近几年只有发生瓦斯爆炸事故为世界第一的我国才有必要、有条件开展了初步的基础研究[1]。

第一节　动物模型的建立

一、实验场所的选择与条件

（一）实验场所

现如今，世界上有 2 个专供瓦斯爆炸试验研究用的场所，一是波兰的瓦斯爆炸试验场，它是由旧煤矿井改建而成的。二是中国煤炭科学院重庆分院的瓦斯爆炸试验场，它是在山洼内专门为了研究瓦斯爆炸而建立的。其中有模拟煤矿矿井巷道而在山内开凿而成的；也有不同管径、长度的钢管结构。医学动物实验使用的是 Φ2000 瓦斯爆炸系统，其圆柱形管道直径 2 m、长度 29 m，起爆端是封闭的，而出口端是开放的（图 12-1）。

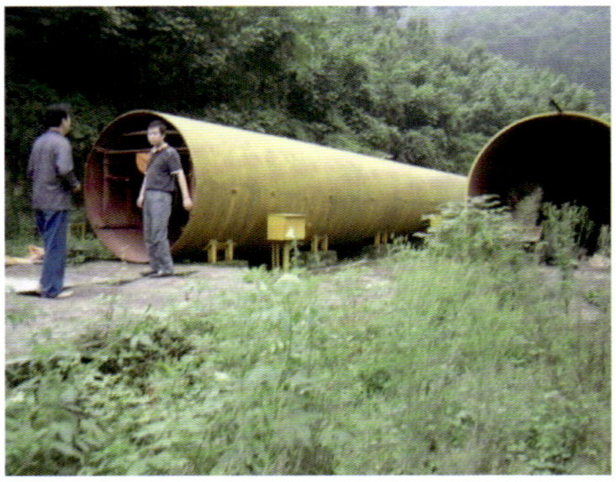

A

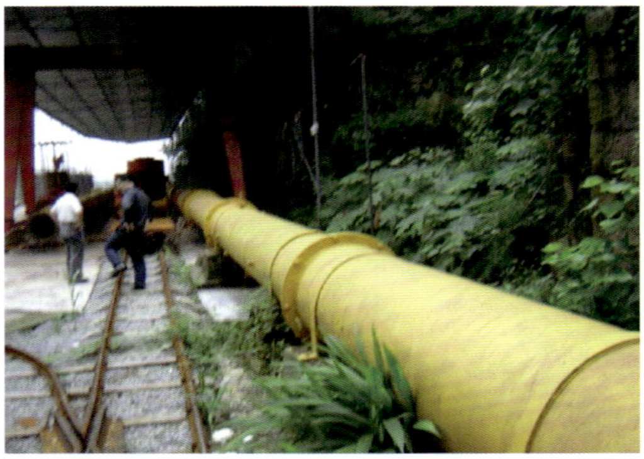

B

图 12-1　Φ2000 瓦斯爆炸系统结构外观

（二）测试系统

数据采集采用成都泰斯特电子信息有限责任公司开发的 CS20000 动态测试分析系统，使用 8 路采集通道，采样率为 50 k，采样长度为 128 k，采样时间为 2.66 s，温度传感器采用中科院自动化研究所生产的 CIT-2MK 红外线性化温度传感器，其测温范围为 400 ~ 2000 ℃，测量精度为满量程的 ±1%，压力传感器采用宝鸡传感器研究所生产的 CYG 系列固态压阻压力传感器，量程分别为 0.2 MPa 和 0.1 MPa。

（三）实验条件

1. 空间条件　如图 12-2 所示，起爆室封膜处距管端距离为 5.7 m，封膜为牛皮纸，起爆室体积为 17.9 m^3，圆柱形。动物固定笼用钢筋和钢网焊接而成，直径 20 cm，分上下排列 2 个，每个笼子分上、中、下 3 层，用角钢焊接固定在 Φ2000 管道内，位置离管道出口 3.5 m 处。ch2、ch3、ch9、ch13 为压力传感器，ch8、ch14、ch16 为火焰传感器，ch10、ch15 为温度传感器。

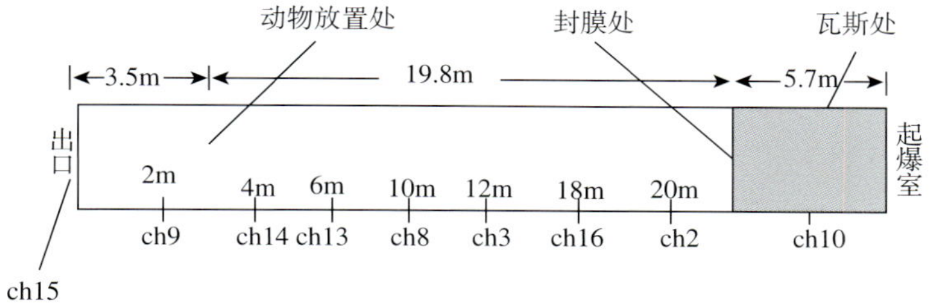

图 12-2　起爆室空间示意图

2. 实验条件　将实验大鼠均匀放置于固定于爆炸装置内的笼子内，根据瓦斯爆炸的三角区图，选用氧气浓度为 18% ~ 20%，瓦斯浓度为 10% ~ 15% 的专用瓦斯气体（图 12-3），中心燃爆压力为 1.6 ~ 2.0 kg 条件。将每只笼子内放置 10 只 SD 白鼠，放置在距离中心燃爆点 10、15、20、25、30、35、40 m 的位置。

二、实验动物的选择

在生命科学领域中，实验研究是学科发展的基础，尤其是动物实验，是生命科学实验研究中的重要组成部分。为了保证动物实验更科学、更准确和重复性好，实验研究的动物应该以经济性、适用性、复制符合最优化为原则，推荐选择价廉、易得、容易满足饲养条件、伦理性、耐受力强、不会受雌激素影响的大鼠为实验动物。

实验用大鼠有两种——SD 大鼠和 Wistar 大鼠，二者有以下的区别（图 12-4）：

SD 大鼠：生长快，繁育性能好，大多用于安全性实验及营养与生长发育有关的研究。该品系对性激素敏感，对呼吸道疾病有较强的抵抗力。广泛用于药理、毒理、药效及 GLP 实验。

Wistar 大鼠 ：Wistar 大鼠由美国费城 Wistar 研究所育成。常用的既有近交系，也有远交群。其被毛呈白色，特征为头部较宽、耳朵较长，尾的长度小于身长。Wistar 大鼠性情温顺，性周期稳定，早熟多产，平均每窝可产 10 只左右，生长发育快，乳腺癌发病率很低，对传染病抵抗力强。

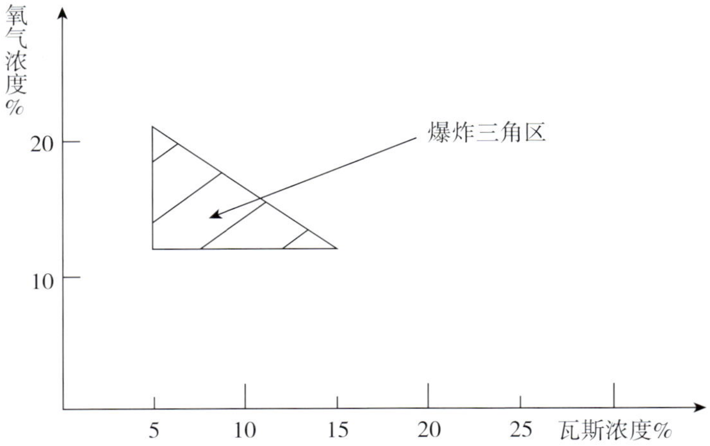

图 12-3 瓦斯爆炸三角

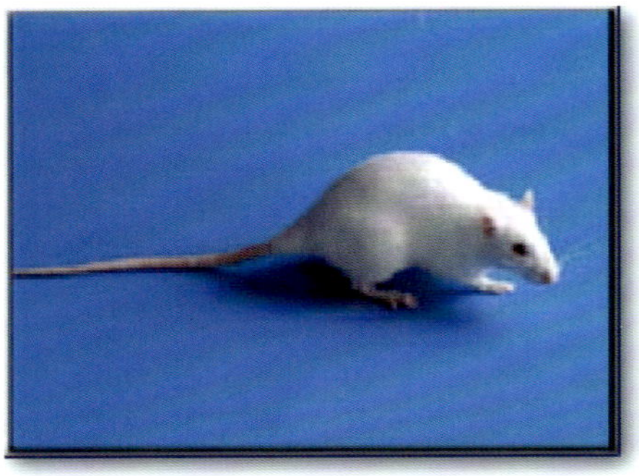

SD 大鼠

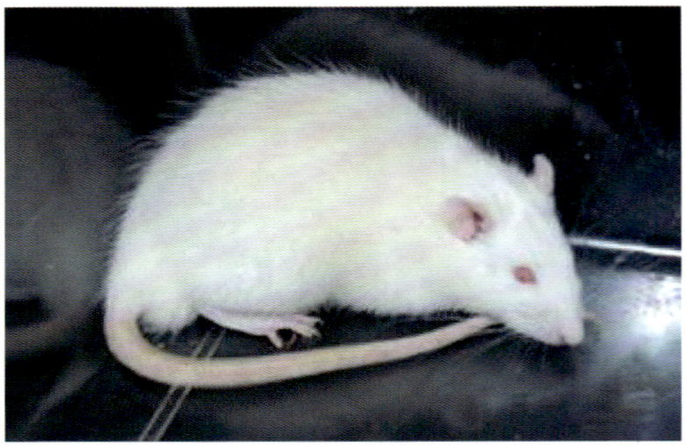

Wistar大鼠

图 12-4 SD 大鼠与 Wistar 大鼠外观

三、实验方法

任文杰等[2]将 192 只 SD 大鼠随机分为 A、B 两组，置于 Φ2000 瓦斯爆炸系统内以不同的爆炸条件致伤，观察伤前、伤后 1 h、2 h、4 h、8 h、12 h、24 h、48 h 大鼠一般情况、动脉血气和病理改变。爆炸参数包括瓦斯量、最大压力值、最大压力时间、火焰锋面速度、最大温度值，以上参数 A、B 组分别为 1.36 m^3 和 1.62 m^3、0.039 MPa 和 0.043 MPa、0.699 s 和 0.788 s、162 m/s 和 168 m/s、853 ℃和 810 ℃（表 12-1）。结果发现，受伤大鼠普遍存在皮肤烧伤。光、电镜观察发现肺、脑、肝和肾上腺的微结构及超微结构有不同程度损伤，尤以肺损伤严重。低氧血症以伤后 4 h 最明显，随着时间延长逐渐好转，但直到伤后 48 h 仍未恢复正常，死亡率为 16.2%（24/192）。由此说明，瓦斯爆炸产生的冲击波压力越大，所引起的损伤越重，当冲击波压力达到 0.043 MPa 时，大鼠受伤严重，死亡率高。在瓦斯爆炸的诸多致伤因素中，冲击波压力的大小对受伤动物的损害程度和死亡率起着决定性作用。

表 12-1　A、B 两组瓦斯爆炸参数（$\overline{X} \pm S$）

组别	瓦斯量 (m^3)	瓦斯浓度 (%)	最大压力值 (Mpa)	最大压力时间 (s)	火焰锋面速度 (m/s)	最大温度值 (℃)
A 组	1.36	9.08	0.039±0.05	0.699±0.054	162±15	853±45
B 组	1.62	9.05	0.043±0.007	0.788±0.095	168±13	810±33

根据任文杰等[2]的一系列实验研究，可以认为：中国煤炭科学院重庆分院 Φ2000 瓦斯爆炸系统具有完善和准确的监测和记录系统，能够记录受伤动物在爆炸瞬间承受的冲击波的压力值、持续时间、火焰温度、火焰锋面速度参数，通过控制瓦斯的容积，获得需要的爆炸能量，具有良好的重复性和稳定性，所致动物模型重复性和稳定性也较好，是一种理想的开展瓦斯爆炸伤害医学研究的动物模型。

第二节　肺、心、脑脏器病理学特征及其分子生物学机制

瓦斯爆炸是发生在煤矿井下相对密闭环境里由甲烷等气体和煤尘参与的瞬间燃烧和爆炸。瓦斯爆炸伤害是一种特殊受伤类型，其致伤机制复杂，以爆炸冲击伤、减压伤、机械性损伤、有害气体吸入、缺氧窒息、高温烧伤等损害为主，常造成机体多脏器功能损害。其中早、中期主要以肺、心、脑损害为主。

一、肺（吸入性损伤）

（一）吸入性损伤的临床特征

吸入性损伤是瓦斯爆炸伤害第一严重性损伤，患者的病死率极高。吸入性损伤后，大量化学物质、炭粒吸到呼吸道内，随后会有受损组织坏死脱落，气管黏膜分泌物等均不利于气体的正常交换，单靠自身的咳嗽排痰是不够的；对于严重吸入性损伤患者，即使气管切开通气，在脱落期和修复期，坏死黏膜脱落也会发生呼吸道梗阻窒息。另外，由于热、烟雾或化学物质被吸入气道，造成气道或肺实质损伤。吸入性损伤患者病情重、复杂，并发症多，若不及时采取有效的治疗措施，多可因窒息、肺部感染或 ARDS、多器官功能衰竭等严重并发症而危及生命[3]。

吸入性损伤临床上分为轻、中、重三度。其病程虽然是连续性的，但也有的呈阶段性。从影像学表现与临床发展转归相关性来看，早期表现为肺水肿、肺渗出性改变或肺不张，即表现为肺纹理增多或淡薄、斑片状的磨玻璃样改变，斑片状、团絮样模糊的渗出性病灶（图 12-5、图 12-6），散在性、点片状渗出灶，或部分肺实变；继而并发肺部感染，并随着治疗转归而逐渐吸收。多于伤后 1 天内两肺表现以肺纹理增粗、模糊为主，多为间质性肺水肿，重者为渗出性改变，第 3 天肺水肿或吸入性肺炎加重。肺水肿是急性损伤中最为常见和主要的病理改变，而且直接影响受伤动物的预后。肺部感染在伤后 4 ～ 8 天为高峰。有报道说，轻度吸入性损伤者于第 8 天影像表现开始吸收好转，且最后病变完全吸收；重者可吸收不完全，留有机化性索条。

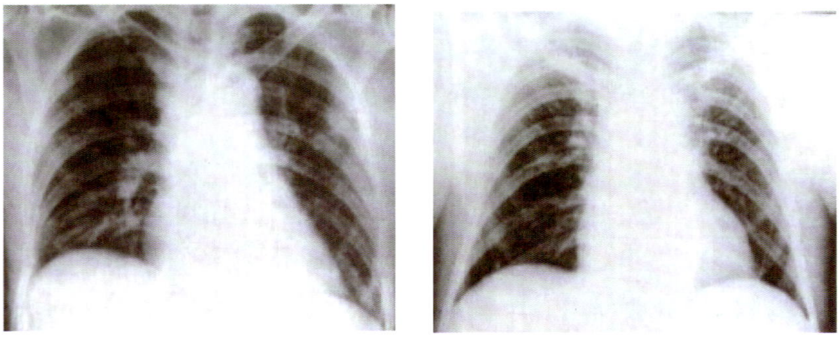

A. 伤后12天，两肺斑片状、絮状模糊阴影，散在分布，右肺中下野和左肺中上野为主

B. 伤后第19天两肺絮状阴影左中野模糊斜行条状影

图 12-5 吸入性损伤患者的 X 线表现（a，b）

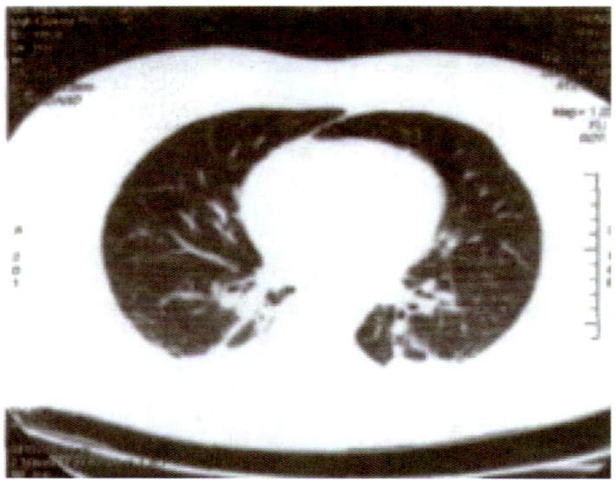

伤后2 h内CT示两肺透亮度低，呈淡薄磨玻璃样改变并两肺下叶斑片状模糊影

图 12-6 吸入性损伤患者的胸部 CT 表现

（二）呼吸道和肺组织病理变化

1. 肺组织的伤情评估 ①轻度肺损伤——仅少数动物肺呈散在的点状出血，出血总面积小于全肺面积的 10%；②中度肺损伤——肺的损伤及破裂面积在 50% ～ 10%；③重度肺损伤——肺大片状出血，出血总面积占全肺面积的 50% 以上。

2. 肺形态学改变 光镜下可见气管黏膜上皮脱落，管壁明显充血、水肿，中性粒细胞浸润。肺泡壁毛细血管充血，肺泡间质内见大量红细胞，肺泡腔内见红细胞及淡粉色水肿液，甚至呈灶状及大片状出血，以伤后 30 min ～ 2 h 最为明显（图 12-7）。电镜下可见肺泡Ⅰ、Ⅱ型上皮细胞变性、脱落，此改变以 2 h 内最明显，尤其是Ⅱ型上皮细胞改变更为明显，出现核固缩，胞质局灶性溶解，板层小体数量减少及密度降低，甚至细胞坏死、脱落，有中性粒细胞浸润（图 12-8）。肺泡上皮细胞凋亡随时间的推移而增多，2 天后增高快且持续时间较长。

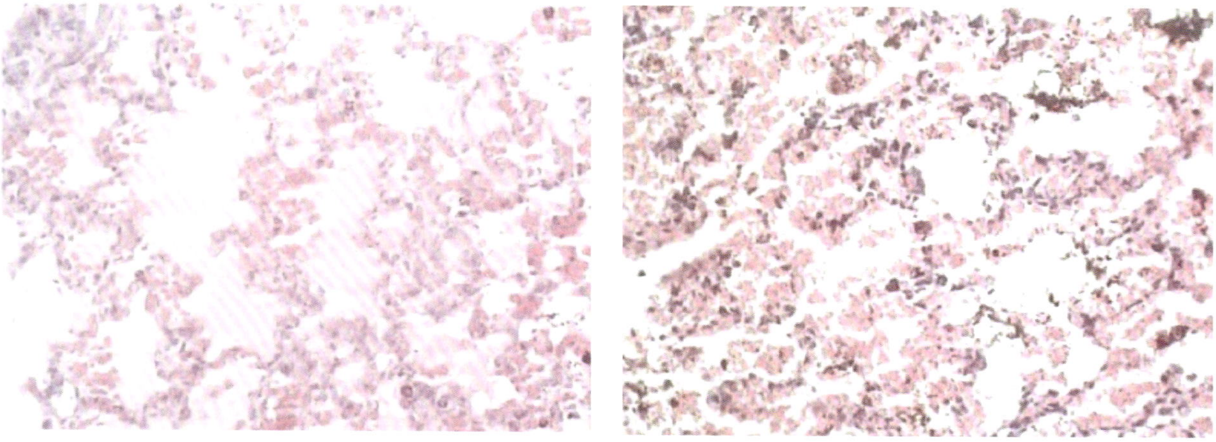

图 12-7　光学显微镜下瓦斯爆炸伤后 2 h 肺水肿（HE × 100）

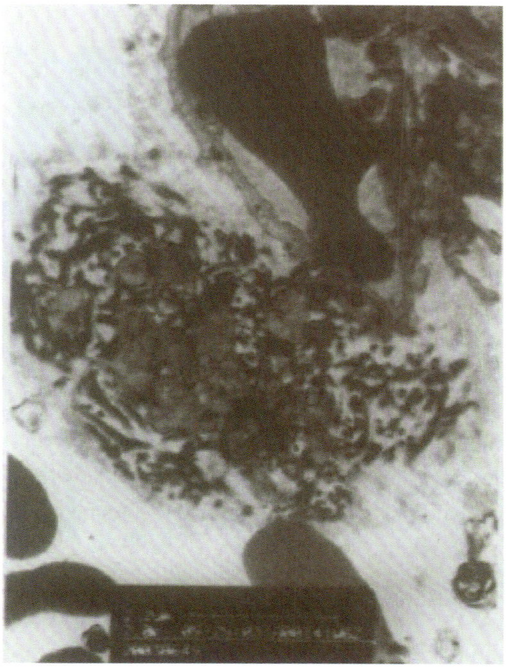

A. 细胞核固缩、胞质溶解（HE × 3000）

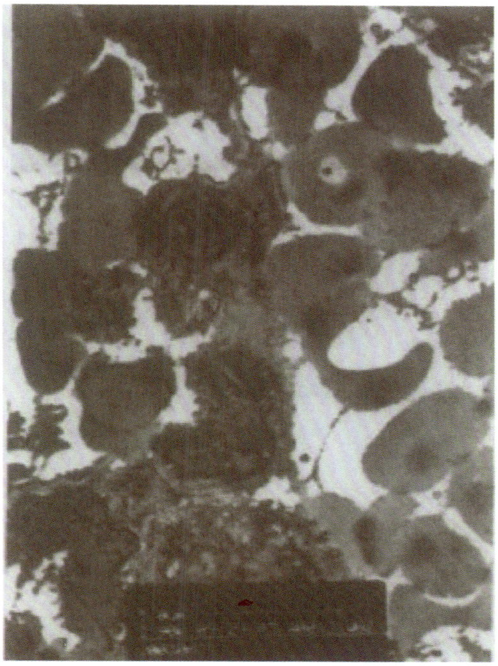

B. 细胞坏死、中性粒细胞浸润（HE × 3000）

图 12-8　电镜下瓦斯爆炸伤后 2 h 肺泡 Ⅱ 型细胞的形态学改变

3. 缺氧诱导因子 -1α（HIF-1α）蛋白等的表达及其作用机制

（1）缺氧诱导因子 1（hypoxia inducible factor-1，HIF-1）是缺氧条件下广泛存在于哺乳动物和人体内的一种转录因子。HIF-1 是以异源二聚体的形式存在的，由 120 kD 的 α 亚单位（HIF-1α）和 91 ～ 94 kD 的 β 亚单位（HIF-1β）组成。缺氧条件下，HIF-1 可调控下游多种靶基因，其主要涉及血管生成、能量代谢、红细胞生成、细胞增殖和存活、血管重塑以及血管舒缩反应。HIF-1 的生理活性是由 HIF-1α 亚基的活性和表达决定的。在缺氧条件下，HIF-1α 的羧基端转录活性区被激活，从而增加了 HIF-1α 羧基端与 P300/CBP-CH1 的结合力，后者为核磷酸蛋白，是 HIF-1 调控 DNA 的重要信号传导蛋白。激活的 HIF-1α 通过该核磷酸蛋白将转录信号传给血管内皮生长因子（vascular endothelial growth factor，VEGF），开始发挥其转录活性，最终促使新生血管形成。任文杰等[2] 的实验研究发现：HIF-1α 蛋白及其信使核糖核酸（mRNA）表达明显增加，2 h 达高峰，8 h 内维持较高水平。HIF-1α 参与了损伤后缺血缺氧的继发损害过程，且与肺损伤程度及形态学改变呈正相关。进一步研究又发现，NF-1α 蛋白及细胞间黏附分子 -l（ICAM-1）蛋白均表达于气管、支气管黏膜上皮细胞、肺泡上皮细胞及血管内皮细胞，以伤后 2 h 为最明显。

（2）半胱氨酸天冬氨酸蛋白酶（Caspase）-3 蛋白表达在伤后 2 h 达高峰，并在 12 h 内维持较高水平，与 HIF-1α 密切相关。提示 Caspase-3 可能参与了瓦斯爆炸伤致肺组织缺氧后的损伤机制。

（3）细胞核因子 κB（nuclear factor κB，NF-κB）是 1986 年由 Sen 和 Baltimore 首先描述，最初发现它是一种 B 细胞核因子，可与免疫球蛋白的 kappa 链基因结合，故而命名为细胞核因子或称 k 基因结合核因子。后来随着研究的深入，NF-κB 是一种广泛存在于各种细胞、具有多种调节作用的转录因子。NF-κB 属 Bel 蛋白家族成员，由多肽 p50 和 p65 亚基形成。NF-κB 的抑制物为 IκB，包括 6 种成分，分别是 IκBα、IκBβ、IκBγ、IκBδ、IκBε 和 Bcl-3。其中 Iκ Bα、Iκ Bβ 是 NF-κB 的主要调控蛋白。细胞在静息状态下，NF-κB 以无活性的潜在状态存在于胞质中，IκBα 与 NF-κB 二聚体结合成三聚体复合物，以无活性的形式存在于胞质中，阻止 NF-κB 进入胞核与目标基因启动子区域的特定序列结合，从而抑制 NF-κB 的转录活性。当细胞受到氧自由基、细菌、内毒素、前炎症细胞因子如白介素（IL）-2 等的刺激后被激活，经历快速移至核内，结合在被诱导基因启动子序列上与之相同的 κB 位点，致转录增加，蛋白质合成增加。

Michie 等 [4] 发现，NF-κB 是与创伤相关的核转录因子之一，是多种信号转导途径的汇聚点，在调控炎症反应的基因表达方面起关键作用。主要存在于胞质中，由 P50、P65 和抑制蛋白 κB 三部分构成。刘林洪等 [5] 采用了 NF-κB 为 P65 进行瓦斯爆炸伤害作用下肺组织表达的研究，结果显示，瓦斯爆炸造成的早期肺组织充血、水肿，随后出现肺泡上皮细胞脱落、增生、巨噬细胞增生，中性粒细胞浸润等形态学改变，NF-κB mRNA 及其蛋白表达也相应地明显增加，2 h 达高峰，48 h 表达仍明显高于对照组。ICAM-l 的表达水平随着 NF-κB 水平增高而升高，48 h 仍高于对照组。而对照组大鼠肺组织几乎不表达 NF-κB。这一结果证实了瓦斯爆炸伤害后肺组织内的 NF-κB 被活化，从而提示 NF-κB 的激活在瓦斯爆炸伤害性脏器伤机制中可能发挥了重要的作用。其可能的机制为复合伤可使细胞产生活性氧簇（ROS）增多。ROS 的产生可导致 IκBα 磷酸化和降解以及 NF-κB 的核内聚集，致使促炎转录因子 -NF-κB 活性增强，从而产生一系列促炎症反应，使许多促炎因子及炎症标志物如 TNF-α、IL-6、CRP、PAI-I 等增加。这与以往研究一致，在创伤后的急性炎症反应过程中，NF-κB 参与巨噬细胞及白细胞活化，并控制着许多促炎因子的基因表达；这一调节环节的失控将引起炎症反应放大乃至组织损伤。因 NF-κB 的表达增高导致这些因子的表达增加，或许是其在严重创伤所致多器官功能损害的发生发展中起中心作用的原因。

（4）细胞黏附分子（CAMs）是细胞膜蛋白的组成成分，属多糖蛋白，在维持细胞正常功能及形态上起着重要的作用。CAMs 分为五大家族，即整合素家族、免疫球蛋白超家族、选择素家族、钙黏附分子家族和碳水化合物家族，每一大家族在脏器中的作用各不相同，细胞间黏附分子（ICAM）-1 属于免疫球蛋白超家族，它参与细胞因子、炎症介质对实质脏器的损害。这是因为白细胞和血管内皮细胞的黏附和对内皮细胞的激活和损伤主要是靠 ICAM-1 参与的。

王桂芝等 [6] 研究发现，ICAM-1 的表达与 NF-κB 的表达相平行，随着 NF-κB 水平增高，ICAM-1 水平随之升高，48 h 仍高于对照组。

（5）HIF-1α 及 Caspase-3 均表达于气管、支气管黏膜上皮细胞、肺泡上皮细胞，以伤后 2 h 为最明显，48 h 仍高。由此说明 HIF-1α 在瓦斯爆炸伤致肺缺氧的继发性损害发病机制中起着重要作用，且与损伤程度密切相关。减少 HIF-1α 及 Caspase-3 的过量表达，或许可减轻瓦斯爆炸所致的肺损伤，减轻肺的继发性损害及炎症反应。

综上所述，NF-1α、ICAM-1、Caspase-3、NF-κB mRNA、ICAM-1、Fas/FasL 蛋白均表达于气管、支气管黏膜上皮细胞、肺泡上皮细胞及血管内皮细胞，也以伤后 2 h 为最明显[7]。其中除 NF-1α8h 内维持较高水平外，其余的蛋白表达均在 48 h 还维持较高的水平。由此说明，瓦斯爆炸伤害后，在缺氧、缺血、外伤等因素的影响下，各种炎性因子严重影响着救治效果和预后，如何通过抑制上述因子表达，寻找到拮抗其病理生理作用的关键靶点，并切实有效地应用于临床，尚需要深入进行研究。

二、心肌

王桂芝等[8]的研究发现，受瓦斯爆炸伤害的影响，部分动物出现胸腔、腹腔积液，以爆炸后 30 min 至 2 h 时为重。部分可见心内膜附壁血栓形成，但未见实质脏器破裂。光镜下见心肌细胞出现不同程度的肿胀、脂肪变性，部分心肌纤维断裂，也可见小灶性坏死，炎性细胞浸润，以伤后 30 min 至 4 h 为明显。也可见血管扩张充血，甚至小灶性出血。少数动物心肌间质纤维组织增生，淋巴细胞浸润，以 8 ~ 12 h 为显著，并见附壁血栓。电镜下见心肌细胞水肿，肌膜下水肿，质膜液泡形成。线粒体肿胀、空化，内质网扩张，部分肌丝排列紊乱，肌丝有局灶性溶解，闰盘分离。核形不规则，异染色质边集，可见核溶解及髓鞘样结构形成。毛细血管周围间隙增宽，内皮细胞肿胀，管腔狭窄；核固缩、核形不规则，异染色质边集。此病变在 4 h 内明显，随时间延长，病变程度逐渐减轻。

HIF-1αmRNA 表达明显增加（图 12-9）。而且心肌内的 2 h、4 h 表达基本持平，明显高于 30 min 组及 48 h 组。高峰值持续时间较长，以后才迅速下降。

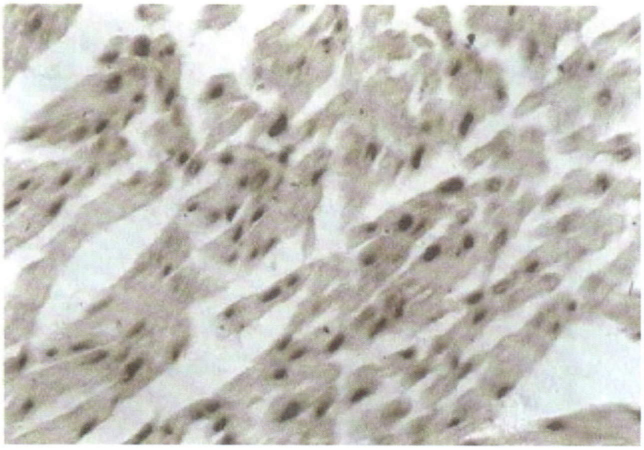

图 12-9　瓦斯爆炸伤后 2 h 大鼠心肌 HIF-1αmRNA 表达位于核周胞质内（NBT × 200）

三、脑组织

（一）伤害后临床特征

1．瓦斯爆炸伤害性颅脑外伤的特点　在瓦斯爆炸伤害性颅脑外伤的早期临床实践中，有的患者病情复杂，发展速度快，极度烦躁不安，以颅脑损伤伤情判断的原则，从意识障碍、生命体征、眼部征象、运动障碍、感觉障碍、小脑体征、头部检查、脑脊液漏、眼底情况及合并损伤等方面进行判断，往往很难准确判定，尤其是受到当时条件限制，只好对症治疗，严密观察，短期内即因颅内压增高，病情迅速恶化。分析可能是多个致伤因素，造成脑组织严重损害所致。瓦斯爆炸伤害性颅脑外伤，与单纯创伤性颅脑外伤有些不同。

（1）瓦斯爆炸造成颅脑爆震伤（冲击伤）：大脑皮质和脑干网状结构是维持觉醒的重要结构。当外力作用在头部，引起广泛的皮质功能障碍或脑干网状结构的机能紊乱时，患者发生长短不一的昏迷。意识障碍是颅脑外伤的重要临床表现，也是判断患者有无颅脑损伤的重要依据，昏迷时间的长短与损伤程度有密切关系，通常是诊断单纯创伤性颅脑外伤的重要前提。但是，瓦斯爆炸伤害性颅脑外伤不能完全按照单纯创伤性颅脑外伤来对待，需要认真分析。有时并无颅脑外伤却酷似颅脑外伤，实际上可能是冲击波造成的脑爆震伤。瓦斯爆炸释放巨大能量，造成强大的冲击波向四周播散，其速度可达 2000 m/s，它像声波一样，能绕过障碍物，对人体形成冲击伤。冲击波在致密组织和疏松组织结合的界面上，含气、含液脏器造成的损伤最为严重。临床和动物实验均表明神经系统的损伤亦较为常见。冲击波可经颅骨而无明显削弱，传导至颅内引起脑组织损伤，冲击伤往往是内外兼有，外轻内重，伤情复杂，发展迅速。因此在处理颅脑外伤时，明确主要的病因非常重要。

（2）严重缺氧和有害气体中毒造成的脑损害：瓦斯爆炸产生大量 CO 及有毒有害气体，同时因井下氧气消耗殆尽，形成严重缺氧环境，引起人体严重缺氧和中毒，造成脑组织损害，此时颅脑外伤的有无及程度，对判断增加了困难。赵瑞峰等将 MRI 作为一种无创性的检查手段早期应用在瓦斯爆炸伤害中，并运用磁共振扩散加权成像（DWI）及表观扩散系数（ADC）值的动态变化，发现了很有价值的脑组织 MRI 改变：苍白球及海马是瓦斯爆炸伤害最易受累的脑区，海马损伤更为普遍；DWI 及 ADC 值测量是方便有效的诊断及评价手段，DWI 及 ADC 值可以较准确地判定脑损伤的时期，有助于评价脑损伤的程度，为诊断提供了帮助。由于瓦斯爆炸伤害的特殊性，对颅脑外伤患者仍应结合临床严密观察。

2. 在瓦斯爆炸伤害中，呼吸系统损伤也很常见，如肺爆震伤、吸入损伤、吸入中毒等，直接造成肺损伤，引起肺水肿，严重损害呼吸功能，对颅脑外伤的影响也是很大的。

3. 瓦斯爆炸产生巨大热量造成人体烧伤，特别是大面积严重烧伤，短时间内创面大量渗出，会引起循环动力学改变，以致发生休克，对颅脑外伤也会造成严重影响。

以上多种致伤因素直接或间接损害脑组织，往往致使脑组织原发伤病和继发的病理生理及生化改变比较严重，临床表现复杂，治疗难度大，并发症多而预后差，因此必须更加关注。

（二）影像学改变

脑 CT 扫描显示，急性期多为对称性皮质肿胀、脑水肿等表现，而苍白球、海马的密度多属正常。脑 MRI 扫描也发现，多数病例常仅苍白球显示异常信号，而海马区常无异常信号改变，海马区最终并无软化灶形成。推测可能与苍白球由终末小血管供血，缺氧极易造成苍白球的缺血坏死有关。

海马属于缺氧后极易受损的脑区，海马由终末动脉供血，海马的改变几乎在各种缺氧时均出现且是最典型的，其发生的原因虽较肯定，但其发生机制尚不太清楚[9]。由于海马区对缺氧比较敏感，缺氧缺血后表现为 T_2WI 信号明显增高，T_1WI 显示结构模糊，轮廓界限不清；另外，大量动物实验研究显示[10-11]，应激和应激激素（如糖皮质激素）可导致海马神经元树突形态学改变和抑制神经的发生，加速海马神经细胞的死亡，进而广泛地影响认知和学习过程，损害海马依赖性的记忆。由此可见，缺氧、应激和应激激素共同参与了海马的发病过程。本组 33 例海马急性期显示肿胀，边界模糊，呈稍长 T_1、稍长或长 T_2 信号，其中 7 例于 DWI 上呈异常高信号，ADC 图呈低信号改变，可能与缺血缺氧后的细胞毒性水肿所致水分子扩散受限有关，与文献报道一致。2 个月复查时病变海马大部分恢复正常信号或遗留稍长 T_2 信号，少部分合并有侧脑室颞角的轻微扩大；6 个月及 1 年复查时海马异常信号均消失，可能与细胞毒性水肿的消失及血脑屏障的重新构建有关，也说明了海马虽然极容易受到缺氧的影响，但缺氧所致病变经过临床治疗后仍有恢复的可能性。

苍白球也是缺氧敏感部位之一，可能与苍白球由终末血管供血、血管细长、易于缺氧后发生局部脑缺血、水肿及继发局部血流动力学障碍有关。本组 12 例病变苍白球急性期 MRI 表现为双侧对称的长 T_1 长 T_2 信号，DWI 呈异常高信号，复查时仅 3 例（5 侧）异常信号消失，9 例病变范围均缩小且呈软化灶改变，局部可见短 T_1 高信号影，可能与顺磁性物质的沉积及胶质增生有关，与文献报道一致[12-13]；苍白球最终出现软化灶的比例较大，可能与终末血管供血有较大关系。

皮质及中脑等部位对缺氧比较敏感，耐受性也较低，大脑皮质的小锥体细胞经过 3 ~ 5 min 缺氧就可形成不可逆的坏死，从而引起脑细胞的缺血性的细胞毒性水肿，MRI 能敏感地检出其异常信号，其影像学表现及动态变化与文献报道相符。6 个月及 1 年复查时 9 例双侧大脑半球白质内可见云雾状稍长 T_1、稍长 T_2 异常信号影，DWI 呈等信号影，ADC 图呈稍高信号改变；可能与 CO 中毒迟发性脑病变引起的白质弥漫性脱髓鞘改变有关[14]。

（三）脑组织病理改变

脑组织的 HE 染色后在光镜可见：爆炸后 30 min，大鼠脑组织神经元则可见有明显的变化，4 h 神经元水肿，皮质及海马可见广泛的神经元嗜伊红染色增强，核浓缩，12 h 神经元水肿明显，48 h 皮质椎体细胞、海马神经元数量开始减少，5 d 神经元大量丢失、死亡，神经胶质增生，个别软化灶及出血。电镜所见：脑组织结构疏松、水肿，有局灶性溶解性病变，神经元内线粒体内质网肿胀、空化、血管周围间隙明显增宽、内皮细胞肿胀、管腔狭窄、髓鞘变性、分层或融解，胶质细胞核形不规则，异染色质边集。

（四）蛋白表达

瓦斯爆炸对大鼠脑皮质神经细胞 PKCαmRNA 表达的影响：对照组大鼠脑皮质及海马神经细胞内均有少许表达，差异无统计学意义（$P > 0.05$）。瓦斯爆炸 30 min、4 h、12 h 组表达有增加但无统计学意义（$P > 0.05$），24 h、48 h、72 h 组的表达较对照组明显升高，差异具有统计学意义（$P < 0.05$，$P < 0.01$），且 48 h 最高[15]。

瓦斯爆炸致脑损伤对脑 c-fos 表达的影响：皮质及海马 c-fos 表达较对照组均有不同程度增强，且 30 min 表达即已增强，4 h 呈高峰状态（$P < 0.1$），以后逐渐降低，5 d 仅见少许表达并与对照组无明显差异。

研究表明，c-fos 是最早基因之一，c-fos 基因表达及调控变化与多种疾病的发生、发展有关。王桂芝等的研究结果显示，瓦斯爆炸伤后 4 h 基因表达达到高峰，以后强度逐渐降低，一直持续至 72 h。据此可推测：早期广泛且短暂的 c-fos 表达是神经元轻度损伤的反应，在此阶段，c-fos 基因被激活，机体开始了对神经元结构与功能的抗损伤的修复过程。c-fos 基因表达与神经元选择性易损伤有关，是神经元将要死亡的标志。近年来有关 PKC 及第 2 信使钙、肌酸肌醇等对 c-fos 基因表达的调控作用引起了人们的注意。Trom 发现细胞内游离钙浓度高低为 c-fos 转录激活作用所必需，降低或增加 PKCα 活力，可减少 c-fosm RNA 水平。Soh 等采用基因突变功能分析法分析 PKC 家族成员对 c-fos 基因表达作用的研究发现，PKCα 对 c-fos 基因表达的信号传递起决定作用。瓦斯爆炸伤致脑组织缺血缺氧可促进脑神经细胞蛋白激酶 CαmRNA 的表达，PKCαmRNA 可调节 c-fos 基因的表达，二者均参与了瓦斯爆炸伤早期神经细胞的损伤过程，在瓦斯爆炸致脑损伤的早期保护过程中能起到重要的作用。

第三节　基础研究方向的思考

一、实验动物模型的标准化

平顶山煤业集团总医院的任文杰等，首次采用中国煤炭科学院重庆分院 Φ2000 瓦斯爆炸系统，成功地建立了重复性和稳定性均能够达到实验要求的动物模型，并在此基础上，进行了主要器官病理形态学、动脉血气分析、相关因子基因表达等研究，发表了多篇论文，为临床治疗提供了可靠的理论依据。但是，距离标准化实验动物模型（符合瓦斯爆炸伤害的临床特征，具有经济性、适用性、易行性、重复性、可靠性、稳定性、可控性等特点，其科学性适用于瓦斯爆炸伤害的研究）的要求还有一定的差距，需要模拟瓦斯爆炸事故后不同爆源距离、直接和间接冲击力、解救出的不同时间、得到有效救治的不同时间等，深入进行全身代谢、脏器功能损害等的研究，特别是煤矿瓦斯爆炸伤害造成全身脏器损害的序贯性更需要进行动物实验，以为早期高级生命支持及方法提供理论基础。

二、可能的免疫调节对策

受煤矿瓦斯爆炸伤害的伤者，在伤后的 1 ～ 2 周内多数会继发白细胞、血小板持续性下降？其原因是机体免疫过度耗竭还是免疫抑制？……以上这些都需要深入进行创伤免疫学的研究。

应激后宿主的免疫反应加剧是一把双刃剑，目前的免疫治疗目标是既保护其防御机制又可以抑制其副作用，一般采用的是免疫调节的方法，而不是阻滞某个炎性介质。

免疫调节的原理多是基于性激素 / 受体拮抗剂对 T 细胞和单核细胞的免疫调节特性。通常，免疫调节治疗集中于保护淋巴细胞、巨噬细胞、粒细胞和内皮细胞，既避免它们过度激活又避免过度抑制。虽然应用抑制一些特别的介质如 IL-1 或 TNF-α 取得了很好的实验研究效果，但临床效果却不明显。也有人在围术期应用 G-CSF 以诱导手术后释放新的单核细胞而防止大手术后免疫抑制，但是 G-CSF 的这种免疫保护作用是否能够减少手术后患者感染的发生率和死亡率还有待证实。临床上已经使用性激素 / 受体拮抗剂氟他胺和（或）雌二醇，以及类似雌二醇的药物脱氢表雄酮进行免疫调节，这些药物调节单核细胞和 T 细胞的反应性，但能否真正能够成为临床创伤患者安全、有效的免疫抑制治疗药物，也还需要深入探讨。

三、肠道黏膜功能的保护

肠道黏膜的缺血、缺氧、通透性增加，是导致内毒素、细菌移位和内毒素血症、脓毒血症的重要途径，也是导致全身炎性反应综合征和全身脏器功能衰竭综合征的“启动器”。因此，早期进行肠道黏膜功能保护的干预是非常重要的。利用口服思密达对消化道黏膜的强有力的覆盖能力和对消化道内的病毒、病菌及其产生的毒素有极强的选择性固定抑制作用；利用多黏菌素 B 对内毒素的灭活作用和不能被肠壁所吸收的特性，将多黏菌素 B 为亲和配基固定到思密达载体上成为一种新型的肠道吸附剂，在休克复苏的同时从肠道给药就有可能从源头上阻断内毒素释放入血循环以及降低活性肠道内毒素和细菌的浓度，从而延缓休克后内毒素血症和菌血症的发生和发展。

（程　光　白俊清）

参考文献

[1] 程光，白俊清．瓦斯爆炸伤害的基础性研究．见：白俊清，李树峰主编．瓦斯爆炸伤害学．北京：北京大学医学出版社，2012.

[2] 任文杰，秦祖暄，王桂芝等．大鼠瓦斯爆炸伤伤情特点．中华创伤杂志，2005，21（3）：208-211.

[3] 游贵芳，阳纯兵，莫伟等．瓦斯爆炸致吸入性损伤 106 例分析．中华烧伤杂志，2000，16（3）：170-172.

[4] Michie HR，Manogue KR，Spriggs DR et al. Det TNF after endotoxin administration. N Eng J Med. 1984，45：589-593.

[5] 刘林洪，任文杰，王桂芝等．瓦斯爆炸伤对大鼠肺组织核因子 -B 及细胞间黏附分子 -1 表达的影响及意义．中华劳动卫生职业病杂志，2006，24（7）：409-411.

[6] 王桂芝，任文杰，王正国等．瓦斯爆炸伤致大鼠肺脏缺氧的研究．中国公共卫生，2004，20（12）：1461-1463.

[7] 任文杰，刘良明，王桂芝等．大鼠瓦斯爆炸伤后肺 HIF-la、NF-KB、ICAM-1、CasPase-3 蛋白及 mRNA 表达的变化及意义．中华创伤杂志，2007，23（6）：468-470.

[8] 王桂芝，任文杰，吴松远等．瓦斯爆炸对大鼠心肌损伤过程中 HIF-1α 的动态变化．第三军医大学学报，2005，27（7）：640-642.

[9] 黄克维，吴丽娟．神经病理学．北京：人民军医出版社，1999：55-60.

[10] 桑倩．慢性应激所致海马损伤及其机制的研究进展．中国校外教育（探索教研），2009，12（4）：370-371.

[11] Hull AM. Neuroimaging findings in post-traumatic stress disorder．Systematic review. Br J Psychiatry，2002，181（1）：102-110.

[12] 秦杰，叶一冰，杨进等．急性一氧化碳中毒脑 MR 表现及诊断价值．现代中西医结合杂志，2008，17（22）：3505-3506.

[13] Lo CP，Chen SY，Lee KW et al. Brain injury after acute carbon monoxide poisoning：early and late complications. AJR Am J Roentgenol，2007，189（4）：205-211.

[14] 黄楚明，尹昭方，方燕南等．急性 CO 中毒迟发性脑病临床及 MRI 特点探讨．影像诊断与介入放射学，2008，17（5）：195.

[15] 王桂芝，任文杰，秦祖暄等．瓦斯爆炸伤大鼠脑组织蛋白激酶 CαmRNA 与 c-fos 基因表达的关系．中华劳动卫生职业病杂志，2005，23（1）：24-26.

第十三章

井下透水事故后人身损害的救治

第一节　基础研究

一、立题背景与总体思路

据我国处理透水事故者的统计，2003 年 7 月 12 日陕西子长建设煤矿被困 8 天的 9 名矿工全部救活；2006 年 1 月 11 日，徐州大黄山煤矿发生透水事件，被困在井下长达 5 天 5 夜、计 127 个小时之久的 18 名矿工，历尽艰险，终获生还；2009 年 7 月 12 日，贵州黔西南州晴隆县中营镇新桥煤矿透水事故发生后，在井下 400 米处救出 3 名矿工，被困井下 25 天，计 604 小时，靠嚼煤渣喝污水生存。也有发生透水事故后，在井下生存最长的时间为 34 天的案例。这些长时间被困井下人员都有一个共同的特点——在有空气可吸的前提下，有水喝，因无食物供应处于全饥饿状态。

据医学文献报道，肠道是人体各种脏器中最敏感、恢复又最晚的一个器官。在全饥饿状态下，机体的高分解代谢及过度应激反应过度，首先累及的则是肠黏膜屏障，导致具有机械屏障、化学屏障、生物屏障、免疫屏障的肠道功能损害，从而引起肠道细菌移位及肠源性脓毒症，使之成为全身炎症反应综合征（SIRS）的细菌来源，触发或加重 MODS。因而肠道被称为多器官衰竭的启动子和发动机。所以，本研究的目的旨在阐明从全饥饿状态下肠黏膜病理变化、屏障功能变化及其分子生物学机制以及干预或治疗性措施。

二、研究成果

井下透水事故相关课题从 1998 年开始，至今共有 15 年的研究历史，笔者所在学院共有 23 位研究生在导师指导下开展了本课题持续性研究，目前还有 4 名研究生进行着相关研究。

1. 已经开展的研究课题（表 13-1）

表 13-1　笔者所在学院开展的井下透水事故相关课题研究 [1-23]

序号	年限	姓名	导师	研究题目
1	1998—2001	张小平	程爱国	完全饥饿状态下肠道屏障功能保护的研究（博士论文）
2	1999—2002	陈秀凯	程爱国	二胺氧化酶与 D- 乳酸对弥漫性脑损伤大鼠肠屏障功能的监测意义
3	2001—2004	张宏伟	张小平 程爱国	复合膳食纤维肠内补充对脑外伤大鼠内毒素移位和肠上皮细胞凋亡的影响
4	2001—2004	王瑞刚	张小平 邱　方	复合膳食纤维对严重创伤大鼠肠屏障保护作用的实验性研究
5	2002—2005	乔玉涛	程爱国	完全饥饿状态下大鼠 DAO、D- 乳酸、肠黏膜病理形态和 PCNA 表达的变化及谷氨酰胺干预的实验研究
6	2002—2005	李克伟	程爱国	全饥饿状态下大鼠肠组织中 SOD、MDA、NO 的含量和小肠上皮细胞凋亡的变化及谷氨酰胺干预后的实验研究
7	2002—2005	陈玉宏	程爱国	完全饥饿状态下大鼠内毒素移位和肠黏膜免疫功能的变化及谷氨酰胺干预后的实验研究
8	2002—2005	刘丙立	程爱国	完全饥饿状态下大鼠脑组织脂质过氧化物的变化
9	2003—2006	王立媛	程爱国	GLE-β 营养剂对完全饥饿状态下大鼠肠黏膜机械与生物屏障的保护作用
10	2004—2007	李玉庆	张小平 程爱国	完全饥饿状态下大鼠肠黏膜免疫功能变化和肠道内毒素移位及精氨酸干预作用的研究
11	2004—2007	王平丽	张小平 程爱国	全饥饿状态下大鼠肠组织自由基损伤及 GLE-β 干预性研究
12	2005—2008	陆之辉	张小平 程爱国	氨基胍干预完全饥饿大鼠肠神经功能及肠道动力学的实验研究
13	2007—2010	赵军魁	张小平 程　光	胸腺五肽对创伤 - 失血性休克大鼠 T 淋巴细胞亚群与肠黏膜屏障功能的影响
14	2007—2010	林　剑	张小平 程　光	重度创伤 - 失血性休克大鼠细胞免疫与肠道屏障的实验研究
15	2007—2010	王小英	张小平 程　光	重度创伤性 - 失血性休克大鼠肠道 S-IgA 血 TNF-a、IL-6 相关性研究
16	2008—2011	李 霞	张小平 程　光	SPV 干预下重度创伤 - 失血性休克大鼠小肠黏膜病理形态学观察
17	2008—2011	刘 海	张小平 程　光	SPV 对重度创伤 - 失血性休克大鼠内毒素和 TNF-α 及肠损害的影响
18	2008—2011	韦志坤	程爱国 程　光	重度创伤 - 失血性休克大鼠细胞免疫与肠道通透性的相关性研究
19	2010—2013	刘　洁	张小平 程　光	全饥饿应激对大鼠激素水平、空间学习记忆行为的影响
20	2010—2013	王春梅	张小平 程　光	全饥饿状态下大鼠肠道 SIgA 与树突状细胞相关因子的相关性研究
21	2010—2013	于冠男	张小平 程　光	全饥饿状态下大鼠肠道 SIgA 与树突状细胞相关因子的相关性研究
22	2010—2013	郝旭丽	张小平 程　光	全饥饿对大鼠学习记忆功能的影响及机制的研究
23	2011—2014	安翠红	张小平	全饥饿状态以及复食后对大鼠血清 S100B 蛋白和 NSE 及对学习记忆的影响
24	2012—2015	李媛媛	张小平 程光	全饥饿对脑皮质细胞凋亡及 Bcl-2、Bax、Caspase-3 表达的影响

2. 目前正在开展的研究

（1）全饥饿状态下大鼠各脏器组织脱水的序位性变化及其相关性研究。

（2）全饥饿状态下大脑能量代谢动态性变化的研究。

（3）全饥饿状态下大脑能量代谢不可逆转耗竭程度的实验性研究。

（4）全饥饿状态下大脑细胞坏死与凋亡的动态性变化。

3. 已经发表的论文

[1] 中重度颅脑损伤308例麻醉体会. 中国煤炭工业医学杂志，1998，1：52.

[2] 异丙酚对大鼠脑弥漫性轴索损伤后的脑保护作用. 中华麻醉学杂志，2000，20：745-748.

[3] 复合膳食纤维对弥漫性轴索损伤大鼠肠屏障功能影响的研究，山东医药，2004，11：44-45.

[4] 谷胺酰胺对饥饿大鼠肠黏膜局部免疫功能的保护作用. 山东医药，2005，45（32）：11

[5] 谷氨酰胺对饥饿大鼠内毒素移位和肠黏膜免疫功能的影响. 世界华人消化杂志，2006，14：1982-86.

[6] 谷氨酰胺对饥饿大鼠肠黏膜屏障功能的保护作用. 中华麻醉学杂志，2006，26：642-645.

[7] L-精氨酸对饥饿大鼠内毒素移位和肠黏膜分泌型免疫球蛋白表达的影响. 中华麻醉学杂志，2008，28：179-182.

[8] 氨基胍对饥饿大鼠小肠肌间神经丛神经元诱导型一氧化氮合酶表达的影响. 中华麻醉学杂志，2011，31：878-880.

[9] 氨基胍对饥饿大鼠肠道胆碱能神经元及肠动力功能的保护. 世界华人消化杂志，2010，18（8）：825-829

[10] 肠道黏膜缺血性损伤与白细胞介素相关性研究展. 华北煤炭医学院学报，2010，12（3）：1-3.

[11] 严重创伤后肠源性内毒素血症防治的研究. 中国煤矿工业医学杂志，2010，13（2）：304-305.

[12] 创伤后肠道黏膜损伤的发生机制及其保护. 中国煤矿工业医学杂志，2010，13（3）：472-474.

[13] 煤矿透水矿难医疗救治程序与方法的特殊性. 中国煤炭工业医学杂志，2012，15（11）：1753-1757.

[14] 重度创伤-失血性休克大鼠细胞免疫与肠屏障功能的相关性研究. 中华卫生应急，2012，1（1）：45-48.

4. 获奖

（1）完全饥饿状态下大鼠肠屏障功能变化及谷氨酰胺干预作用的系列实验研究，获2007年中国煤炭工业科学技术二等奖。

（2）危重患者胃肠道功能障碍的检测与干预，获2010年中国煤炭工业科学技术三等奖。

三、技术方案

1. 动物分组 选取健康雄性SD大鼠，体重250 g ± 25 g（郑州大学实验动物中心提供），适应性喂养一周后，按体重随机分为三组：正常对照组（n=8），全饥饿组（n=40/4），全饥饿干预组（n=40/4）。后两组依照实验各时相点分为4个亚组（n=10），整个实验期单笼喂养，无饲料供应，自由摄水，自然光照，室温控制在18 ~ 25 ℃。全饥饿干预组给予谷氨酰胺（颗粒制剂，商品名安凯舒）或精氨酸或 GLE-β 营养剂水溶液灌胃，后两组于实验各时相点（3 d，5 d，7 d，9 d）进行标本取材。

2. 样品的采集和处理（图 13-1 ～图 13-5）

（1）血标本的采集与处理：麻醉大鼠，常规消毒，通过腹正中切口进入腹腔，采用一次性无菌套管针穿刺门静脉，采用肝素预抗凝试管留取血液 4 ～ 5 ml，4 ℃、3000 r/min、离心 12 min，吸取上清液各 1 ml、–70 ℃保存待测。

（2）组织样品的收集、存放：血样采集完毕后，立即在距回盲部 5 cm 处向近端方向切取 2 cm 小肠组织，沿肠系膜缘剖开，以细圆玻璃棒轻柔展平，长轴两端用订书钉固定于 A4 打印纸片上，PBS 缓冲液洗去肠壁上残存粪便、污垢。置入 10% 中性甲醛溶液中固定 48 小时以上（在固定标本 4 小时后换甲醛液 1 次），取出标本，严格垂直定向石蜡包埋，垂直切片，各时间点、每份标本均连续切片 5 张，切片厚度为 4 μm。

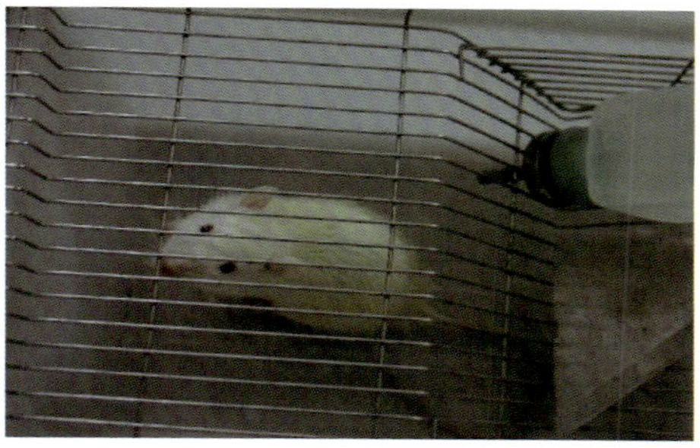

图 13-1　饥饿大鼠形态学观察

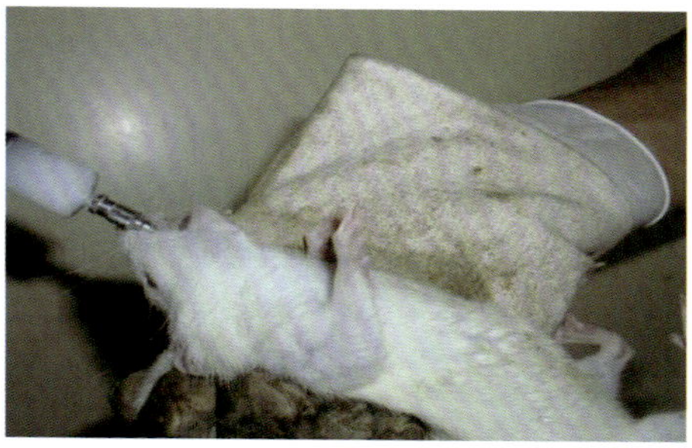

图 13-2　给实验大鼠灌胃

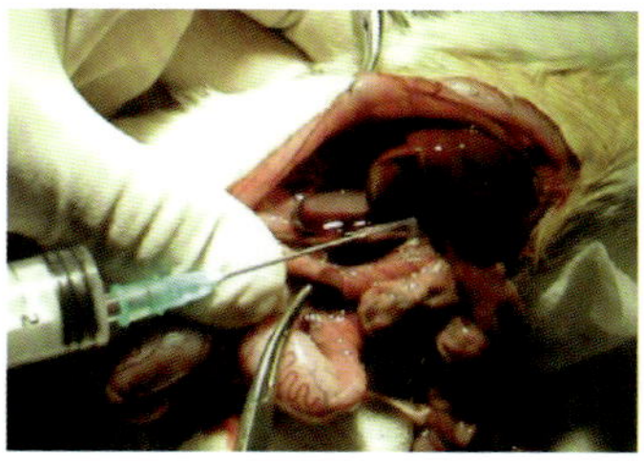

图 13-3　门静脉采血图

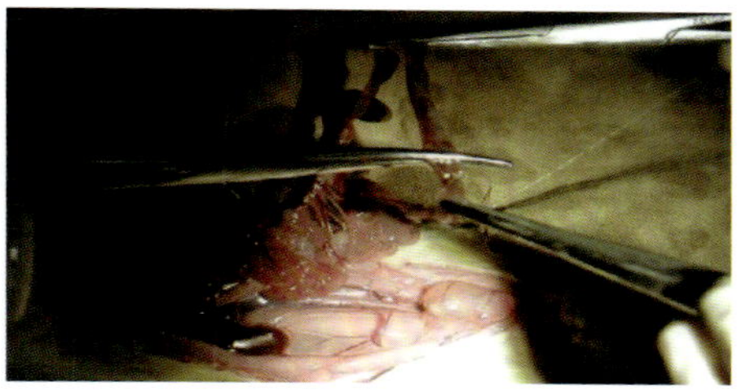

图 13-4　实验大鼠小肠标本取材

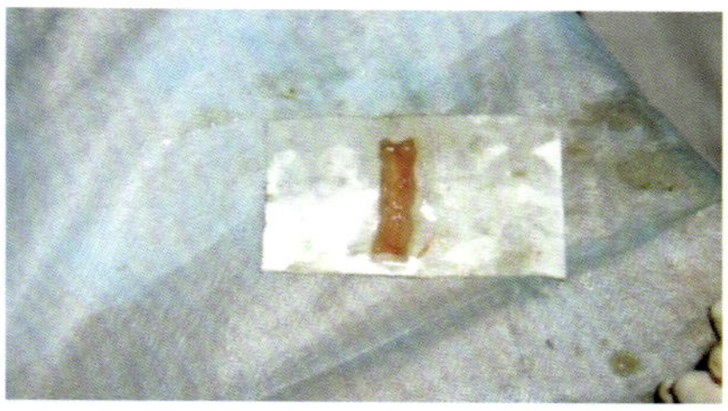

图 13-5　饥饿大鼠小肠组织的大体标本

3. 实验观察及检测的内容

（1）大鼠的行为与体重变化。

（2）小肠黏膜病理形态及细胞凋亡的变化：镜下观察采用 HPIAS-1000 彩色病理图像分析系统观测 HE 染色切片，随机全盲测值。每只动物取 5 张不连续的切片，每张切片顺次取奇数视野测 20 个小肠绒毛的绒毛高度、绒毛表面积（面积 =2 πrh，r 为绒毛的半径，h 为绒毛的高度）及小肠黏膜厚度。采用 TUNEL 法染色检测黏膜凋亡细胞并计数算凋亡指数。

（3）使用 MB-80 微生物快速动态检测系统检测门静脉血测血浆微量内毒素的变化。

（4）肠黏膜中的 SIgA 及 $CD4^+$、$CD8^+$ T 淋巴细胞的表达：采用免疫组织化学方法。以全饥饿组阳性片作为阳性对照，用 PBS 代替一抗作为阴性对照。

（5）肠黏膜及血浆中的二胺氧化酶（diamine oxidase，DAO）活性、D- 乳酸浓度；肠组织中丙二醛（MDA）、还原型谷胱甘肽（GSH）的含量和超氧化物歧化酶（SOD）、谷胱甘肽过氧化物酶（GSH-PX）的活力变化规律的相关性。采用比色法测定大鼠肠黏膜上皮组织中 SOD、MDA；采用硝酸还原酶法测定 NO 的含量。检测 PCNA 采用免疫组化法（ABC 法）。方法及步骤严格按照试剂盒说明书进行。

（6）小肠黏液采用双抗体夹心酶联免疫吸附法（ELISA）测定 SIgA 的值变，采用免疫组织化学染色 SABC 法，观察小肠黏膜固有层的树突状细胞 CD11c、CD80 的数量，黏膜固有层内胞膜与胞质染成棕黄色或黄色的为 CD11c 阳性细胞，黏膜固有层胞膜与胞浆染成棕黄色或黄色的为 CD80 阳性细胞。以进行全饥饿状态下大鼠肠道 SIgA 与树突状细胞相关因子的相关性研究。

（7）通过全饥饿状态下和复食后不同时间窗行为记忆功能测试及同步血浆 NSE、S-100B 蛋白定量检测，以了解全饥饿对脑损伤的影响。用 ELLSA 法测定血浆中 S100B、NSE 蛋白的浓度，用水迷宫试验法检测实验大鼠行为与记忆功能。

四、实验研究结果

（一）以谷氨酰胺干预组为例实验结果

1. 大鼠一般行为观察及体重变化

（1）一般行为观察：大鼠在完全禁食 3 天内精神状态良好，觅食行为活跃，对声光刺激反应敏感，攻击性也强。全饥饿 5 天后，表现为由易激惹转为行动迟缓，反应减慢，随着时间的延长饮水明显减少，体重明显减轻。皮毛暗淡无光泽，脱毛增多，鼠尾明显苍白无血色。全饥饿 7 天后，大鼠陆续出现行走不稳。90% 9 天时全部死亡。

（2）体重变化：各组动物实验前经严格随机分组，各组间大鼠体重经单因素方差分析，$P > 0.05$，组间无显著性差异。以谷氨酰胺干预组为例，选取饥饿 9 天组和谷氨酰胺 9 天组为代表，进行饥饿前、后体重比较（表 13-2）和逐日体重下降量变化比较（表 13-3，图 13-6）。

表 13-2 饥饿前后两实验组体重比较（$\bar{X} \pm S$）

组别	例数	饥饿前体重（g）	饥饿 9 天体重（g）
饥饿 9 天组	10	243.8 ± 10.4	152.4 ± 11.6
谷氨酰胺 9 天组	10	244.5 ± 9.4	153.7 ± 11.9

两组比较，$P > 0.05$

表 13-3 两实验组 9 天组逐日体重下降量变化（$\bar{X} \pm S$）

时间（d）	饥饿组（g）（n=10）	谷氨酰胺组（g）（n=10）
1	28.3 ± 2.5	25.1 ± 2.3
2	15.2 ± 1.9	13.3 ± 2.0
3	12.4 ± 1.7	12.2 ± 1.5
4	9.6 ± 1.1	10.1 ± 1.3
5	8.8 ± 0.7	10.9 ± 0.6
6	8.7 ± 0.8	8.3 ± 0.9
7	7.9 ± 1.0	7.9 ± 0.4
8	9.9 ± 0.9	10.9 ± 1.1
9	14.3 ± 1.7	11.4 ± 1.4

注：各时相两组比较均无显著性差异（$P > 0.05$）

由表 13-1 可见，两实验组大鼠饥饿前体重无统计学差异（$P > 0.05$）。至饥饿 9 天时，两实验组大鼠的体重较饥饿前明显下降，下降率分别为 33.53% 和 32.87%，但两组间无统计学差异（$P > 0.05$）。由表 13-2 可见，饥饿初期大鼠体重下降急剧增加，之后维持在较低水平；饥饿 7 天后，体重再次出现显著下降。在实验期间各时点，饥饿组与谷氨酰胺组之间的体重均无统计学差异（$P > 0.05$）。

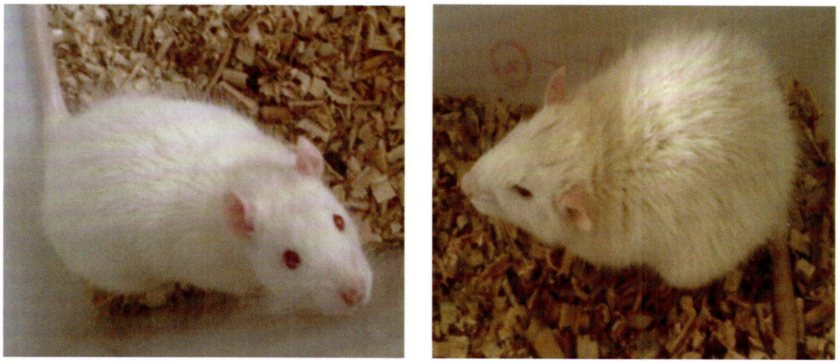

正常对照组　　饥饿5 d组

图 13-6　大鼠体重与外观差异

2. 小肠组织病理改变及黏膜形态学计量

（1）小肠组织病理观察：正常小肠黏膜绒毛呈指状突起，绒毛较长，其高度是隐窝直径的数倍，有散在少量淋巴细胞浸润，表面覆以柱状上皮细胞，其肠腔面可见浓集的刷状缘。绒毛中轴的固有层内有 1 ~ 2 条纵行的毛细淋巴管，称中央乳糜管。黏膜固有层可见肠腺的不同断面（图 13-7）。

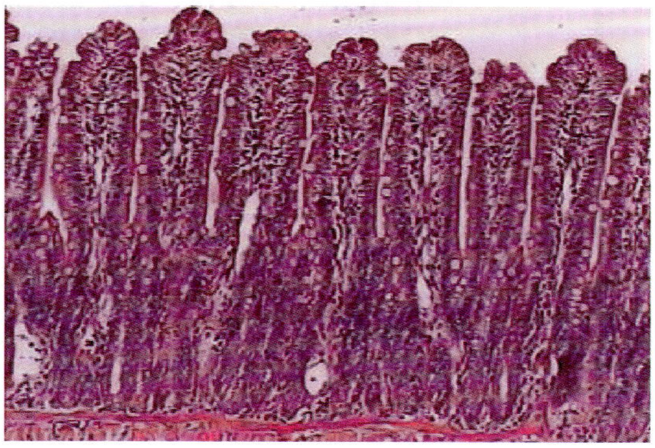

图 13-7　健康对照组小肠黏膜（100×）

光镜观察可见，健康对照组小肠绒毛形态整齐而规则，上皮细胞排列整齐，形态正常，未见细胞坏死等表现。实验后期，全饥饿应激组小肠绒毛数量减少，变短变粗，互相融合，形态极不规则，并且存在绒毛断裂现象，肠腔内出现大小不等的绒毛碎片；上皮细胞大小不一，排列紊乱，可见细胞变性坏死等改变；黏膜层及固有层厚度变薄，小肠腺变短变细，呈萎缩样变。谷氨酰胺组与饥饿组相比，小肠绒毛形态较完整，排列整齐，无断裂现象；上皮细胞依旧排列整齐，有少量细胞变性，未见细胞坏死现象；腺体萎缩情况较轻（图 13-8 ~图 13-15）。

（2）肠黏膜形态学计量（图 13-16，表 13-4）：小肠绒毛高度测量：两组在实验各时点随着时间的延长而呈进行性降低，均显著低于对照组（$P < 0.05$ 或 $P < 0.01$）。谷氨酰胺组小肠绒毛高度在

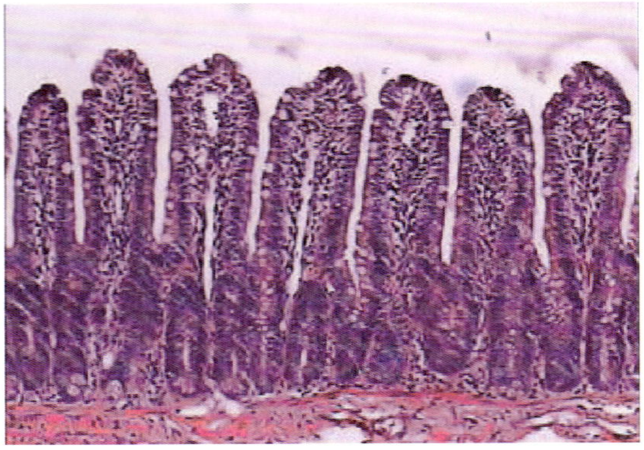

图 13-8　饥饿组 3 天小肠黏膜（100×）

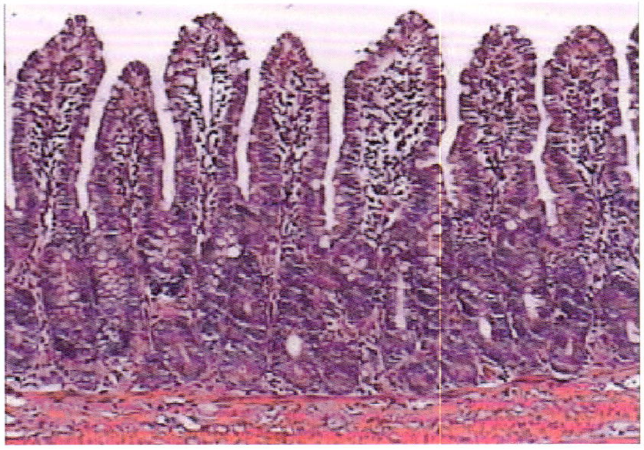

图 13-9　谷氨酰胺组 3 天小肠黏膜（100×）

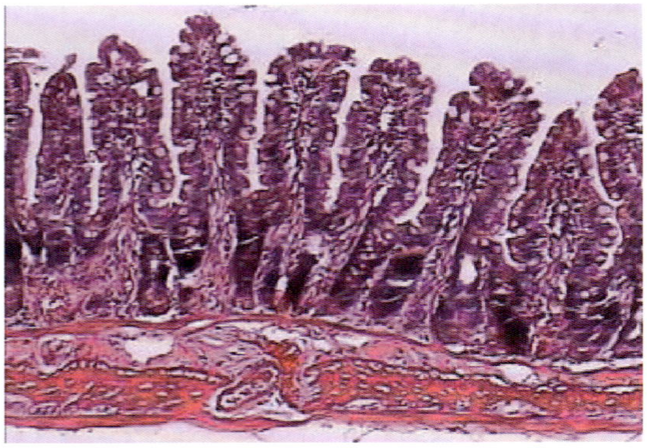

图 13-10　饥饿组 5 天小肠黏膜（100×）

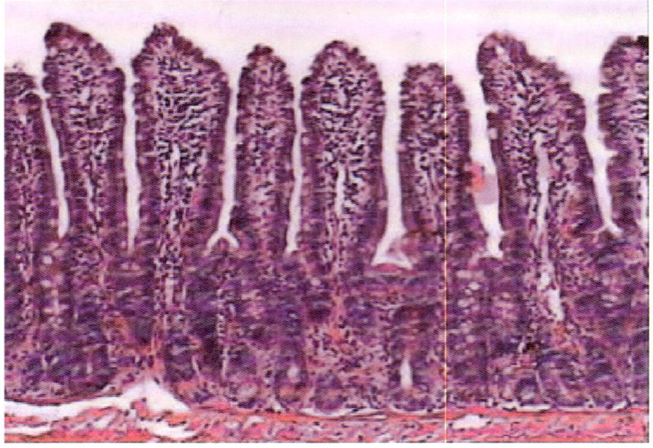

图 13-11　谷氨酰胺组 5 天小肠黏膜（100×）

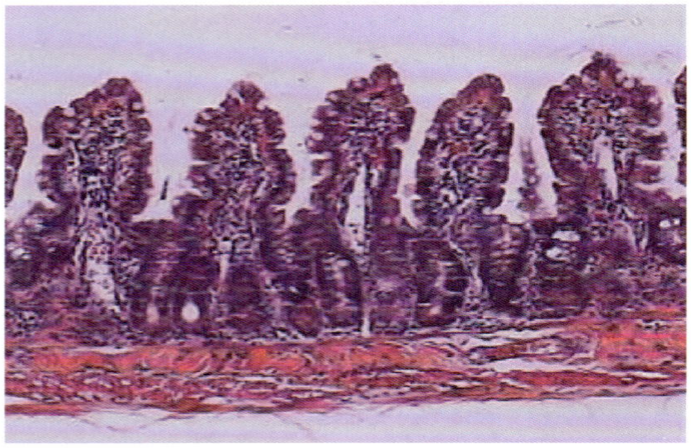

图 13-12　饥饿组 7 天小肠黏膜（100×）

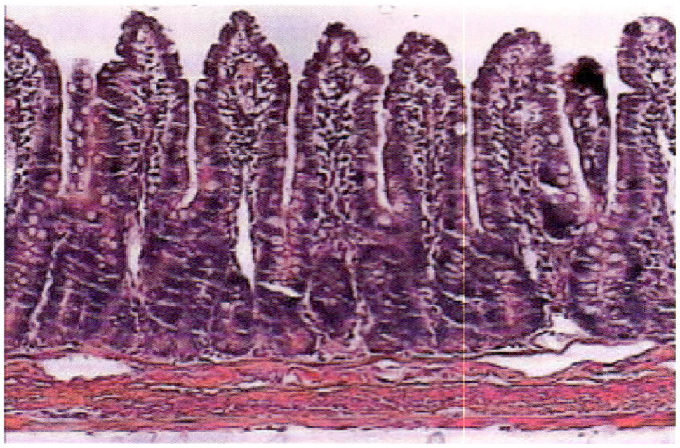

图 13-13　谷氨酰胺组 7 天小肠黏膜（100×）

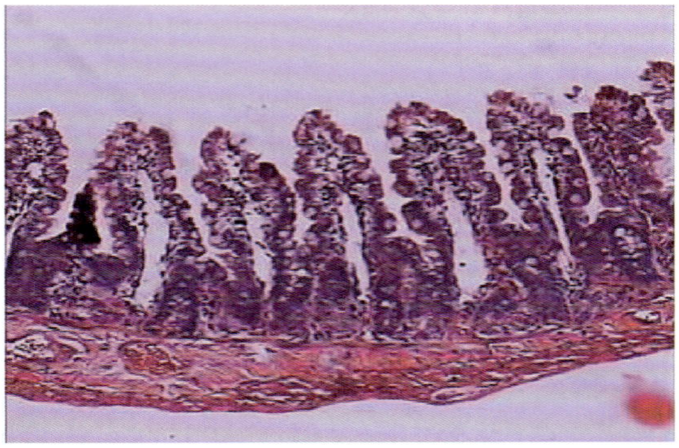

图 13-14　饥饿组 9 天小肠黏膜（100×）

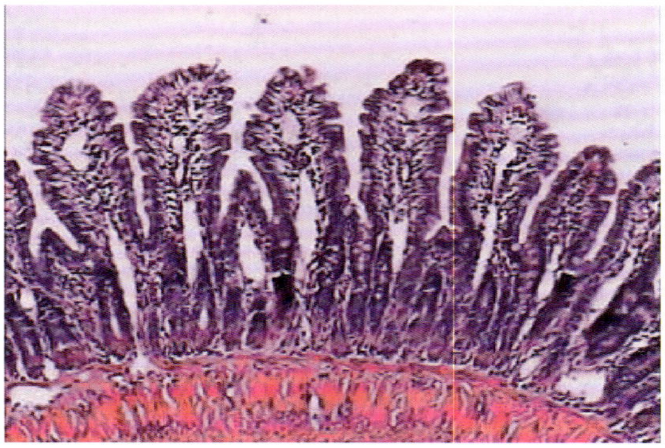

图 13-15　谷氨酰胺组 9 天小肠黏膜（100×）

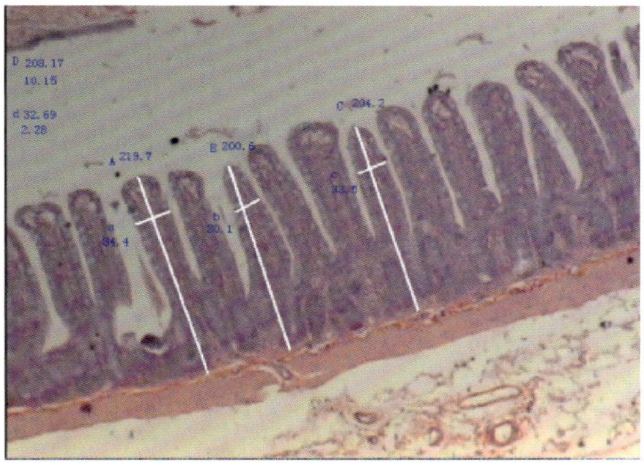

图 13-16　小肠黏膜绒毛形态学计测方法

实验各时相点均高于饥饿组，实验 3 天时差异无显著性（$P > 0.05$）；5、7、9 天均有显著性差异（$P < 0.05$ 或 $P < 0.01$）。

肠黏膜厚度测量：两组在实验各时相均显著低于对照组（$P < 0.05$ 或 $P < 0.01$）。而谷氨酰胺组小肠黏膜厚度在实验各时相点均显著高于饥饿组（$P < 0.05$ 或 $P < 0.01$）。

肠绒毛表面积测量：饥饿组第 5 天、7 天、9 天均显著低于对照组（$P < 0.01$）；谷氨酰胺组第 7 天、9 天显著低于对照组（$P < 0.01$），但在实验第 7、9 天明显高于饥饿组（$P < 0.05$）。

表 13-4　大鼠肠黏膜形态学参数测值（$\bar{X} \pm S$）

组别	时间（d）	肠绒毛高度（μm）	肠黏膜厚度（μm）	肠绒毛表面积（μm^2）
对照组	0	230.25 ± 13.39	428.60 ± 13.66	15856.79 ± 897.33
饥饿组（n=40）	3	214.66 ± 18.68#	360.00 ± 17.96*	15217.68 ± 843.76
	5	182.83 ± 15.79*	301.43 ± 16.79*	12915.72 ± 943.51*
	7	173.76 ± 12.96*	291.48 ± 9.52*	11232.32 ± 878.28*
	9	148.82 ± 5.52*	253.60 ± 16.28*	10697.33 ± 973.47*
谷氨酰胺组（n=40）	3	217.56 ± 18.32#	393.36 ± 19.65#▲	15787.97 ± 797.68
	5	221.71 ± 17.77#▲	378.87 ± 11.58*▲▲	14671.25 ± 896.34▲
	7	191.68 ± 6.66*▲▲	331.83 ± 10.44*▲	13907.97 ± 977.86*▲
	9	176.23 ± 14.45*▲	312.75 ± 20.69*▲▲	13152.79 ± 767.67*▲

与对照组比较：#$p < 0.05$，*$p < 0.01$；与同日饥饿组比较：▲$p < 0.05$，▲▲$p < 0.01$。

（3）增殖细胞核抗原（PCNA）检测：PCNA 是结构稳定的 DNA 多聚酶 σ 的辅酶蛋白，它的表达是反映细胞增殖程度的一项客观指标[1]。镜下可见，PCNA 阳性细胞位于小肠黏膜层的肠腺内，主要为肠腺基底部的上皮细胞，细胞核呈棕黄色中度阳性反应，绒毛上皮细胞内为阴性。在各观察时相，饥饿组小肠 PCNA 阳性细胞的分布均显著少于对照组（$P < 0.01$）；谷氨酰胺组在第 7 天、9 天明显少于对照组（$P < 0.05$），但仍显著高于饥饿组（$P < 0.01$）（表 13-5，图 13-17 ～图 13-19）。

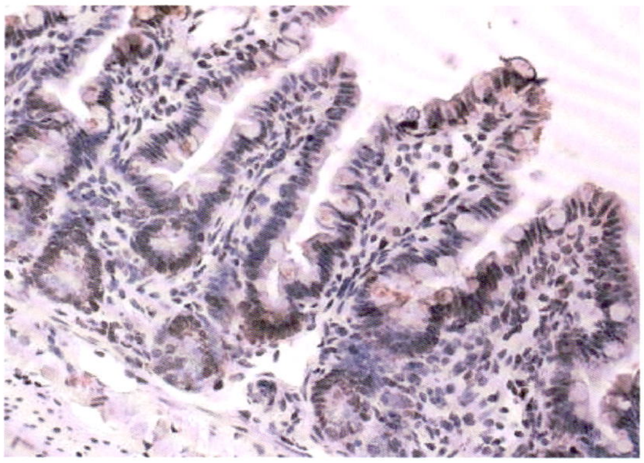

图 13-17 小肠黏膜 PCNA 示图（100×）

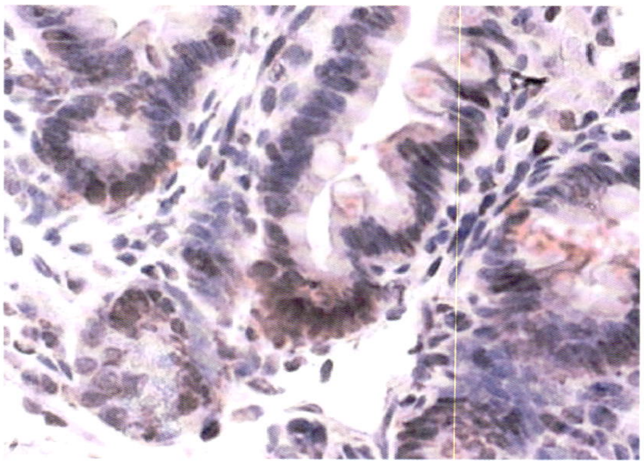

图 13-18 小肠黏膜 PCNA 示图（200×）

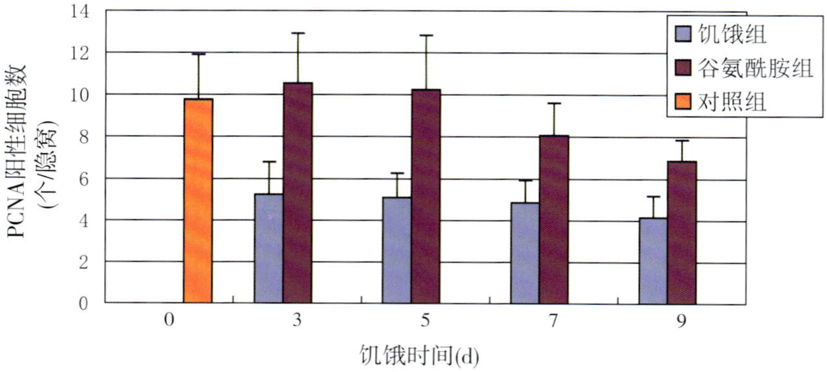

图 13-19 PCNA 阳性细胞计数

表 13-5 PCNA 阳性细胞计数（$\bar{X}\pm s$）

组别	时间（d）	PCNA 阳性细胞数（cells/hpf）
对照组（*n*=10）	0	9.80±2.12
饥饿组（*n*=40）	3	5.26±1.05*
	5	5.11±1.17*
	7	4.88±1.07*
	9	4.17±1.04*
谷氨酰胺组（*n*=40）	3	10.55±2.39▲
	5	10.26±2.58▲
	7	8.09±1.55#▲
	9	6.87±1.01*▲

与对照组比较：#$P<0.05$，*$P<0.01$；与同日饥饿组比较：▲$P<0.01$

（4）小肠黏膜上皮各时相组凋亡细胞计数：TUNEL 法染色凋亡细胞表现为细胞核染为棕褐色，核呈固缩、断片状，主要位于绒毛顶部，且随饥饿时间的延长有由上向下发展的趋势，谷氨酰胺组明显少于饥饿组。如图 13-20 和表 13-5 所见：饥饿 3 天时，两实验组小肠黏膜上皮凋亡细胞数较对照组显著增加（$P<0.01$）；两实验组间比较，凋亡细胞数亦有明显差别（$P<0.01$），以饥饿组增加更为明显；随饥饿时间的延长，两试验组小肠黏膜上皮凋亡细胞数逐渐增加，至饥饿 7 天时两试验

组凋亡细胞数达到峰值，9 天时凋亡细胞数未发生明显改变，但组间比较仍有显著差别（$P<0.01$），以饥饿组凋亡细胞数增多最为明显（表 13-6，图 13-20 ～图 13-29）。

表 13-6　小肠黏膜上皮凋亡细胞计数（$\bar{X}\pm S$）

组　别	时间（d）	凋亡细胞数（/100 个细胞）
对照组（n=10）	0	2.16 ± 0.63
饥饿组（n=40）	3	13.84 ± 2.23*
	5	22.68 ± 3.06*
	7	27.58 ± 2.99*
	9	26.26 ± 2.68*
谷氨酰胺组（n=40）	3	8.56 ± 1.26*▲
	5	16.76 ± 1.25*▲
	7	19.94 ± 3.75*▲
	9	18.89 ± 2.50*▲

与对照组比较：#$P<0.05$，*$P<0.01$；与同日饥饿组比较：▲$P<0.01$

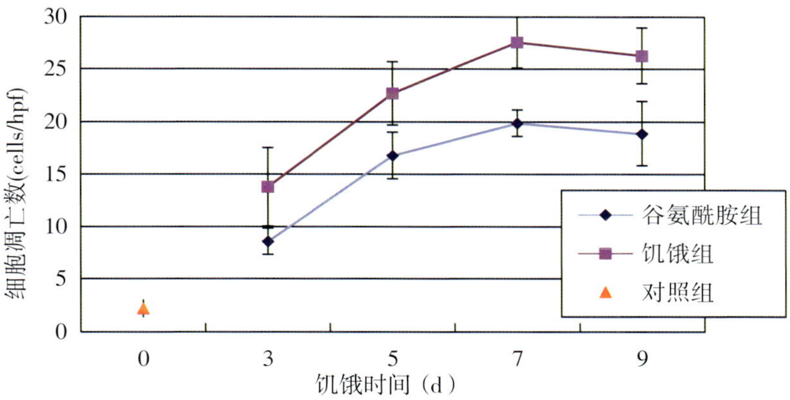

图 13-20　各组肠黏膜上皮凋亡细胞数比较（n=10）

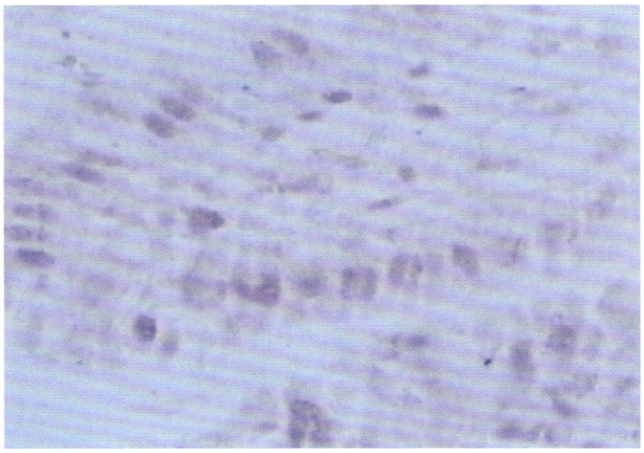

图 13-21　正常小肠黏膜上皮，偶见凋亡细胞（400×）

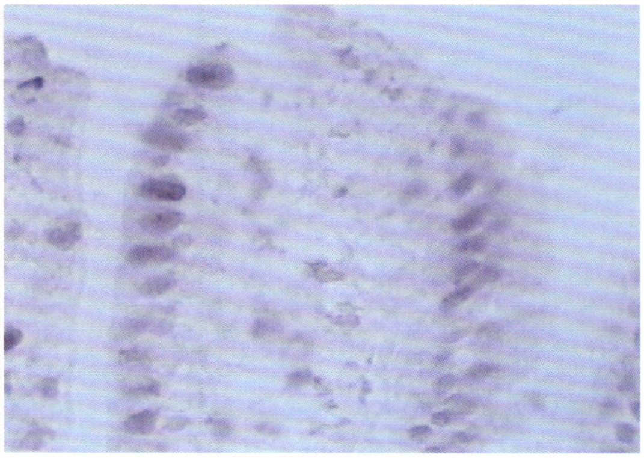

图 13-22　谷氨酰胺组 3 天小肠黏膜上皮凋亡细胞（400×）

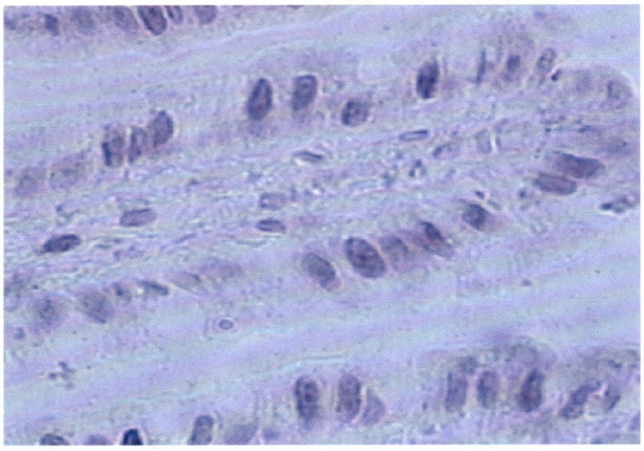

图 13-23 单纯饥饿组 3 天 小肠黏膜上皮凋亡细胞（400×）

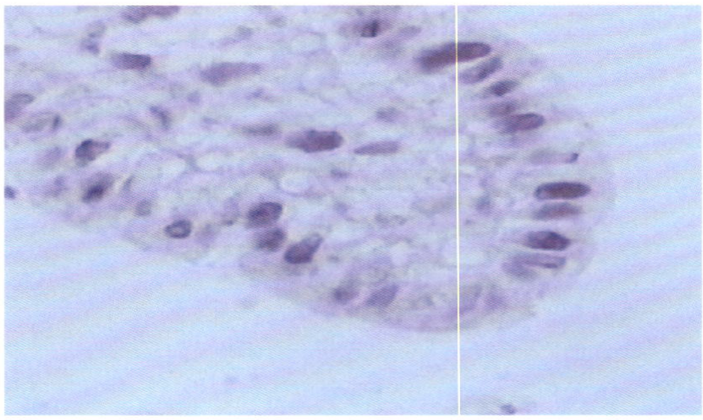

图 13-24 谷氨酰胺组 5 天小肠黏膜上皮凋亡细胞（400×）

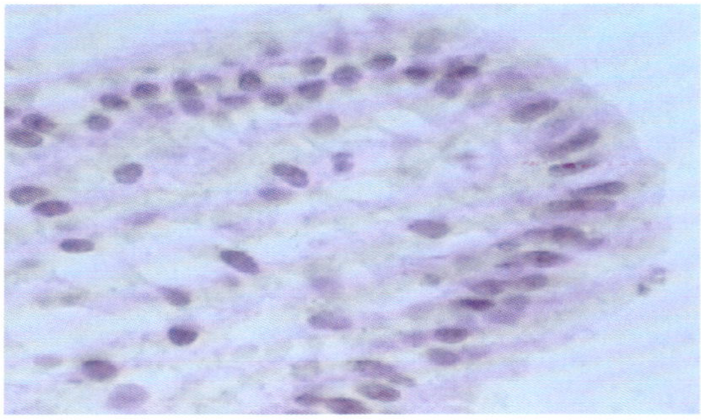

图 13-25 单纯饥饿组 5 天小肠黏膜上皮凋亡细胞（400×）

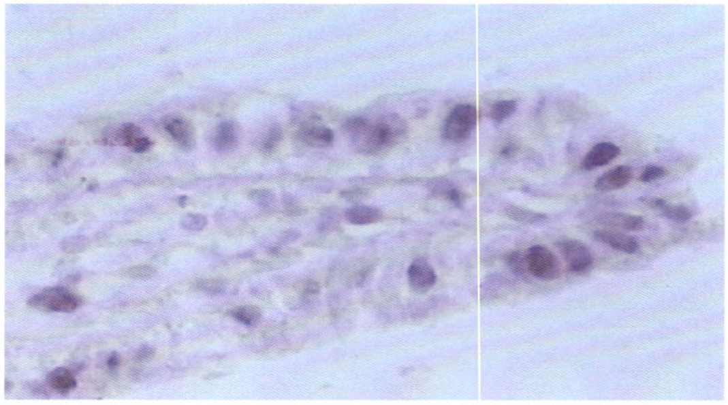

图 13-26 谷氨酰胺组 7 天小肠黏膜上皮凋亡细胞（400×）

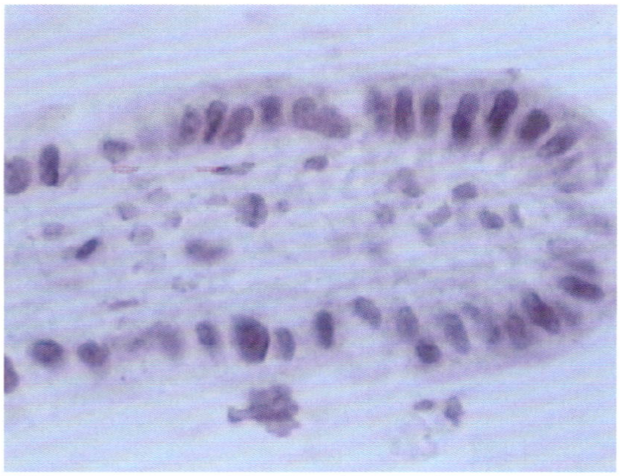

图 13-27 单纯饥饿组 7 天小肠黏膜上皮凋亡细胞（400×）

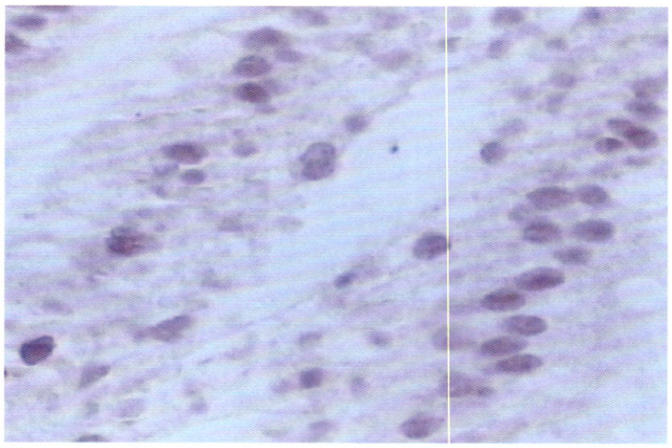

图 13-28 谷氨酰组胺组 9 天小肠黏膜上皮凋亡细胞（400×）

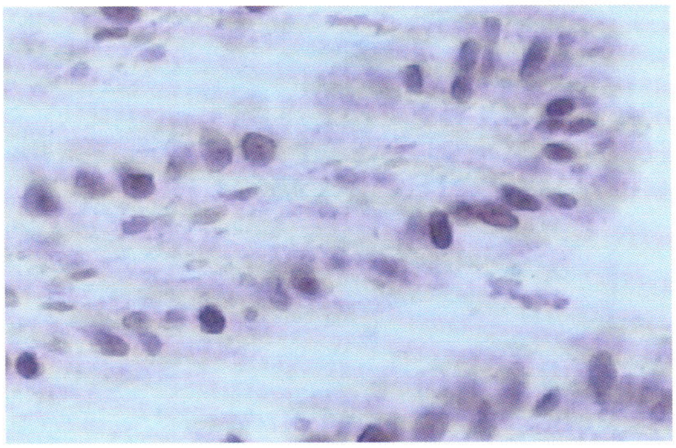

图 13-29　28 单纯饥饿组 9 天小肠黏膜上皮凋亡细胞（400×）

（5）小肠黏膜中 SIgA 表达的免疫组化染色：小肠黏膜 SIgA 阳性细胞表现为细胞浆染色为深浅不一的棕褐色颗粒，其数量多少及染色深浅代表表达量的高低。肠黏膜中 SIgA 主要位于肠黏膜固有层中。如表 13-7，图 13-30 所见：饥饿组在饥饿 3 天时达到高峰，谷氨酰胺组在饥饿 5 天达到高峰。与对照组相比，饥饿组在饥饿后各时相均明显降低（$P < 0.05$，$P < 0.01$）。谷氨酰胺组在饥饿 3 天、5 天、7 天、9 天较饥饿组增高且有显著性差异（$P < 0.01$），与对照组相比，在饥饿 3 天、7 天时无明显差异；而在饥饿后 5 天明显高于对照组，9 天时又显著低于对照组（$P < 0.01$）（表 13-7，图 13-30）。

表 13-7　小肠黏膜细胞中 $CD4^+$、$CD8^+$TC 及 SIgA 含量（$\overline{X} \pm s$）

组别	时间（d）	$CD4^+$ TC（cells/hpf）	$CD8^+$ TC（cells/hpf）	SIgA（cells/hpf）
对照组（n=10）	0	10.13±1.82	17.79±2.12	11.36±2.44
饥饿组（n=40）	3	6.12.±1.23*	12.85±2.42*	9.46±1.26#
	5	5.08±1.10*	10.03±2.61*	7.98±1.41*
	7	4.34±0.87*	9.40±2.03*	5.34±0.92*
	9	3.99±0.92*	7.23±1.96*	4.06±0.69*
谷氨酰胺组（n=40）	3	9.06±1.81#▲	14.15±2.72*▲	11.12±1.62▲
	5	9.95±1.76▲	15.38±3.08*▲	14.91±1.88*▲
	7	8.21±1.22*▲	13.12±2.64*▲	12.06±1.71▲
	9	5.97±1.32*▲	13.86±2.93*▲	7.85±1.52*▲

与对照组比较：#$P < 0.05$，*$P < 0.01$；与同日饥饿组比较：▲$P < 0.01$。

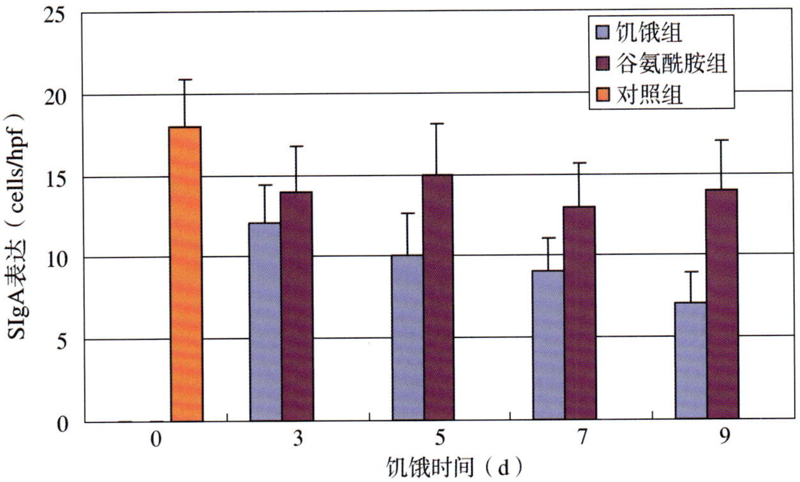

图 13-30　SIgA 阳性细胞计数（n=10）

（6）小肠黏膜中 $CD4^+$、$CD8^+$ T 淋巴细胞免疫组化染色：小肠黏膜 $CD4^+$、$CD8^+$ T 淋巴细胞表现为细胞膜染色为深浅不一的棕褐色，其阳性细胞数量多少代表表达量的高低。饥饿组肠黏膜上皮内 $CD4^+$ 和 $CD8^+$T 淋巴细胞数量在饥饿各时相均较对照组显著下降（$P < 0.01$），并随着时间的延长而数量逐渐减少。谷氨酰胺组肠黏膜上皮内 $CD8^+$T 淋巴细胞数量在饥饿后各时相亦较对照组显著减少（$P < 0.01$），但仍明显高于饥饿组（$P < 0.01$）；而 $CD4^+$ T 淋巴细胞数量与对照组相比在饥饿 3 天、5 天未见有明显差异，至饥饿 7 天、9 天时则显著减少（$P < 0.01$），但仍明显高于饥饿组（$P < 0.01$）（表 13-7，图 13-31，图 13-32）。

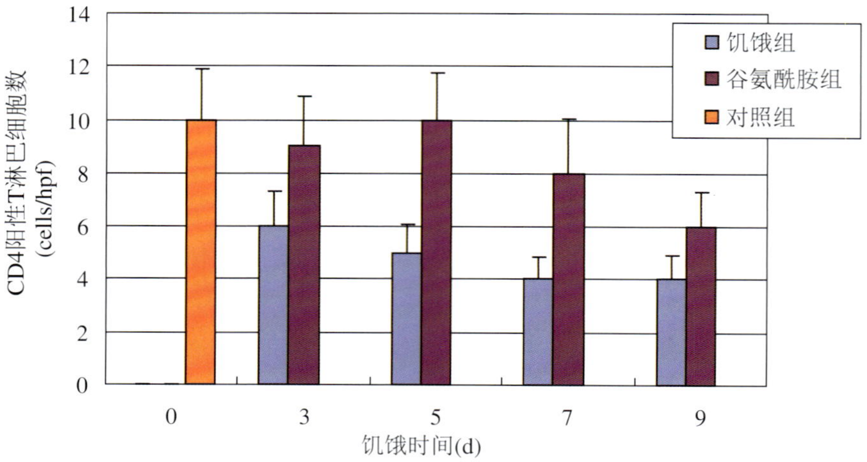

图 13-31　$CD4^+$T 淋巴细胞计数组间比较（n=10）

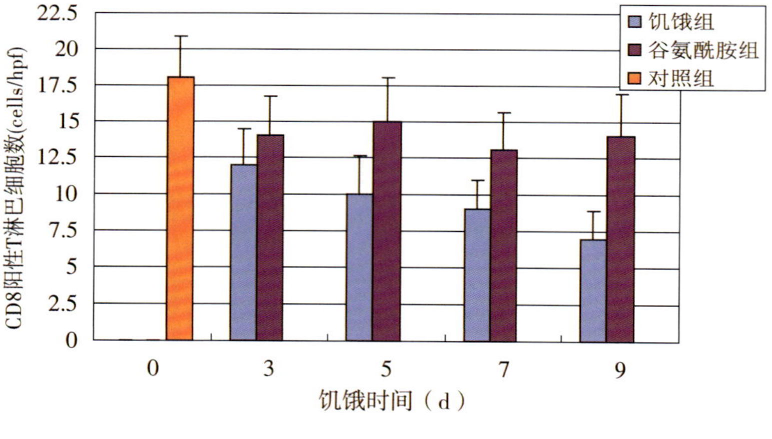

图 13-32　$CD8^+$T 淋巴细胞计数组间比较（n=10）

（7）小肠组织匀浆中 NO、SOD、MDA 值

1）小肠匀浆中 NO 值：饥饿 3 天、5 天、7 天时，两实验组小肠匀浆中 NO 含量持续增加，明显高于对照组（$P < 0.01$），至饥饿 9 天时维持在高水平状态。组间比较也有显著差异（$P < 0.01$），以饥饿组增加更为明显（$P < 0.01$）（表 13-8 和图 13-33）。

表 13-8　小肠组织匀浆中 NO 含量（$\bar{X}\pm s$）

组别	时间（d）	小肠匀浆中 NO 含量（μmol/gprot）
对照组（n=10）	0	206.61 ± 29.09
饥饿组（n=40）	3	284.21 ± 20.26*
	5	346.22 ± 12.21*
	7	406.32 ± 32.12*
	9	406.16 ± 15.15*
谷氨酰胺组（n=10）	3	243.68 ± 25.11*▲
	5	294.12 ± 19.23*▲
	7	325.24 ± 22.11*▲
	9	326.11 ± 10.13*▲

与对照组比较：#$P < 0.05$，* $P < 0.01$；与同日饥饿组比较：▲$P < 0.01$

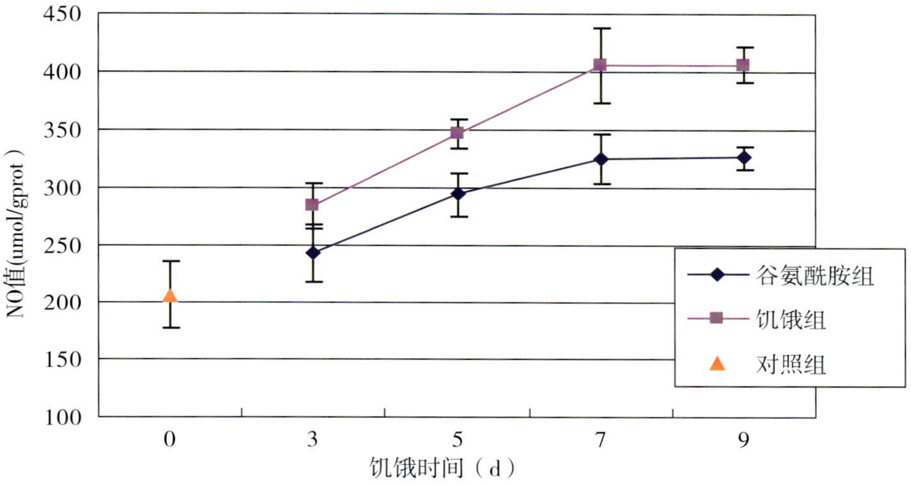

图 13-33　各组小肠匀浆中 NO 含量的比较（n=10）

2）小肠匀浆中 SOD 活性：在饥饿 3 天、5 天时，两实验组小肠匀浆中 SOD 活性较对照组下降，以饥饿组下降更为显著，与谷氨酰胺组比较有显著差异（$P < 0.01$）。在饥饿 7 天、9 天时两试验组均维持在较低水平状态（表 13-9，图 13-34）。

表 13-9　小肠组织匀浆中 SOD 活性比较（$\bar{X}\pm s$）

组别	时间（d）	SOD 活性（NU/mgprot）
对照组（n=10）	0	26.95 ± 1.62
饥饿组（n=40）	3	21.21 ± 1.77*
	5	14.27 ± 1.98*
	7	11.25 ± 1.23*
	9	11.13 ± 1.24*
谷氨酰胺组（n=40）	3	23.13 ± 1.82#▲
	5	20.27 ± 1.59*▲
	7	19.63 ± 1.86*▲
	9	18.96 ± 1.52*▲

与对照组比较：#$P < 0.05$，* $P < 0.01$；与同日饥饿组比较：▲$P < 0.01$

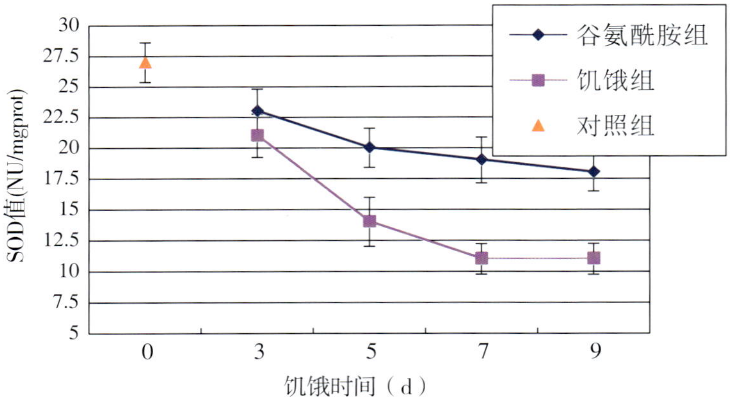

图 13-34 各组小肠匀浆中 SOD 活性比较（n=10）

3）小肠匀浆中 MDA 含量：饥饿 3、5、7 天时，两实验组小肠组织中 MDA 的含量呈渐进性增加并明显高于对照组（$P < 0.01$），以饥饿组最为明显，两实验组间比较有明显差异（$P < 0.05$）；饥饿 9 天时，谷氨酰胺组与饥饿组较 7 天组无明显增加（表 13-10，图 13-35）。

表 13-10 小肠组织中 MDA 含量比较（$\overline{X}\pm s$）

组别	时间（d）	MDA 的含量（nmol/mgprot）
对照组（n=10）	0	2.81 ± 0.37
饥饿组（n=10）	3	3.86 ± 0.36*
	5	4.88 ± 0.37*
	7	5.15 ± 0.16*
	9	5.11 ± 0.13*
谷氨酰胺组（n=10）	3	3.55 ± 0.27#▲
	5	4.03 ± 0.15*▲▲
	7	4.37 ± 0.59*▲▲
	9	4.43 ± 0.12*▲▲

与对照组比较：#$P < 0.05$，* $P < 0.01$；与同日饥饿组比较：▲$P < 0.05$，▲▲$P < 0.01$

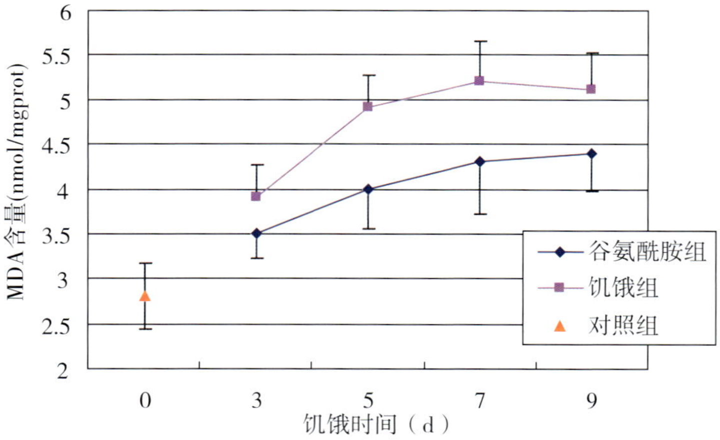

图 13-35 小肠匀浆 MDA 含量的组间比较（n=10）

3. 门静脉血浆内毒素检测结果　两实验组门静脉血内毒素值在饥饿 3 天时开始升高，到饥饿 7 天达到高峰，之后缓慢下降，但仍明显高于对照组。在饥饿后各时相与对照组相比均明显升高（$P < 0.01$）。谷氨酰胺组各时相均明显低于饥饿组（$P < 0.01$）（表 13-11，图 13-36）。

表 13-11　门静脉血内毒素检测结果（$\bar{X} \pm S$）

组别	时间（d）	内毒素（Eu/ml）
对照组（n=10）	0	0.0340 ± 0.0132
饥饿组（n=40）	3	0.5271 ± 0.0749*
	5	0.5463 ± 0.0657*
	7	0.6239 ± 0.0859*
	9	0.5875 ± 0.1408*
谷氨酰胺组（n=40）	3	0.3224 ± 0.0651*▲
	5	0.3894 ± 0.0326*▲
	7	0.4644 ± 0.0766*▲
	9	0.4137 ± 0.0672*▲

与对照组比较：#$P < 0.05$，* $P < 0.01$；与同日饥饿组比较：▲$P < 0.01$

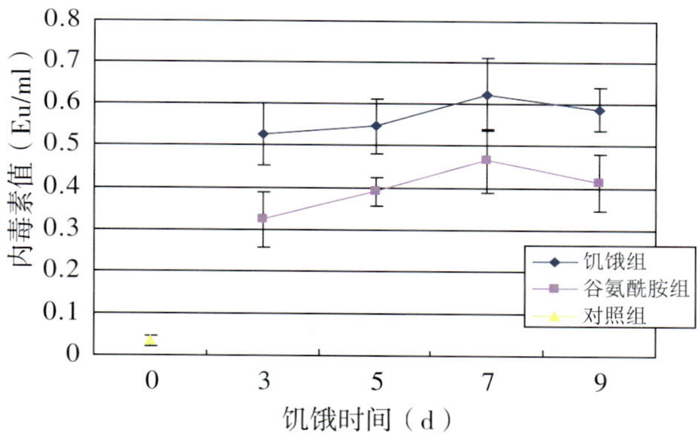

图 13-36　血浆内毒素浓度变化组间比较（n=10）

（二）以 GLE-β 干预组为例实验结果

1. 大鼠一般行为观察及体重变化

（1）一般行为观察：大鼠在食物剥夺 3 天内精神状态良好，觅食行为活跃，对声光刺激反应敏感，攻击性强。全饥饿 5 天后，可见毛发光泽度下降，脱毛增多，觅食行为仍活跃。全饥饿 7 天后，大鼠陆续出现行走不稳，精神萎靡，觅食行为差。上述反应以全饥饿组出现为早。

（2）体重变化：选取全饥饿 9 天组和干预 9 天组为代表，进行饥饿应激前后体重比较（表 13-12）、体重下降量变化比较（表 13-13）。由表 13-12 可见，两组大鼠饥饿开始时，体重无统计学差异；至饥饿 9 d，两组大鼠的体重下降率分别为 31.64% 、28.45%，无统计学差异。由表 13-13 可见，饥饿初期，大鼠体重下降急剧增加，随后体重维持在平稳下降状态，在实验各时相点全饥饿组与干预组之间的体重均无统计学差异。

表 13-12 饥饿应激前后体重比较

组别	例数	体重（g）
对照组	10	244.18±6.62
GLE-β 组饿 3 天	10	214.71±8.87
GLE-β 组饿 5 天	10	192.69±10.91
GLE-β 组饿 7 天	10	189.37±24.89
GLE-β 组饿 9 天	10	174.90±9.49
全饥饿组饿 3 天	10	205.15±10.20
全饥饿组饿 5 天	10	176.80±13.14
全饥饿组饿 7 天	10	174.79±9.49
全饥饿组饿 9 天	10	169.35±14.20

注：GLE-β 组与全饥饿组比较，无显著性差异（$P > 0.05$）

表 13-13 体重下降量的变化

天数	GLE-β 组下降体重（g）	全饥饿组下降体重（g）
3	19.48±7.07	25.04±8.29
5	14.15±4.59	16.25±1.84
7	12.25±3.37	12.35±2.58
9	9.20±2.32	8.56±5.01

注：GLE-β 组与全饥饿组比较，在实验各时相点比较均无显著性差异（$P > 0.05$）

2. 小肠组织病理改变及黏膜形态学计量

（1）小肠组织病理观察：正常小肠黏膜绒毛呈指状突起，绒毛较长，其高度是隐窝的数倍，有散在少量淋巴细胞浸润，表面覆以柱状上皮细胞，其肠腔面可见浓集的刷状缘。绒毛中轴的固有层内有 1 ~ 2 条纵行的毛细淋巴管，称中央乳糜管。黏膜固有层可见肠腺的不同断面。

光镜观察可见，健康对照组小肠绒毛形态整齐而规则，上皮细胞排列整齐，形态正常，未见细胞坏死等表现。实验后期，全饥饿应激组小肠绒毛数量减少，变短变粗，互相融合，形态极不规则，并且存在绒毛断裂现象，肠腔内出现大小不等的绒毛碎片，有的绒毛已经消失；上皮细胞大小不一，排列紊乱，可见细胞变性坏死等改变；黏膜层及固有层厚度变薄，小肠腺变短变细，呈萎缩样变。GLE-β 组与全饥饿组相比，小肠绒毛形态完整，排列整齐，无断裂现象；上皮细胞依旧排列整齐，有少量细胞变性，未见细胞坏死现象；腺体萎缩情况较轻。

（2）肠黏膜形态学计量（表 13-14）：小肠绒毛高度测量：全饥饿组与 GLE-β 组在实验各时相点呈进行性下降，均低于对照组，有显著性差异，与对照组相比，全饥饿组 3 天、5 天、7 天、9 天（$P < 0.01$）；GLE-β 组 3 天、5 天、7 天、9 天（$P < 0.01$）。GLE-β 组小肠绒毛高度在实验各时相点均高于全饥饿组，与全饥饿组相比，实验第 9 天差异无显著性；3 天（$P < 0.05$）、5 天、7 天（$P < 0.01$）差异均有显著性。

肠黏膜厚度测量：全饥饿组与 GLE-β 组在实验各时相点均低于对照组，有显著性差异，全饥饿组 3 天，5 天、7 天、9 天（$P < 0.01$）；GLE-β 组 3 天、5 天，7 天、9 天（$P < 0.01$）。GLE-β 组小肠黏膜厚度在实验各时相点均高于全饥饿组，与全饥饿组相比，GLE-β 组实验第 7 天（$P < 0.05$），3 天、5 天、9 天（$P < 0.01$）差异均有显著性。

肠绒毛表面积测量：全饥饿组 3 天、5 天、7 天、9 天均低于对照组（$P < 0.01$）；GLE-β 组 3 天、5 天、7 天、9 天低于对照组（$P < 0.01$）。与全饥饿组相比，GLE-β 组肠绒毛表面积在实验 7 天、9 天高于全饥饿组（$P < 0.01$）。

表 13-14　大鼠肠黏膜形态学参数测值

组别	时间（d）	肠绒毛高度（μm）	肠黏膜厚度（μm）	肠绒毛表面积（μm^2）
对照组	0	323.48 ± 18.43	538.17 ± 15.68	84791.72 ± 7696.21
全饥饿组	3	252.27 ± 18.59**	359.44 ± 14.99**	50234.17 ± 4839.51**
	5	194.87 ± 15.54**	277.19 ± 35.39**	39106.42 ± 6163.58**
	7	193.04 ± 17.18**	272.75 ± 22.12**	27984.69 ± 5803.81**
	9	125.69 ± 17.71**	179.71 ± 27.04**	23302.32 ± 5190.14**
GLE-β 组	3	275.42 ± 32.05**△	418.96 ± 32.79**△△	50392.97 ± 8805.69**
	5	253.58 ± 11.87**△△	377.30 ± 19.40**△△	41997.61 ± 7388.42**
	7	250.05 ± 14.49**△△	334.42 ± 16.93**△	38718.00 ± 4969.62**△△
	9	178.83 ± 25.08**	254.93 ± 38.63**△△	36547.36 ± 7102.55**△△

注：与对照组比较**（$P < 0.01$）；与同一天全饥饿组比较△（$P < 0.05$），△△（$P < 0.01$）

（3）血浆 DAO 活性（U/ml）的比较（表 13-15，图 13-37）：DAO 存在于哺乳动物小肠黏膜层的肠绒毛上皮细胞内，其活性反映了小肠黏膜上皮细胞的结构与功能状况。实验发现，全饥饿组在饥饿应激后 DAO 活性升高，饥饿第 5 天达峰值（$P < 0.01$）；之后逐渐降低，第 7 天、9 天仍高于对照组（$P < 0.01$）。GLE-β 组在饥饿第 3 天，DAO 活性高于对照组，但差异无显著性；之后逐渐升高，第 7 天达峰值（$P < 0.01$）。全饥饿组与 GLE-β 组在实验各时相点比较，饥饿第 5 天、7 天 DAO 活性差异有显著性（$P < 0.01$），第九天 DAO 仍有活性差异（$P < 0.05$）。

表 13-15　血浆 DAO 活性的变化

组别	时间（d）	血浆 DAO 活性（U/ml）
对照组	0	0.260 ± 0.044
全饥饿组	3	0.312 ± 0.038
	5	0.464 ± 0.013**
	7	0.422 ± 0.064**
	9	0.373 ± 0.037**
GLE-β 组	3	0.291 ± 0.052
	5	0.303 ± 0.038△△
	7	0.339 ± 0.065*△△
	9	0.314 ± 0.047△

注：与对照组比较 *（$P < 0.05$），**（$P < 0.01$）；与同一天全饥饿组比较△（$P < 0.05$），△△（$P < 0.01$）

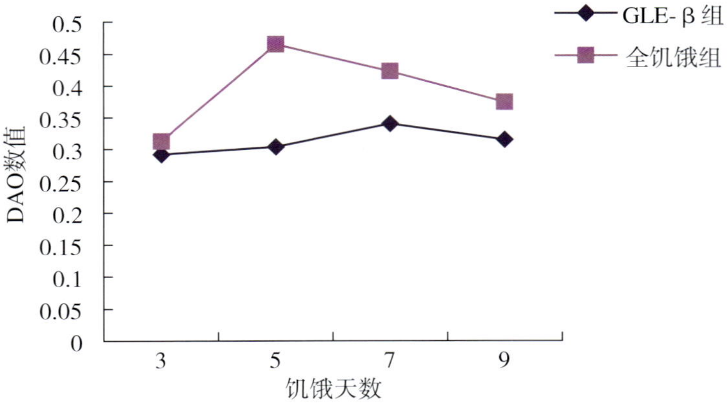

图 13-37 血浆 DAO 活性变化趋势图

（4）血浆 D- 乳酸浓度（μg/ml）比较（表 13-16，图 13-38）：D- 乳酸是肠道细菌特有的代谢产物，在机体内不参与代谢反应，血浆 D- 乳酸含量变化可反映肠黏膜通透性的改变。实验发现，全饥饿组在饥饿第 3 天 D- 乳酸浓度已开始升高（$P < 0.05$）；其后继续升高，在第 7 天达峰值（$P < 0.01$）；之后开始下降，但第 9 天仍高于对照组（$P < 0.01$）。GLE-β 组 D- 乳酸浓度在实验各时项点亦均高于对照组，3 天、5 天组差异无显著性（$P > 0.05$）；之后逐渐升高，9 天达峰值（$P < 0.05$）；第 7 天仍高于对照组（$P < 0.05$）。全饥饿组与 GLE-β 组比较，饥饿第 5 天、7 天 D- 乳酸浓度差异有显著性（$P < 0.01$），饥饿第 9 天仍有差异性（$P < 0.05$）。

表 13-16 血浆 D- 乳酸浓度的变化

组别	时间（d）	血浆 D- 乳酸浓度（μg/ml）
对照组	0	2.58 ± 0.45
全饥饿组	3	3.15 ± 0.34*
	5	3.34 ± 0.37**
	7	4.62 ± 0.49**
	9	3.62 ± 0.48**
GLE-β 组	3	2.75 ± 0.53
	5	2.83 ± 0.53△△
	7	3.19 ± 0.33*△△
	9	3.28 ± 0.48*△

注：与对照组比较 *（$P < 0.05$），**（$P < 0.01$）；与同一天全饥饿组比较△（$P < 0.05$），△△（$P < 0.01$）

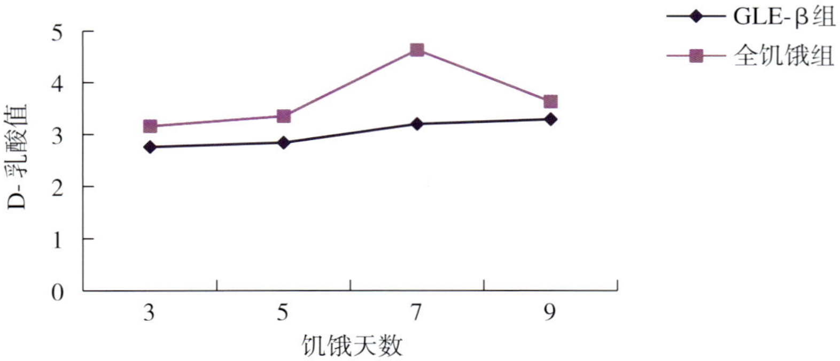

图 13-38 血浆 D- 乳酸浓度变化趋势图

（5）增殖细胞核抗原（PCNA）检测（表 13-17）：PCNA 是保存良好的 DNA 多聚酶 σ 的辅酶蛋白，它的表达是反映细胞增殖程度的一项客观指标。镜下可见，PCNA 阳性细胞位于小肠黏膜层的肠腺内，主要为肠腺基底部的上皮细胞，细胞核呈棕黄色中度阳性反应，绒毛上皮细胞内为阴性。

由表 13-17 可以看出，在不同的观察点，与对照组相比，全饥饿组 3 天、5 天、7 天、9 天小肠 PCNA 阳性细胞的分布较对照组少（$P < 0.01$）；GLE-β 组在第 3 天、5 天、7 天、9 天也少于对照组（$P < 0.01$），但与全饥饿组相比，仍高于全饥饿组（$P < 0.01$）。

表 13-17　PCNA 阳性细胞计数

组别	时间（d）	PCNA 阳性细胞数
对照组	0	22.13 ± 3.04
GLE-β 组	3	15.17 ± 2.91** △△
	5	13.97 ± 4.01** △△
	7	11.57 ± 1.51** △△
	9	10.29 ± 2.36** △△
全饥饿组	3	11.85 ± 1.46**
	5	8.42 ± 0.89**
	7	7.71 ± 0.95**
	9	6.42 ± 1.51**

注：与对照组比较 **（$P < 0.01$）；与同一天全饥饿组比较△△（$P < 0.01$）

（三）全饥饿状态下和复食后不同时间窗行为记忆功能测试及同步血浆 NSE、S-100B 蛋白定量检测

1．血清 S100B、NSE 蛋白检测　饥饿组血清 S100B 蛋白、NSE 水平在饥饿 3 天后开始降低，至第 5 天降至最低，此后逐渐升高，第 9 天升至最高。对照组血清 S100B 蛋白、NSE 水平相对稳定且不随时间延长而发生明显变化（表 13-18，图 13-39）。

表 13-18　不同时间血清 S100B 蛋白、NSE 含量（μg/L，x ± SD）

分组	例数（n）	S100B 蛋白	NSE
A- Ⅰ组（对照组）	8	1.51 ± 0.55	11.59 ± 3.06
A- Ⅱ组（饥饿 3 天组）	8	1.51 ± 0.40	10.66 ± 1.87
A- Ⅲ组（饥饿 5 天组）	8	0.83 ± 0.23 *	8.13 ± 3.46 *
A- Ⅳ组（饥饿 7 天组）	8	1.65 ± 0.27	13.69 ± 1.69
A- Ⅴ组（饥饿 9 天组）	8	2.04 ± 0.42 *	16.05 ± 1.70 *

注：* 与对照组相比 $P < 0.05$

2．全饥饿与复食后各组大鼠学习记忆实验结果　水迷宫实验中，前 6 天定位航行试验中 B- Ⅱ、B- Ⅲ组与对照 B-Ⅰ组比较其上台前平均时间均缩短，其中第 1 天和第 2 天与对照组比较有明显差异（$P < 0.05$）。其余无明显差异（$P > 0.05$）。B- Ⅳ组与对照 B- Ⅰ组比较上台前时间均延长但无明显差异（$P > 0.05$）。B- Ⅴ组对照 B- Ⅰ组比较上台前时间均延长，其中第 1、第 4 天上台前时间与对照 B-Ⅰ组比较有明显差异（$P < 0.05$）。饥饿后复食组平均速度与对照组无差异（$P > 0.05$）。第 7 天空间搜索试验中撤平台后 B- Ⅱ、B- Ⅲ组其站台穿越次数大于对照 B- Ⅰ组，但是无差异（$P > 0.05$），

站台停留时间百分比大于对照 B-Ⅰ组但是无差异（$P > 0.05$）。B-Ⅳ、B-Ⅴ组其站台穿越次数小于对照 B-Ⅰ组，但是无差异（$P > 0.05$）。站台停留时间百分比小于对照 B-Ⅰ组并且有统计学意义（$P < 0.05$）（表 13-19 ～表 13-21，图 13-40 ～图 13-47）。

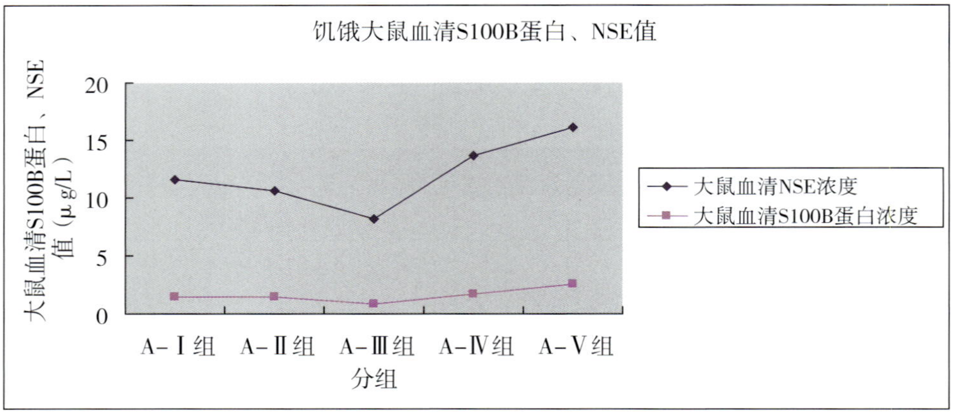

图 13-39 不同时间血清 S100B 蛋白、NSE 含量（μg/L）

表 13-19 大鼠 Morris 水迷宫定位航行试验成绩（x±SD，n=8）

分组	上台前总时间（s）					
	第 1 天	第 2 天	第 3 天	第 4 天	第 5 天	第 6 天
B-Ⅰ组	32.38±7.39	23.76±6.55	19.25±4.57	15.5±10.46	13.4±6.04	10.5±2.91
B-Ⅱ组	17.9±6.00*	11.5±3.10*	16.84±5.59	15.50±4.62	13.3±3.35	8.78±1.56
B-Ⅲ组	21.4±6.12*	15.8±5.33*	12.06±2.86	13.81±3.06	13.2±3.85	9.60±2.73
B-Ⅳ组	44.9±20.45	24.7±11.46	26.56±9.50	15.84±6.70	14.9±4.58	10.0±2.69
B-Ⅴ组	79.8±19.35*	37.6±21.80	26.7±12.88	28.2±18.92*	19.0±12.50	17.5±7.12

注：* 与对照组相比 $P < 0.05$

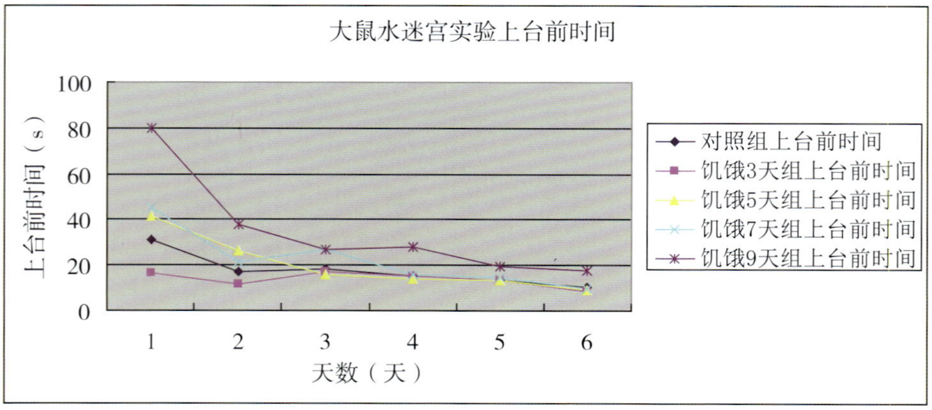

图 13-40 大鼠水迷宫实验上台前时间（s）

表 13-20　大鼠 Morris 水迷宫实验平均速度成绩（x±SD，n=8）

分组	平均速度（cm/s）					
	第 1 天	第 2 天	第 3 天	第 4 天	第 5 天	第 6 天
B-Ⅰ组	17.0±2.02	17.7±2.49	18.2±3.12	16.9±2.79	16.0±3.09	15.8±2.20
B-Ⅱ组	17.7±2.98	15.6±2.64	18.1±1.91	16.3±2.20	17.2±1.18	15.0±2.48
B-Ⅲ组	17.9±2.28	16.9±2.20	17.0±3.13	15.3±2.74	15.6±2.29	15.6±3.31
B-Ⅳ组	18.3±3.22	16.1±2.65	18.4±2.60	16.2±2.17	17.7±2.41	15.7±2.65
B-Ⅴ组	19.9±2.14	18.6±3.62	18.5±3.27	17.2±2.85	16.5±4.09	17.6±4.26

注：以上 B-Ⅱ、B-Ⅲ、B-Ⅳ、B-Ⅴ组数据与对照组 F 组相比 $P>0.05$

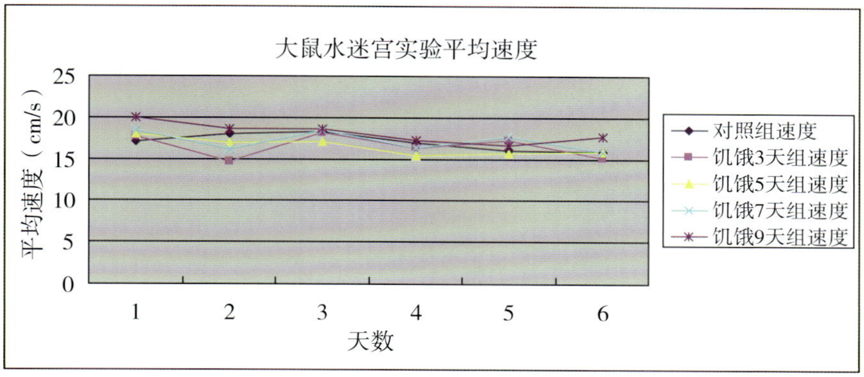

图 13-41　大鼠水迷宫实验平均速度（cm/s）

表 13-21　大鼠 Morris 水迷宫空间搜索试验成绩

分组	例数（n）	穿越原平台相应位置的次数	平台象限停留百分比（%）
B-Ⅰ组	8	5.50±3.17	46±7
B-Ⅱ组	8	5.38±2.26	40±7
B-Ⅲ组	8	6.38±2.62	42±9
B-Ⅳ组	8	3.25±1.28	31±4 *
B-Ⅴ组	8	5.00±1.19	36±15*

注：*与对照组相比 $P<0.05$

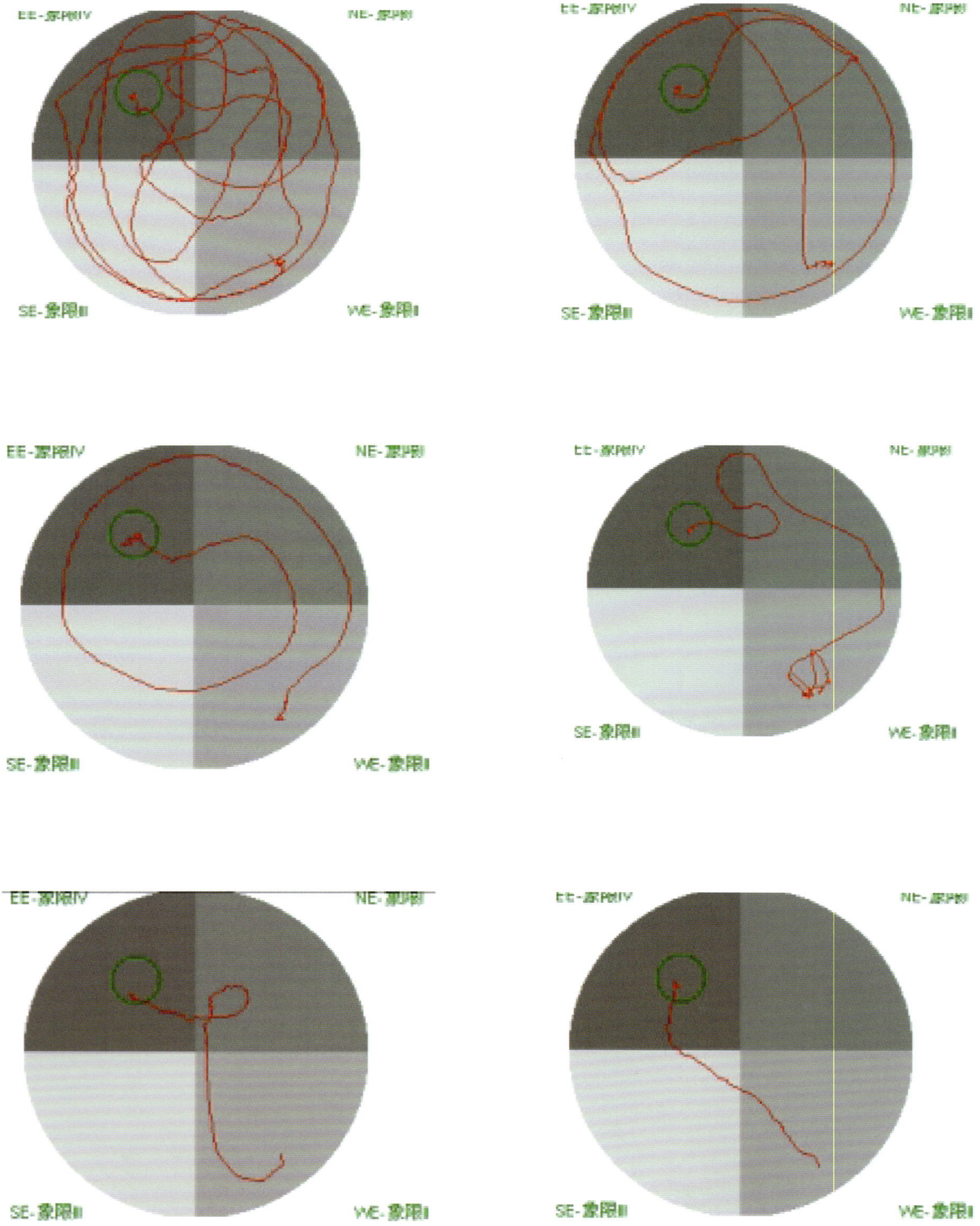

图 13-42　对照组（B-Ⅰ组）水迷宫定位航行试验 1 ～ 6 天轨迹图（第二象限入水）

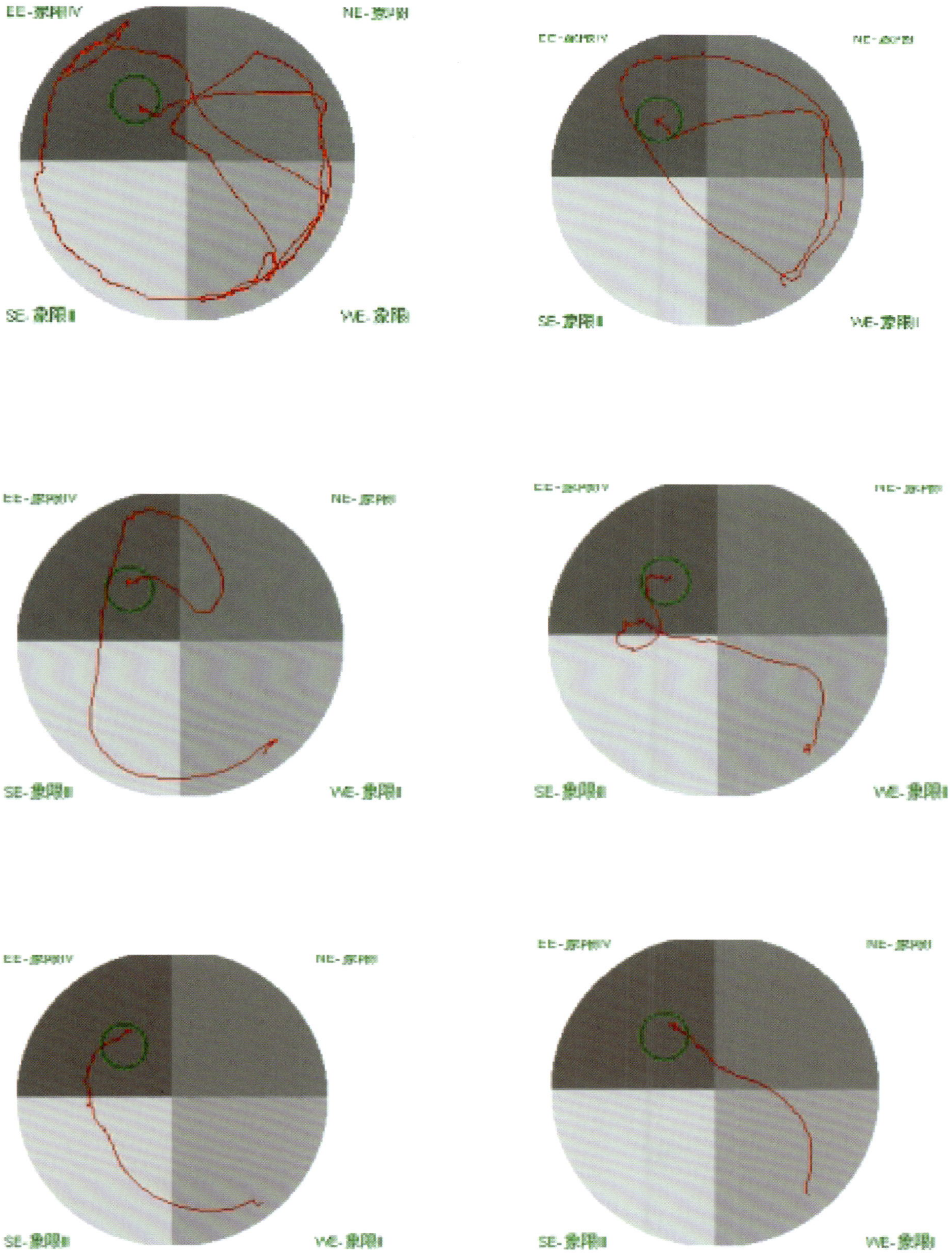

图 13-43　饥饿 3 天复食组（B-Ⅱ组）水迷宫定位航行试验 1 ~ 6 天轨迹图（第二象限入水）

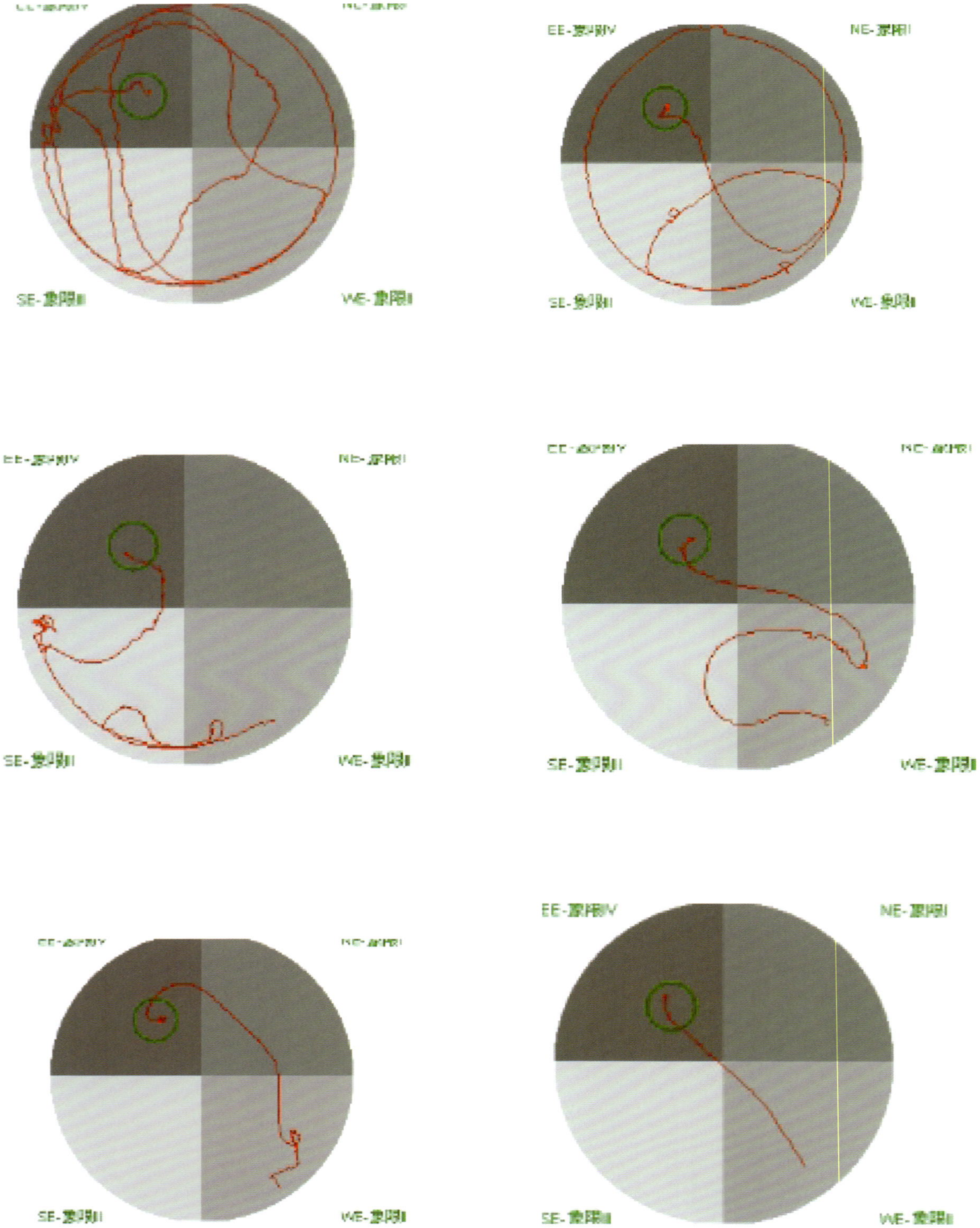

图 13-44 饥饿 5 天复食组（B-Ⅲ组）水迷宫定位航行试验 1 ～ 6 天轨迹图（第二象限入水）

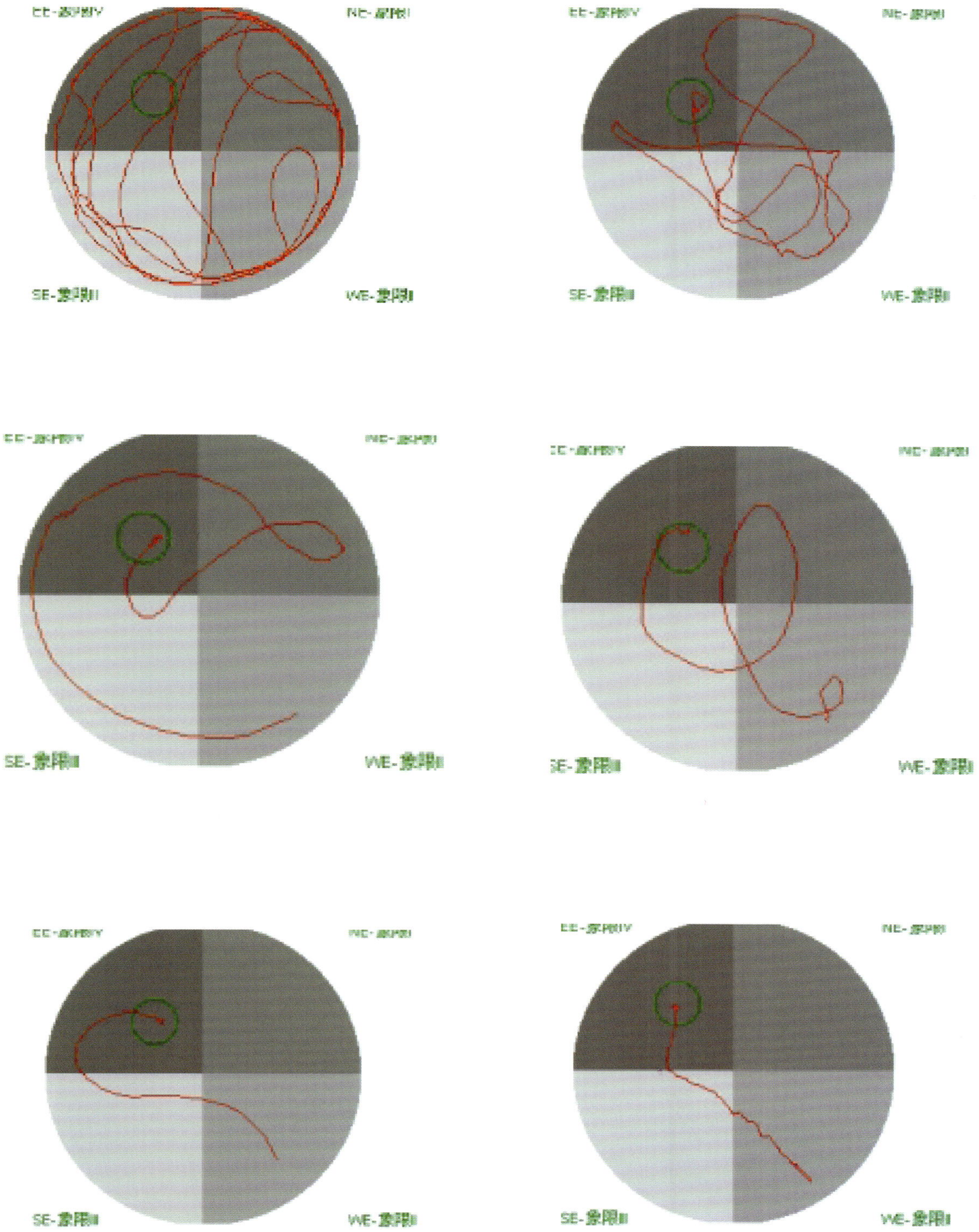

图 13-45　饥饿 7 天复食组（B-Ⅳ组）水迷宫定位航行试验 1 ~ 6 天轨迹图（第二象限入水）

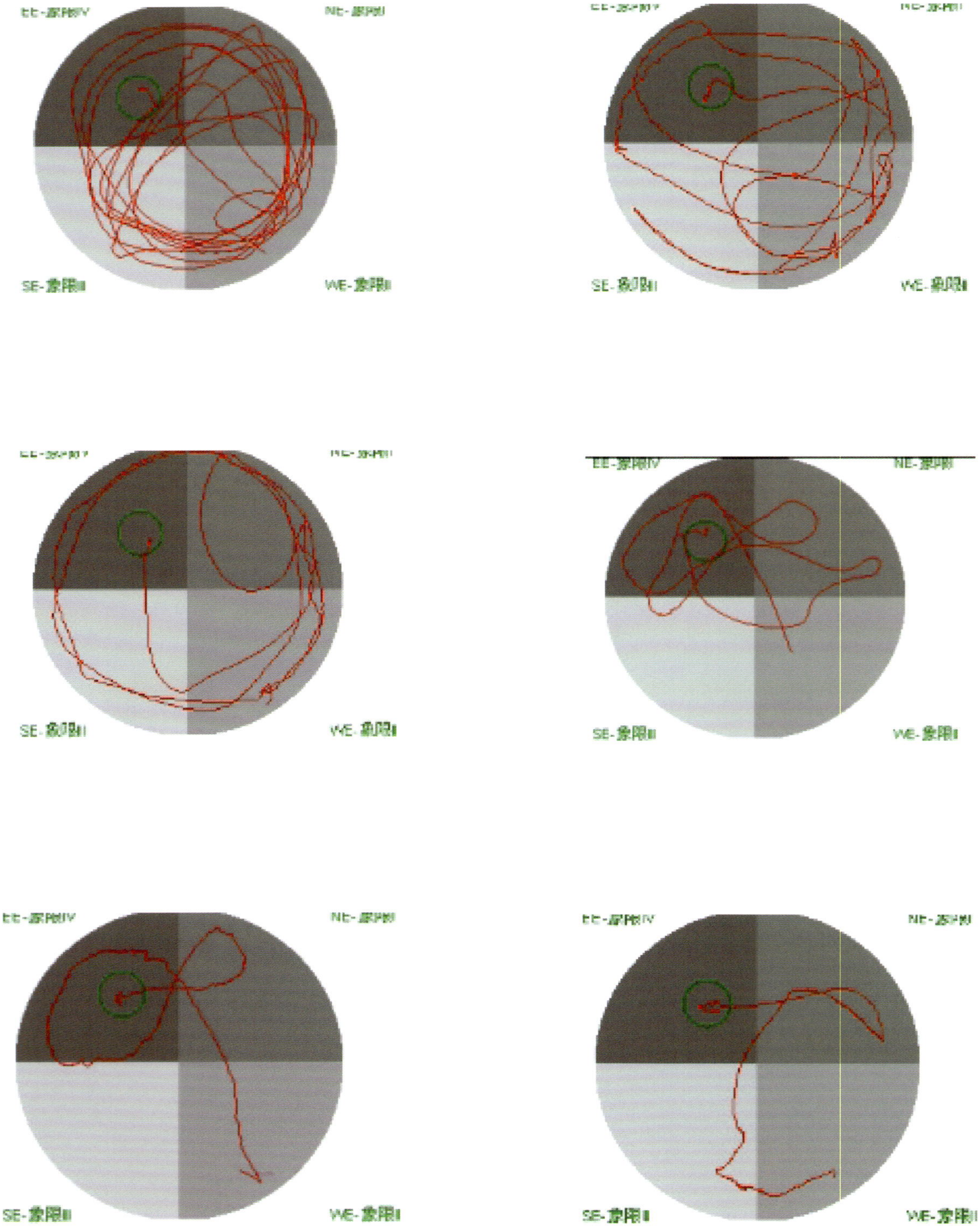

图 13-46　饥饿 9 天复食组（B-Ⅴ组）水迷宫定位航行试验 1 ～ 6 天轨迹图（第二象限入水）

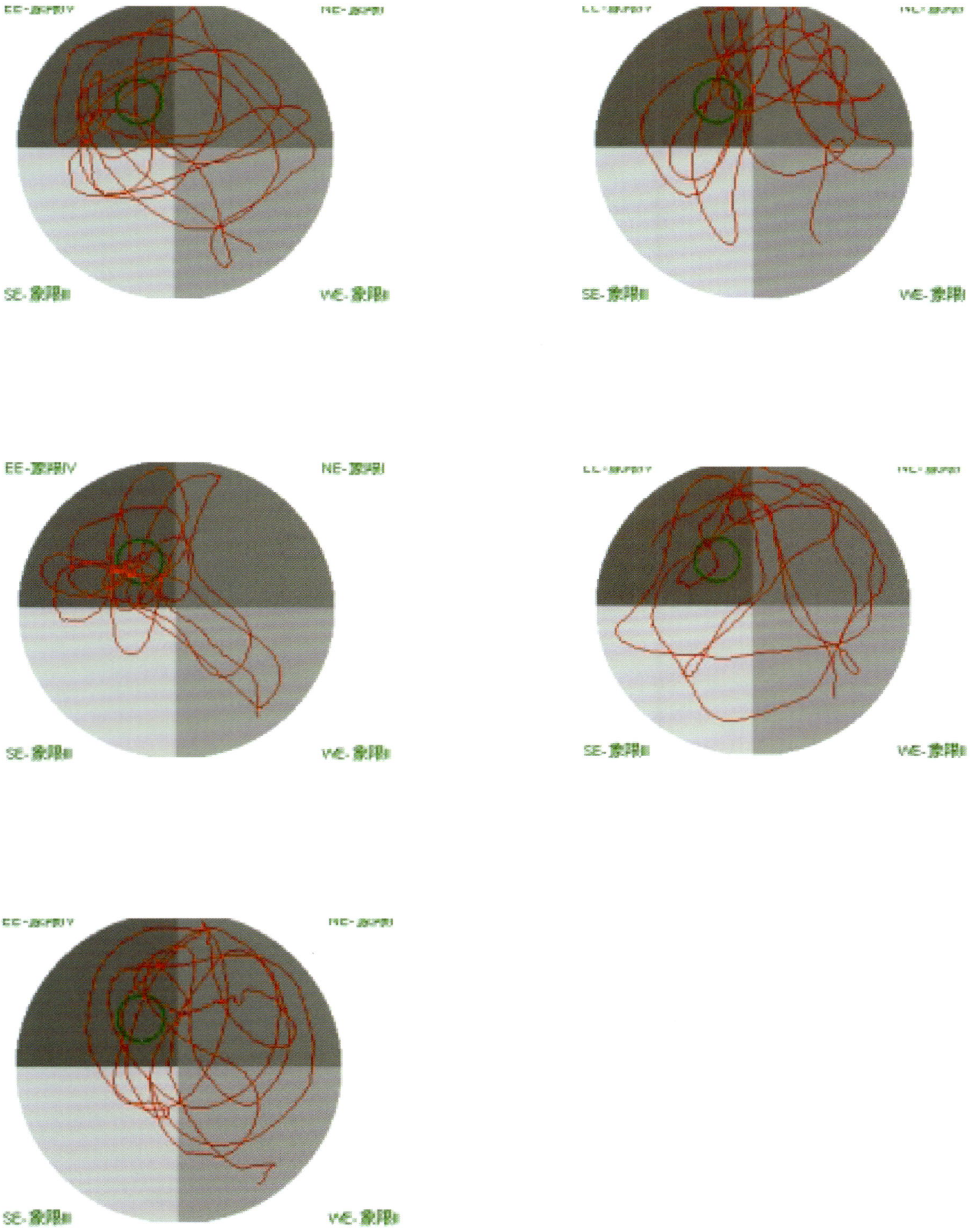

图 13-47　第 7 天撤平台后 F、B-Ⅱ、B-Ⅲ、B-Ⅳ、B-Ⅴ五组空间搜索试验轨迹图

五、总结

1．成年健康雄性 SD 大鼠，在无水无食条件下只能存活 4 ～ 5 天，在有水无食条件下最长能够存活 9 天。SD 大鼠在全饥饿过程中，在日渐体重减轻、体能下降、皮毛粗糙稀疏的同时，也逐渐出现反应性迟钝、精神萎靡、自第 7 天开始陆续死亡。体重明显下降，大脑重量在死亡前并无明显下降，只要大脑一开始脱水，重量下降，全身状况就像瀑布一样，很快陷入衰竭而死亡。由此可以推论，全饥饿状态下，不论持续多久，只要意识清楚就没有衰竭到濒临死亡的地步。由于脑细胞的代谢只能利用葡萄糖，而不能利用脂肪和蛋白质，所以钻孔成功后及时补充水和葡萄糖是必要的。

2．全饥饿状态下，随着时间的延长，肠黏膜广泛受损，损伤指数大幅上升，表现为绒毛排列紊乱，乳糜管和血管扩张，红细胞浸润或出血，上皮细胞变性、坏死、与固有层分离、部分脱落、绒毛折断以至固有层裸露。黏膜肌层水肿、出血、裂解。同时肠黏膜上皮细胞凋亡过度，且随饥饿时间延长而加重。此乃机械屏障功能受损的表现。另外，随着饥饿时间的延长，肠道黏液 SIgA 的含量逐渐下降，同时与 SIgA 的变化趋势相似，肠道树突状细胞的数量也在减少，成熟性下降（CD11c、CD80 表达减少），小肠黏膜 $CD4^+$、$CD8^+$ T 淋巴细胞的表达也逐渐降低，均表现为免疫屏障功能的损害。由此说明，全饥饿状态下，肠道功能的受损主要表现为机械屏障和免疫屏障功能的损害。

3．机械屏障和免疫屏障功能损害的结果导致肠道黏液通透性增加，内毒素移位和肠源性细菌移位，成为多脏器功能衰竭的"启动子"。

4．全饥饿状态下，机械屏障和免疫屏障功能损害的分子生物学机制为 NO、MDA 的增加和 SOD 的下降以及 TNF-α、IL-6 的含量逐渐升高。

5．谷氨酰胺、精氨酸能有效降低饥饿大鼠肠黏膜细胞损伤程度，有限度地维持饥饿应激大鼠肠黏膜形态、结构的完整性。从而提示谷氨酰胺、精氨酸对全饥饿大鼠具有明显而有限度的肠黏膜保护作用。这与使用谷氨酰胺后可以明显减少细胞产生过量 NO，精氨酸可明显增强肠黏膜的免疫功能有关。但是二者并不能完全阻止饥饿后肠黏膜屏障受损。

6．GLE-β[谷氨酰胺（glutamine，Gln），L- 精氨酸（L-Arginine，L-Arg），维生素 E（VitaminE，VE），β- 胡萝卜素（Beta-Carotene，BC）] 能够有效降低饥饿应激大鼠肠上皮细胞损伤及肠黏膜通透性的升高，维持饥饿应激大鼠肠黏膜形态、结构的完整性。从而避免因肠道屏障功能破坏而导致肠黏膜损伤、通透性增高、细菌和毒素的移位。GLE-β 对饥饿应激大鼠肠黏膜屏障的保护作用可能与其维持小肠上皮细胞的增殖与修复和防止自由基损害上皮细胞骨架有关。GLE-β 通过强力抗自由基作用可以起到改善肠黏膜上皮细胞凋亡过度的现象，从而起到保护肠黏膜屏障功能的作用。由于 GLE-β 无任何副作用，故可以作为钻孔成功后在补充水、电解质和糖的同时，给予肠道黏膜功能保护剂使用。

7．SPV 混合剂是一种以多黏菌素 B、维生素 B_6 为亲和配基固定到呈层纹状结构的思密达载体上的新型内毒素亲和吸附剂，具有保护肠道黏膜、中和吸附内毒素、不被肠黏膜吸收、不易造成肝肾功能损害等药理作用。对于超过 3 天受困人员升井后的治疗措施之一，早期口服 SPV 混合剂可能具有预防肠黏膜损害、从源头上阻断内毒素的释放和细菌移位的作用。

8．饥饿状态下和复食后不同时间窗水迷宫测试及大鼠血清 S100B 蛋白、NSE 水平检测，提示连续饥饿超过 7 天可能发生脑组织损伤。尽管饥饿 9 天后恢复饮食，亦可对大鼠的学习记忆能力遗留不良的影响。

第二节 矿山井下被困人员的生命支持、心理干预及医疗救援方法的研究

一、生命支持、心理干预及医疗救援的前提条件

（一）依赖钻孔救援成功

根据矿山井下灾害种类分析矿山救援适用条件，确定不同灾害的救援钻孔技术方案，在救援钻孔准确定位（GPS 定位法、地面物探法）后，采用潜孔锤钻进工艺、正循环钻井工艺、反循环钻井工艺等适合性救援钻孔快速施工技术，使得矿山井下盲巷或空气泡钻孔救援成功。

（二）依赖通信系统的建立

在无线双频 MESH 组网多媒体中继远传理论分析和研究基础上，通过“矿井生命信息钻孔探测通信装备”，与矿山井下盲巷或空气泡内被困人员建立通信联系，明确受困人员生存及身体状况。

（三）根据受困人员生存状况确定需求

1．生存状况分析 冒顶、片帮等事故造成盲巷无有毒有害气体，生存空间大，机会多；透水等事故有上山盲巷、空气泡水面以上空气被压缩，有生存空间；火灾、瓦斯爆炸后缺氧、有毒气体，生存可能性小等。根据以上特点，分析受困人员生存条件。

矿井发生水灾后，矿工往往被困在井下，在适当地点等待救助。抢险救灾过程中，各级领导和救灾指战员，一定要遵照“积极抢险”的原则，争时间、抢速度，为使遇险人员尽早脱险而努力奋战。但是，有时也会出现这种情况：遇险人员在较长时间内还没有被营救出来时，有人便认为他们不能活着救出，因而决心不大，信心不足。特别是当外部水位高于遇险人员工作地点的标高时，便认为遇险者已失去生存条件，在抢救时行动迟缓，甚至失去生命。因此，必须根据技术资料和实际情况，对水灾后井下被困人员的生存条件进行分析，做到心中有数。

下面通过被困地点存在空气的可能性、空气成分的变化以及被困人员生理变化的分析，判断被困人员的生存条件和生存时间。

（1）对井下发生水灾后，遇险人员被困地点存在空气的可能性分析：空气是遇险人员生存的首要条件。只要有空间，就有空气存在，人就有生存的可能。因此，矿井发生水灾后，心须根据透水情况，进行科学分析，判断遇险地点是否有空气存在。

1）当遇险地点的标高比外部水位的标高高时，若无特殊情况，完全可以肯定遇险地点有空气存在。

2）当遇险地点的标高比外部水位的标高低时，情况比较复杂。根据矿井水灾的具体情况，大致可分为两类：

A．由于井下发生透水事故时，一般来势凶猛，大水向下奔流，将下部巷道中的空气挤出，使下部巷道被水淹没。这就是说，井下发生透水事故时，洪水能直接涌入位于透水点下部的巷道，是不会有空气存在的。

B．矿井发生透水事故后，洪水往往首先将下部的水平巷道或倾斜巷道淹没，使这些巷道没有排泄空气的间隙，而与这些巷道相联通的上部巷道，若不漏气，即使在外部水位标高比其高时，也不会被淹没，巷道内有空气存在。

例如，某矿在掘进轨道反上山时遇老窑积水区，发生透水事故，洪水首先淹没轨道和皮带反上

山下口的水平巷道，使皮带反上山掘进头的空气排不出去，因此皮带反上山掘进头就有空气存在。13 名矿工被堵在这个空间内。再者，当时外部水位比反上山掘进头的标高高出 54 m，即被困地点的空气压力达到了 6.4 个大气压。当时被困地点有一趟风管通到上部，透水后，有人为了向被困地点供风，打开了压风管。但是被困地点的空气却通过压风管道向外排泄，从而使被困空间的水位往上升。有 1 名遇险人员发现后，及时闭了压风管，从而防止了由于空气外泄引起被困地点的水位上升。由于救灾人员争分夺秒加强排水进度，经过近 100 h 的努力，终将被困人员救出。由于透水时水位缓慢上升，排水时水位缓慢下降，人体在此过程中基本上保持内外压力平衡状态，因此人员救出时，外部压力变化对人体影响不大。

（2）对井下被困地点空气质量的分析

1）氧气浓度降低：造成氧气浓度降低的因素如下。

A．有机物的氧化；

B．煤和岩石中放出瓦斯、二氧化碳等，使空气中的氧气浓度相对降低；

C．遇险人员的呼吸消耗氧气，这是氧气浓度低的主要原因。当遇险人员被堵后，开始会有些激烈行动，但当发现没有通路脱险区时，一般会平卧不动，等待救助。

各个患者床旁。

A．开机：开启医疗车左侧电源总开关，再开启后侧电脑主机开关，最后开启显示器开关；

B．关机：关闭 Windows 系统，再关闭显示器开头，最后关闭电源总开关；

C．扫码器的使用：将扫码器 USB 接头插入 USB 接口处即可使用；

D．电源维护：充电 4 ～ 6 小时 / 天，指示灯显示电量＜ 25% 时，请及时充电，以防信息丢失。

2）二氧化碳浓度增加：

A．造成二氧化碳浓度增加的因素有：①有机物的氧化，消耗氧气，放出 CO_2 等气体；②从煤或岩石中放出 CO_2 或者在透水时将老空区中的 CO_2 气体压入遇险人员被困地点，使空气中 CO_2 浓度增加；③遇险人员呼吸时，放出 CO_2，这是 CO_2 浓度增加的主要原因。

B．二氧化碳对人体的危害（表 13-22）

表 13-22 二氧化碳对人体的危害

二氧化碳浓度（%）	人体反应
1	呼吸感到急促
3	呼吸频率增加，呼吸量增加 1 倍，加速疲劳
5	呼吸困难，血液循环加快，耳鸣
10	头痛，强烈喘息，身体极度虚弱无力
10 ～ 20	短时间失去知觉，呈昏迷状态，停止呼吸
20 ～ 25	窒息死亡

因此，《煤矿安全规程》规定，在采掘工作面进风流中，CO_2 浓度不得超过 0.5%，在矿井总回巷或一翼回巷中，CO_2 浓度不得超过 0.75%；在采掘工作面进风流中，CO_2 浓度不得超过 1.5%.

3）有害气体增加：在矿井下被堵空间的空气中，有害气体浓度超过《煤矿安全规程》所规定的最高允许浓度时则会对人体造成损害。当有害气体浓度继续增加，并分别达到以下数值：CO 达到 0.4%、H_2S 达到 0.025%、SO_2 达到 0.05% 时，在矿井下被堵空间是否有有害气体涌入以及有害气体的增加情况，一定要认真考虑。

4）根据矿井下被堵空间体积和空气质量的变化计算被堵人员生存的最长时间，计算方法有两种：O_2 浓度减少到 10% 和 CO_2 增加到 10%，取其最小值。

例如，某煤矿发生井下透水事故后，在空气体积为 80 000 L 的被堵空间内有 4 名被困人员，计算他们的最长可生存的时间：

- 按 O_2 浓度减少到 10% 的方法计算：

未发生透水时巷道内空气中的氧气浓度为 20%，遇险人员被困后，由于呼吸使氧气浓度由 20% 下降到 10% 时，可供消耗的氧气量为：

$$80\,000 \times (20\% - 10\%) = 8000\ \text{L}$$

遇险人员被困后，按平卧静息状态下每分钟耗氧量 0.25 L 计算，则 4 人每小时耗氧量为 0.25 L × 4 人 ×60 分钟 = 60 L。

那么，4 名受困人员最长生存时间为 8000 L ÷ 60 L = 133.33 小时

- 按 CO_2 增加到 10% 的方法计算：

未发生透水时巷道内空气中的 CO_2 浓度为 1%，遇险人员被困后，由于人的呼吸，使 CO_2 浓度由 1% 增加到 10% 时，可供增加的 CO_2 量为：

$$80\,000 \times (10\% - 1\%) = 7200\ \text{L}$$

遇险人员被困后，按平卧静息状态下每人每分钟呼出的 CO_2 量 0.197 L 计算，则 4 人每小时呼出的 CO_2 量为 0.197 L × 4 人 ×60 分钟 = 47.28 L。

那么，4 名受困人员最长生存时间为 7200 L ÷ 47.28 L = 152.28 小时

用以上两种计算方法计算出受困人员可生存的最长时间，取其最小值，则为 133 小时。也就是说，只有在 133 小时以内完成解困，才能把这 4 名受困人员安全救出。

（3）对受困人员生命能源的分析：人之所以能生存，除了必需的空气之外，另一个主要的条件则是从食物中摄取能量，以保证人体的新陈代谢。但是，煤矿井下发生透水事故后，即便受困人员与外界断绝了食物来源，也能在被困地点生存较长时间。这是因为井下有水，即便不是清洁的饮用水。

据医学研究发现，人如果不吃不喝，生命只能维持 7 ～ 8 天，这是因为人体的 78% 是由水组成的。在长时间缺水的情况下，人体的新陈代谢就不能进行，人体的酸碱平衡就无法维持，体内的代谢废物无法排除，就会导致中毒以至死亡。但在透水情况下，井下有水喝，喝水就可以促进新陈代谢，消耗体内储存的糖、脂肪、蛋白质，以维持人体的能源供给，以此可以生存较长时间。根据计算一个体重为 65 kg 男子，体内储存的可供利用的能量，可以消耗 38 天左右；国外有生存 58 天的记录。而据我国处理透水事故者的统计，在发生透水事故时，在井下生存最长的时间为 34 天。因此，在井下水灾抢险救灾过程中，各级领导和救灾指战员，一定要遵照“积极抢险”的原则，争时间、抢速度，为使遇险人员尽早脱险而努力奋战，绝对不能动摇决心、丧失信心。

2. 身体状况评估　当钻孔救援成功，并与受困人员建立通信联系后，再详细了解整体和个体的生存、身体状况（包括空间大小、受困人数、空间压力、有否水源和食物、脉搏、呼吸、活动能力、沟通能力、心理状况、有否组织者等），同时开展心理干预［参见本节二、（三）］。

（四）根据孔径及深度确定支持方案

在满足 1、2 条件后，根据孔径及深度确定生命支持方案。

（五）成功救出升井后医疗救援方案

当受困人员被成功救出升井后，再根据盲巷的生存环境、被困时间、个体状况，确定医疗救援方案与心理应激治疗。

二、受困人员的生命支持

（一）矿山井下受困人员的生命极限

氧气是人生命的第一要素，医学实验研究证实，人停止呼吸后5分钟后就会出现脑细胞坏死，但是也有记载，吉尼斯世界纪录为15分钟。人的身体在真空中能存在多久？这是更致命的。从理论上说瞬间就可以膨胀爆炸。在某些特殊的情况下也会由于人体不适应而导致生命死亡。因此，在无氧条件下，人是不可能生存的，也就是说，在矿山井下事故导致的无氧条件下，被困人员的生命是难以维持到施救开始时。

据医学文献记载：在断水断食的情况下，人的生命只能维持7～8天；在有水无食的情况下，人的生命维持可以维持较长的时间。2003年7月12日陕西子长建设煤矿被困8天的9名矿工全部救活；2006年1月11日，徐州大黄山煤矿发生透水事件，被困在井下长达五天五夜、计127个小时之久的18名矿工，历尽艰险，终获生还；2009年7月12日，贵州黔西南州晴隆县中营镇新桥煤矿透水事故发生后，在井下400米处救出3名矿工，被困井下25天，计604小时，靠嚼煤渣喝污水生存。据我国处理透水事故者的统计，在发生透水事故时，在井下生存最长的时间为34天；而国外更有生存58天的记录。因此，不能轻易放弃救援和救治。

本项实验研究证实：大鼠在断水、断食情况下最多只能生存5天；随意喝水而完全禁食条件下，生命也只能维持8～9天，但在全身极度脱水情况下脑组织并不会脱水，一旦脑组织发生脱水，生命即宣告结束。由此说明，如果井下工作人员意识清楚，就不会有生命危险，一旦出现昏迷而又得不到及时救治，则可能会导致死亡。由此可以推测，只要钻孔救援成功，与受困人员建立了通信联系，只要及时补充水电解质，就暂时没有生命危险。

（二）被困人员的生命支持

1. 受困人员生存、身体状况分析与判断

（1）空间大小和受困人数：受困人员所处盲巷空间大小和受困人数直接影响到储存空气的量、氧浓度及其消耗。空气中，二氧化碳（CO_2）约占0.03%，氧气（O_2）约占21%。人每次呼吸的气体量是10 ml/kg体重，也就是说如果某矿工体重50 kg，那么他每次呼气或吸气的量是500 ml，吸入的空气中氧气的浓度是21%。因为血液溶解O_2是有一定限度的，O_2随空气进入肺后，只能有一部分O_2通过肺泡进入血液，经过物质交换后变成CO_2，再呼出体外。如果大部分O_2都进入血液，就会因为过氧而失去代谢能力，所以呼出的气体成分仍然是氧气多于二氧化碳。所以，因透水事故导致的盲巷空气泡内氧气和二氧化碳的比例变化不会特别明显，而因冒顶、塌方所致之盲巷会因空间大小、受困人数及受困持续时间而产生氧气和二氧化碳的比例恶性改变。

（2）空间压力：人承受的压力就是大气压，大气压是10 MPa（兆帕）。因为人有呼吸系统，我们的肺里有空气，而且气压和大气压大小一样，所以可以内外抵消了，不会对身体有任何的伤害。人本身也有承受气压的能力，在没有辅助工具的情况下，人最多可以潜水60米，如果深过60米胸腔就会破裂。10米高的水产生的压力就是一个大气压，水面是1个大气压，水下10米是2个大气压，依此类推，60米是7个大气压。通常一个健康的成年人，可以承受3～4个（303.98～405.30 kPa）大气压，也就是说，如果盲巷空气泡的压力只要不超过4个大气压，受困人员就可以承受，超过

7个大气压就会有生命危险。那么，依据井下透水的高度则可估计盲巷空气泡的压力以及受困人员的承受能力。

1）高压下人体生理病理变化：机体在高气压环境下，肺泡内各种气体分压随之增高，并立即与吸入压缩空气中各种气体的分压相平衡。因肺泡内气体分压高于血液中气体压力，气体便按照波义耳定律，相应地增加了气体在血液中的溶解量，再经血循环运送至各组织。其中大部分氧及二氧化碳迅速被血红蛋白及血浆内成分所吸收，仅少量以物理状态游离于体液中。氮在体液内的溶解量与气压高低和停留时间长短成正比。由于氮在各组织中溶解度不同，因此在组织中分布也不相等。氮在脂肪中溶解度约为血液中的5倍，所以大部分氮集中于脂肪和神经组织中。

2）急性减压病的形成：当人体由高气压环境逐步转向正常气压时，体内多余的氮便由组织中释放而进入血液；并经肺泡逐渐缓慢地排出体外，无不良后果。当减压过速，超过外界总气压过多时，就无法继续维持溶解状态，于是在几秒至几分钟内游离为气相，以气泡形式聚积于组织和血液中；减压越快，产生气泡越快，聚积量也越多。氮可长期以气泡状态存在。在脂肪较多而血循环较少的组织中，如脂肪组织、外周神经髓鞘、中枢神经白质、肌腱和关节囊的结缔组织等，脱氮困难。除了血管内的气泡外，氮气泡往往聚积于血管壁外，挤压周围组织和血管，并刺激神经末梢，甚至压迫、撕裂组织，造成局部出血等症状。在脂肪少而血流通畅的组织中，氮气泡多在血管内形成栓塞，阻碍血液循环。气泡可引起血管痉挛，导致远端组织缺血、水肿及出血。根据栓塞部位及其所引起的组织营养障碍程度和时间长短，可产生一系列症状。此外，由于血管内外气泡继续形成，造成组织缺氧及损伤，细胞释放出钾离子、肽、组胺类物质及蛋白水解酶等，后者又可刺激产生组胺及5-羟色胺。这类物质主要作用于微循环系统，致使血管平滑肌麻痹、微循环血管阻塞等，进而减低组织与体液内氮的脱饱和速度。所以在减压病的发病机制中，气泡形成是原发因素；但因液气界面作用，尚可继发引起一系列病理生理反应，使减压病的临床表现显得很复杂。

骨骼内气泡有特殊作用，骨骼是一个不能扩张的组织。股骨、肱骨、胫骨等长骨内黄骨髓含脂量高，血流很缓慢，减压时会产生多量气泡，直接压迫骨骼内的血管；骨骼营养血管内也有气栓与血栓，容易造成局部梗死，最终缓慢地引起无菌性的缺血性骨坏死，又称减压性骨坏死或无菌性骨坏死；其形成除了骨骼内气泡的特殊作用外，还有脂肪栓塞、血小板凝聚、气体引起渗透压改变、自体免疫等作用的综合结果。

3）减压病的预防：防止减压病发生的最好方法是尽快通过抽水、堵住突出的水源，以使空气泡内的压力逐渐减少，升井后尽快安置在高压氧舱内救治。

（3）有否水源和食物：除空气外，水是生存的第二大要素。尽管矿山井下的水不清洁，甚至是老堂内的水，为了维持生存也是需要喝的，只是喝的量以能够维持有尿量为度。可食物包括干粮、树皮、煤渣、鼠类等。

（4）脉搏、呼吸：通过估计脉搏、呼吸次数及（或）节律，评估受困者的是否出现有休克征象。

（5）活动能力：通过询问受困人员上下肢活动能力，以评估其意识状况、反应能力及合并伤的情况。

（6）心理状况：通过简单心理问卷调查，判断其心理应激反应的有无、类型、程度，以针对性地开展心理干预。2009年7月12日，成功获救的贵州黔西南州晴隆县中营镇新桥煤矿3名被困人员，他们就是靠“如果被困在井下，只要还有一口气在，就可以嚼煤渣来消除饥饿感和恐惧感，即使是口渴，再没有水也能靠喝尿来维持生命”那样的生存手段挑战生命的极限。

（7）有否组织者：受困人员中有没有一个相对权威的组织者是延长受困时间的关键，因为他可以分配剩余的有限的干粮、分配轮流使用矿灯、集思决定行动方案、指挥自救互救，成为他们的主心骨。

2. 氧浓度高的新鲜空气的输入 由于井下事故发生后，盲巷或空气泡内的受困人员消耗的氧气会越来越多，集聚呼出二氧化碳的浓度越来越高，打破了正常空气中 O_2 占 21%、CO_2 占 1% 的比例，因此，应该通过钻孔输入外加纯氧的新鲜空气。

3. 水、电解质及能量的供给

（1）水、电解质及能量

1）人体需水量：据研究，成年人每天以尿、汗、呼气和大便等形式排出体外的水分约为 1700 ml、500 ml、400 ml 和 150 ml，合计 2750 ml。通常认为，成年人每天需要水的摄入量为 2000 ～ 2500 ml，其中饮水量 1000 ～ 1200 ml，食物含水量 700 ～ 1000 ml，体内氧化糖、脂肪、蛋白质产生的水 300 ml，所以，成人每天要喝 1000 ～ 1200 ml 水。

2）电解质：电解质的主要作用是维持人体的稳态，其次就是维持人体的自身体液的平衡，是控制细胞内外渗透压及水分分配的主要因素。所以，适时适量补充电解质尤其是钠、钾是必需的，其中只在有尿的条件下才能补充钾离子。

3）能量代谢：人活着要不断地从外界摄取营养物质，在体内经过分解，将其中蕴藏的化学能释放出来，转化成能为组织、细胞直接利用的能源；人体利用这些能源维持各种生命活动，如自身结构的合成、呼吸、心跳、肌肉运动等。人体内这种能量的释放、转移和利用过程称为能量代谢。

人体所需的能量来源于食物中的糖、脂肪和蛋白质，其中以糖占的比例较大，该能源被人体利用后最终均转化为热能，机体所需能量主要来自食物中的糖（约占 70%），其中葡萄糖占主要部分。脂肪：体内各种能源物质储存的主要形式。一般情况下，脂肪为仅次于糖的供能物质（占 0 ～ 40%），但在饥饿时则成为机体的主要供能物质。蛋白质正常情况下很少作为能源物质被氧化利用，在特殊情况下（如病理性长期饥饿等）也参与供能。

影响能量代谢的因素有肌肉活动、精神活动、食物的特殊动力作用、环境温度精神活动等。

A．肌肉活动：肌肉活动对能量代谢的影响最为显著。机体任何轻微的活动都可提高代谢率。人在运动或劳动时耗能量显著增加，因为肌肉活动需要补给能量，而能量则来自大量营养物质的氧化，导致机体耗氧量的增加。机体耗氧量的增加与肌肉活动的强度呈正比关系，耗氧量最多达安静时的 10 ～ 20 倍。肌肉活动的强度称为肌肉工作的强度，也就是劳动强度。劳动强度通常用单位时间内机体的产热量来表示，也就是说，可以把能量代谢率作为评估劳动强度的指标。由于随之出现的无意识的肌紧张以及刺激代谢的激素释放增多等原因，产热量可以显著增加。因此，在测定基础代谢率时，受试者必须摒除精神紧张的影响。

B．动力作用：在安静状态下摄入食物后，人体释放的热量比摄入的食物本身氧化后所产生的热量要多。例如摄入能产 100 kJ 热量的蛋白质后，人体实际产热量为 130 kJ，额外多产生了 30 kJ 热量，表明进食蛋白质后，机体产热量超过了蛋白质氧化后产热量的 30%。食物能使机体产生“额外”热量的现象称为食物的特殊动力作用（specific dynamic action）。糖类或脂肪的食物特殊动力作用为其产热量的 4% ～ 6%，即进食能产 100 kJ 热量的糖类或脂肪后，机体产热量为 104 ～ 106 kJ。而混合食物可使产热量增加 10% 左右。这种额外增加的热量不能被利用来做功，只能用于维持体温。因此，为了补充体内额外的热量消耗，机体必须多进食一些食物补充这份多消耗的能量。

食物特殊动力作用的机制尚未完全了解。这种现象在进食后 1 h 左右开始，并延续到 7 ～ 8 h。有人将氨基酸注入静脉内，可出现与经口给予相同的代谢率增值现象，这些事实使人们推想，食后的“额外”热量可能来源于肝处理蛋白质分解产物时“额外”消耗的能量。因此，有人认为肝在脱氨基反应中消耗了能量可能是“额外”热量产生的原因。

C．环境温度：人（裸体或只着薄衣）安静时的能量代谢，在 20 ~ 30 ℃的环境中最为稳定。实验证明，当环境温度低于 20 ℃时，代谢率开始有所增加，在 10 ℃以下，代谢率便显著增加。环境温度低时代谢率增加，主要是由于寒冷刺激反射性地引起寒战以及肌肉紧张增强所致。在 20 ~ 30 ℃时代谢稳定，主要是由于肌肉松弛的结果。当环境温度为 30 ~ 45 ℃时，代谢率又会逐渐增加。这可能是因为体内化学过程的反应速度有所增加的缘故，这时还有发汗功能旺盛及呼吸、循环功能增强等因素的作用。

D．精神活动：当精神活动处于紧张状态时，产热量可显著增加。这可能是由于无意识的肌紧张以及某些内分泌激素（甲状腺素等）释放增加引起。

人体每天所需的热量与体重、身体活动程度有关，一般而言，一个 60 公斤标准体重的人在休息状态时，一天需要热量 1500 ~ 1600 千卡；如果是中等活动量，一天需 800 ~ 2000 千卡。但是人体有一个很奇妙的现象，当我们食物的摄取热量不足时，人体本身会制造热量，此种内生性热量主要来自肝糖分解及脂肪分解，肝糖分解产生葡萄糖，一天最多可 180 克［每 1 克葡萄糖可产生 4 千卡（16.7 kJ）热能，因此相当于 720 千卡］，而脂肪分解产生脂肪酸及甘油，甘油可以转变成葡萄糖供细胞利用，而脂肪酸可以转变成酮体（ketone），供细胞（包括神经组织）利用。

人体生理上每天至少需要 1000 千卡的食物热量，才能从事安全而有效的运转，否则，心肌和血管平滑肌的蛋白质会逐渐流失而造成心脏血管疾病，严重时会死亡，国外常有报道因每日摄入总热量低于 500 千卡而死亡的。另外，每天低于 1000 千卡的食物热量如维持很久，会因人体细胞长期营养不足而转变成癌细胞，种下数十年后得癌的不幸结局，这一点是一般人所未曾想到的。长期营养不良是得癌症的主要原因之一。一个人要维持目前的体重，每天每公斤体重必须吃进 30 ~ 35 千卡的热量。

（2）水、电解质及能量的补充：一旦钻孔成功，在输入氧浓度相对高的新鲜空气的同时，对受困于煤矿井下的人员补充水、电解质及能量，是保证其健康的重要方法。根据健康成年人全身水、电解质及能量代谢，为达到既能满足最低需求，又不至于产生过多的排泄物造成二次污染的目的，以如下受困者有无尿为前提区别对待：

1）如果没有尿：在静止情况下，一个人一天至少要喝 2000 ml 生理盐水 +50% 葡萄糖 500 ml 才可以满足基本的热量（1800 千卡）和水电解质需求。

2）如果有尿：在静止情况下，一个人一天至少要喝 1000 ml 生理盐水 +1000 ml 林格液 +50% 葡萄糖 500 ml 才可以满足基本的热量（1800 千卡）和水电解质需求。也可以不加葡萄糖，而输送入巧克力 300 g/d，分多次口服（1 克巧克力可产生热量 5 ~ 6 kcal，1800 kcal 则需要 300 克巧克力）。

值得注意的是，水和糖的补充，不是以受困者心理需要为第一的。补充水分的原则是要遵循“及时”和“少量多次”。切忌饮水过多，因为大量水分进入血液中，使血量增加，增加了心脏的负担，人体的渗透压降低，影响水代谢，使水分吸收速度变慢，再者，喝多排多，使得大量盐分流失，破坏血液中盐平衡，很容易增加身体的疲劳感，引起肌肉痉挛。

50% 葡萄糖要与生理盐水混合使用，切不可单独口服 50% 葡萄糖，否则可能会造成“反应性低血糖现象（reactive hypoglycemia）”，原因是高糖饮用会促使血中胰岛素浓度上升，进而降低血糖含量；再者，浓度超过 10% 时，会延迟胃的排空，且可能会造成胃肠的不舒服感。

在给予水、电解质和糖的同时，给予 GLE-β[谷氨酰胺（glutamine，Gln），L- 精氨酸（L-Arginine，L-Arg），维生素 E（vitaminE，VE），β- 胡萝卜素（beta-Carotene，BC）] 口服，以保护肠黏膜结构与功能。

（三）被困人员的心理干预

矿山灾害事故发生后矿工的生理心理反应范围非常广泛，包括感觉“发疯了”，或者与以前的感觉迥然不同。所有人都知道自己身处险境，却都不知道自己最终能否获救？有的人退缩不语，有的人寻求支持，或者迫切需要讲述刚才所发生的事情。有的人感觉精疲力竭，总是得不到充足的睡眠；有的人则觉得精力充沛，很难独自一个人安静下来；有的人沉湎于设想当初应该做些别的什么来防止矿山灾害事故发生；有的人则对矿山灾害事故发生在自己身上怀着满腔愤怒，或者从内心里感到无可奈何。对于心理素质和适应调节能力差的人，心理压力所造成的伤害相对更大。

如果不尽早进行心理干预或干预不恰当，矿山灾害事故还可能会动摇一个人的生活基础。矿山灾害事故还可以影响其整个的人，包括身体、智力、情绪和行为的改变。

钻孔成功、通讯建立后心理干预的主要目的是：消除恐惧、建立信心、保存体力。主要方法是通报全力抢救的重视程度、方案、自救互救的必要性和措施等。

2009 年 7 月 12 日贵州新桥煤矿透水事故发生后，被困井下 25 天成功获救的 3 名矿工为什么在极其恶劣的矿井里靠吃煤块、啃柱皮、喝脏水就能活命呢？这是因为机体启动了体内的应激预案系统，即机体调度储备的能源如糖原、脂肪，甚至蛋白质等来延续生命。

机体的应激预案系统，也和现实中国家的应激预案是一样的，会针对不同的应激源启动不同的应激预案，井下事故后机体首先会启动神经应激预案系统，当超过机体饥饿极限时则会启动系统应激预案。王家岭矿难中被救的矿工们两种应激预案系统都启动了。

应激预案系统一旦启动后一般要经历 3 个阶段，即保护、适应和效益（破坏）性 3 个阶段。机体的应激反应绝大多数是破坏的结果。

第一个阶段，保护性阶段。在应激源（透水矿难）的刺激下，（井下矿工们）身体会调动交感 - 腺髓质系统，大量分泌肾上腺髓质激素，并伴有肾上腺髓质激素的增多。这些反应初步激活自身的防御本能，使机体处于最佳警备状态，有利于机体增强抵抗或逃避损伤的能力。

第二个阶段，适应性阶段。以交感 - 肾上腺髓质兴奋为主的“戒备性反应”逐步消退，而表现出以肾上腺皮质激素分泌增多为主的“适应性反应”。此时，机体代谢率升高，炎症、免疫反应减弱，身体的功能在被抬高的水平上超常运转，机体表现出适应的状态，尽量保持着内环境的平衡，使身体抵抗力增强，以战胜应激原的刺激。

第三个阶段，破坏性阶段。在持续而强烈的刺激作用下，肾上腺皮质激素持续升高，但糖皮质激素受体的数量和亲和力在下降，最终导致机体内环境明显失衡。此时，应激的“副反应”开始出现，健康稳态逐渐被破坏，机体器官功能衰退，身体进入疾病状态。

根据实验研究发现，全饥饿状态 3 天后，SD 大鼠儿茶酚胺类激素则会持续升高，与对照组相比 CAs 呈 1 ~ 5 倍的升高，3 d 较 5 d、7 d 较 5 d 更呈现倍数升高，其中肾上腺素较去甲肾上腺素、多巴胺的升高尤为显著。饥饿状态持续至 7 d 时，一旦陷入脑细胞脱水、能量代谢枯竭、下丘脑 - 垂体 - 肾上腺（HPA）轴断裂，全身状况则会一泻千里，致使实验大鼠迅速死亡。儿茶酚胺类激素与机体的警觉、认知、注意力、情感、恐惧、抑郁、内分泌等有着密切的联系。

第三节　成功救出升井后医疗救援方法

一、冒顶、塌方事故伤因及对人体损害的特点

煤矿井下冒顶、坍塌直接（包括伪顶，片邦）事故发生后，主要可以造成砸伤、压伤、被堵塞受困性损伤，对人体的损害严重程度各不相同，但主要是直接机械性损伤、饥饿性损伤、心理应激性损伤。一般情况下，不会有有害气体的吸入性损害。

二、透水事故的伤因及对人体的损害特点

透水事故对人体的伤害及影响与水流的冲击方式、波及范围、受淹部位、浸泡时间等都有关系，但是并非受到相同或类似伤害的人都能产生同样或相应的影响，这与抗击程度及耐受性也有很大的关系。

1. 水流冲击浸泡　水流冲击是一种物理伤害，而水的浸泡是一种物理加化学双重伤害。前者的伤害往往是瞬间和一过性的，而后者的伤害则有可能是长时间甚至是致命的，两者危害程度各不相同，比较而言，后者的危害要大于前者。原因是冲击主要带来的是外伤，而浸泡既有损伤，更主要的是当水上升到一定高度后危及生命。

2. 低温及热量丧失　在没有透水事故的情况下，井下的温度通常在 12.8 ～ 15.6 ℃。事故发生后，井下的温度会由于水对热量的吸收有所下降，随着时间的推移则不断下降。有资料表明，人在 15.6 ～ 21 ℃的水中 2 ～ 7 h 就会失去知觉，2 ～ 40 h 就有可能丧失生命。即使那些没有被水浸泡但衣服湿透的人也会产生体温下降等一系列问题。

3. 缺少卫生饮水　就透水事故来讲并不缺水，缺的是符合卫生标准的饮用水。但是，他们在井下为了生存都曾迫不得已或多或少的饮用了井下的水。现在看来，虽然井下的水不卫生，但却是维持生命的重要因素。需要说明的是，有些工友得到了通过救援钻孔投送下去的营养液却没能喝，主要原因是没有力气把包装袋撕开，这是许多人事先都没想到的。因此，开展救援工作时必须站在被救者的角度来思考问题。

4. 热量摄取中断　透水事故发生后，遇险矿工由于没有食物来源，导致热量摄取中断，有些矿工在饥不择食的情况下搜寻所有能够充饥的物品，包括皮带、树皮、坑木，甚至煤块，这在很大程度上不是为了解决能量供给问题，而是为了缓解难以忍受的饥饿。

5. 心理压力　在透水事故中，遇险人员都有很大的心理压力，所有人都知道自己身处险境，没有人知道自己最终能否获救？对于心理素质和适应调节能力差的人，心理压力所造成的伤害相对更大。

三、煤矿透水矿难救治程序与方法的特殊性

煤矿的透水事故与瓦斯爆炸和大的冒顶塌方所造成的伤害不同，一般情况下因为具备以下 4 个生存条件，即具备救治的时间和空间。

（一）生存条件

1. 有流动空气 矿难发生后，除了井下原有的空气和正常的通风系统外，所打通的救援通道和救援钻孔都确保了空气的流通，从而使遇险者具备了生存的基本条件。

2. 有能喝的水 虽然井下没有符合卫生标准的饮用水，但却有能够维持生存的水。因此，遇险人员才能超越生理极限存活下来，否则即使没有遇难，肾等重要器官也会由于缺水而受到严重损伤，获救人员的生存质量将受到严重影响。

3. 有依存温度 遇险后，矿工们通过搭建支架脱离积水是一个非常有意义的举措，没有水的浸泡能更好地保存体温。在此基础上依偎在一起相互取暖能使体温进一步保存，从而防止或减轻了由于低温所带来的损伤。

4. 有精神鼓励 透水事故遇险人员几乎都是分群聚集在一起，不仅能彼此照料，相互鼓励，还能与外界救援呼应互动，假如都是独自隔绝的话后果很难想像。

5. 有自救互救 透水事故发生时和发生后，工友们的自救互救使更多的人活了下来，无论是求生本能还是舍己救人，都体现在“一人为大家，大家为一人”的同生共死中。

（二）救治原则与程序

凡矿难发生后，都有矿山救护队和医疗救护队参与，分为现场救护、院前救治和院内救治三级。

1. 井下一级救护 按照矿山救援原则，事故发生后，由矿山救护队负责井下抢救，除按照救援程序进行处置外，对于被困人员要佩戴眼罩，保暖、平放平抬、使用苏生器等。

2. 院前二级救护 由矿山救护队抢救升井后，交由医疗救护队负责井上救治。院前救治包括井口救治和途中救治。

（1）井口救治：主要强调要普遍建立静脉通道，并给予低流量吸氧，对生命体征进行初次检查，尤其要注意保持呼吸道通畅。

程序与要点：①简要询问有无不适；②检查记录生命体征；③注意保持呼吸道通畅，必要时吸痰；④建立静脉通道，输入 5% 葡萄糖盐水，每分钟滴速 ≤ 30 滴；⑤持续低流量吸氧；⑥覆盖棉被给予保暖。

（2）途中救治：主要强调在用 5% 葡萄糖盐水维持静脉输入时要密切观察生命体征变化，并根据监测情况进行必要的处理，尽快安全送达所指定的接收医院。

程序与要点：①密切观察生命体征；②注意静脉输液情况；③根据病变妥善处理；④尽快送达指定医院。

3. 院内三级救治 主要强调在采取积极有效治疗的同时，要防止过度医疗，尤其是非医疗干扰。把维护抢救生命与防止继发损伤放在同等重要的位置。用药时要注意：不需要用的坚决不用，可用可不用的要慎用，非用不可的要尽可能地选择没有肾毒性或肾毒性低的药物，并密切观察用药效果及病情变化。

程序与要点：①与院前做好交接工作。②按预案要求检查处理。③询问患者姓名、年龄等基本情况，重点是有无不适，有无外伤、饮水、排尿等情况以及过敏史和既往病史等。④不断复查并准确记录生命体征，血压单位一律采用毫米汞柱。要把心肺听诊，尤其是肺部听诊列为必查项目。⑤获救人员的衣服无论湿水与否原则上都要脱掉。⑥按照操作技术规范要求采集并送检标本。所有诊疗措施和医学记录的时间标注都要精准到分钟。⑦严格准确地记录出入量。⑧体温低于 36 ℃可以对所输液体适当加温。⑨外伤患者视伤口等具体情况采取必要的治疗措施，预防破伤风或气性坏疽的发生。⑩全流质饮食首选米汤或鸡蛋汤，每次 100 ml 左右，间隔时间要大于两小时。服用后要注意听诊观察肠鸣音等有关情况。

（三）救治与护理方法

1. 吸氧　由被困状态获救的工人，除非有通气障碍或换气障碍时，对于低血容量性低血压或休克，通常给予低流量吸氧，没有必要立即给予持续高流量吸氧，只有在缺氧症状、生命体征、血氧饱和度和血气分析综合判断的基础上，才决定是否予以高流量吸氧。

2. 液体的补充

（1）静脉通道的建立：进入医疗救援阶段后，首先是静脉通道的建立问题。由于脱水、周围静脉萎陷，通常选用易穿刺、易保留的股静脉穿刺 + 套管针留置的方法。只有在有条件的救护车上或到达医院后，采用锁骨下静脉穿刺的办法才能够达到补充液体和监测中心静脉压的作用。

（2）液体的选用：使用 5% 葡萄糖盐水是合理的。理由是：①遇险人员在井下既缺饮水更缺饮食，之所以能够坚持这么久的时间生存下来，不缺水是首要和主要原因。与其说是缺水不如说是缺少符合卫生标准的饮用水。在这种情况下，补充能量与补充水分同等重要，所以必须给予含糖液体。②遇险人员长时间不能正常饮水极有可能导致肾前性肾功能不全，所以应该禁用或慎用盐水。③需要注意的是，无论是输糖、输盐或输糖盐都有可能在已经发生低钾血症的基础上由于稀释性低钾而加重低钾血症。④特别注意的是，此时体内代谢异常的原因不是临床上常见的丢失所致，而是入量完全中断所致。

（3）液体补充的量：宏观指导的原则是液体以 5% 葡萄糖盐水和 10% 葡萄糖为主，每日入量在 2500 毫升左右，滴速控制在每分钟 30 ~ 50 滴。也依据个体情况（年龄、体重、尿量、肺部呼吸音听诊）不同可以有所增减，并随着饮水和饮食的逐步恢复而减少输液量，直至停止输液。同时还应根据血液检验结果，适时适量补充电解质，纠正和维持酸碱平衡。

3. 受困人员升井后饮食补给方案　此方案的制订有三个依据：

（1）胃肠道手术后 24 ~ 48 h 内需禁食，48 ~ 72 h 肠道功能恢复，肛门排气后遵医嘱进食。饮食原则是：从少到多，从稀到稠，从简单到多样，循序渐进，少食多餐。一般是自清流质—流质—少渣半流食—少油软食—普食逐渐过渡，并随时观察是否有腹胀、腹泻、恶心呕吐等现象，及时进行饮食调节。

开始时试饮水，只喝少量温开水，水温是 9 ~ 16 ℃。如无不适，可进食流质：如米汤、菜汤、鱼汤、藕汤、蛋汤、无渣果汁、菜汁等，进食的量从每次 20 ~ 30 ml 开始，逐渐增加到每次 100 ~ 150 ml，每天进餐 5 ~ 6 次；2 ~ 3 天后改食少渣半流质：如米粥、蒸蛋糊、菜泥糊、果泥、肉末、软面条等，每次 150 ~ 200 ml（半小碗至一碗），每日 3 ~ 5 次，餐间可加一些流质饮食；2 ~ 3 天后（即术后 7 ~ 10 天）可以过渡到软食，如烂饭、面包、饼干、香蕉、橘子等，每日 3 ~ 4 次。大约术后 1 个月左右可以逐渐过渡到正常饮食。

一般术后 1 周内禁止摄入牛奶、豆浆、洋葱、甜食等易胀气食物及刺激性食物；术后 1 个月内，尤其是术后 2 周内限制摄入含粗纤维素的食物，如芹菜、大白菜、香菜、蒜苗、韭菜、香椿、冬笋、毛笋、菠萝等，以减少大便次数和未消化的粗纤维对胃肠道吻合口的摩擦。

（2）我国因透水事故在井下受困人员生存最长的时间 34 天，被救出后治疗成功：开始是米汤 + 糖，7 ~ 8 天后稀饭 + 盐，十几天后稀饭 + 瘦肉，此后逐渐恢复正常。

（3）煤矿井下受困人员的特点：肠道通畅完整，仅是因为长时间不进食引起消化道黏膜脱落，消化能力下降。

因此，饮食的恢复必须遵循循序渐进，从流质饮食、半流质饮食向正常饮食逐步过渡的原则。要少食多餐，细嚼慢咽，进食有营养、易消化、常食用的食物，不能吃冷鲜、产酸、产气、油腻及有刺激性的食物，如牛奶、豆腐、肉类、水果等。饮食性质和饮食结构以两天为阶梯递增：即前两天喝流质，随后两天进半流质，如无异常就可以正常饮食，但不宜过多过快过饱。如果受困时间超过 10 天，进食蛋白类食品应该晚一些为好。

4. 皮肤清洗 透水事故发生后，井下的生存环境和生存条件可想而知，在得不到正常的营养供给和睡眠保障的情况下，人体的抵抗能力大大下降，作为体表屏障的皮肤因新陈代谢的缺失、长时间被水浸泡及部分外伤等原因已不能正常抵御病原微生物的侵害，极易引发各种感染。所以，要根据脱险人员的具体情况及早用温水清洗或擦洗身体，更换新的棉质内衣，此举不仅能够降低或减少细菌感染的机会，还能提高舒适度，有利于休息和睡眠。同时还要妥善处理由于涉水、浸泡所导致的皮肤溃破肿烂等情况。

5. 药物 经临床救治过的获救者入院后各种检查显示，矿工们普遍有电解质紊乱，低钾、低钠、低磷，代谢紊乱，尿液里出现过量蛋白，血尿酸偏高，肾功能损伤，饥饿性酮症等。同时，一些矿工出现上呼吸道感染症状，有一个发热较重的患者体温最高 38.8 ℃。因此，合理使用全身广谱抗生素和肠道抗生素，与纠正酸中毒、水电解质紊乱、补充能量同样都是非常重要的。如果出现内毒素或细菌移位，即可使用 SPV 混合剂（思密达、多黏菌素 B、维生素 B_6）。

6. 护理

（1）病室：除保持温度、安静、清洁、暗光等条件外，为了防止过敏及外源性感染，在病房内禁送、禁放鲜花。

（2）保暖：原则上不要把暖水袋直接放在身体上热敷，因为患者的感应力和敏感度已明显下降，稍有不慎就容易导致烫伤。当体温低于 36 ℃时，除了采取保暖措施外可以给输用的液体适当加温。

（3）排尿困难与导尿：多数获救者出现排尿困难、少尿或无尿现象。在这种情况下，应该仔细分析原因，采取相应措施：①矿难中获救人员排尿困难是因为能量供给不足，导致尿意感应下降，排尿反射迟钝，逼尿肌无力所致。通过改善环境条件，采取辅助诱导方式，多次促成排尿困难的患者自行排尿。②卧床排尿和众人围观也是排尿障碍的原因之一。在确诊膀胱充盈存在排尿困难后，通过采取局部按摩、局部热敷、改变体位、减少围观等措施后，所有排尿困难的患者都相继自行排尿。③对神志清楚没有相关联基础病的患者尽量不要采取导尿的方式排尿。因为除了刺激使患者不适外，更主要的是增加了一个逆行感染的途径。④对“无尿”的判断应该慎重，应该仔细询问其排尿史、分析液体输入量等，绝对不能妄下结论。

（4）血栓形成及血栓脱落：获救者随时都有可能发生的潜在性危害——血栓形成及血栓脱落。因为此时获救者都普遍存在形成血栓的基本条件：一是由于入量严重不足所导致的血液高度浓缩；二是部分人员有肢体外伤；三是因体力衰竭丧失或缺少活动；四是应激反应所产生的代谢变化和功能紊乱。鉴于既不能采取抗凝治疗，又没有有效的预防措施，只有在采取综合治疗促进身体康复的同时用下肢静脉弹力带治疗，鼓励其尽早下床活动。

7. 心理干预与治疗 获救矿工在井下被困数天，在漫长的等待救援过程中，经历了洪水袭击、躲避矿难的惊险，目睹工友离去产生巨大的恐惧、焦虑、悲伤、无助与绝望，饥寒交迫，不但挑战了生命的极限，而且挑战了心理的极限，因此，在救援过程中实施心理干预有助于矿工身心状况的恢复及心理平衡的重建。

（1）注意询问方式与方法：对患者的询问要有合理的程序和相应的技巧，不要使用诱导性语言，可以无所指的问“您哪里不舒服”？而不能有倾向性的询问：“您是否头痛或头痛不痛？”等，以确保回答的真实性和可靠性，也可以避免和防止群体癔症的发生。

（2）心理评估：在患者入院的第 2 天和出院前 1 天，由经过正规训练的心理治疗师采用汉密尔顿抑郁量表（HAMD）、汉密尔顿焦虑量表（HAMA）、事件影响量表（IES-R）对患者的心理状况进行评估。评分标准：HAMD 总分≥ 24 分为严重抑郁，17 ～ 23 分为轻中度抑郁，7 ～ 16 分为可能抑郁；HAMA 总分≥ 29 分为严重焦虑，21 ～ 28 分为有明显焦虑，14 ～ 20 分为肯定有焦虑，7 ～ 13 分为可能有焦虑。

心理评估中的注意事项：充分考虑患者脱离险境心身比较脆弱的心理特征，评估工作在确保患者舒适、安全的前提下进行，用半结构式叙事方法，尊重其暴露的意愿，酌情逐步了解，切忌操之过急。评估内容要在其叙述的过程中顺势跟进了解，同时要对情绪及认知给予恰当的阳性赋义，并且要做到及时鼓励与支持。

（3）方案拟订

1）全面掌握患者的资料：通过半结构式访谈、系统评估，全面收集资料，涉及难度包括行为、情感、感觉、认识、信念、药物、人际关系等，了解患者目前身体的感受，睡眠如何？饮食如何？担忧什么？井下都经历了什么？感受到什么？事情是如何演变的？过去的工作经历以及对此事件的影响？了解他的性格特点？在全面掌握材料的过程中一定要注意性格特征、年龄特征、生活特征、文化特征。如 1 例 19 岁的患者，生性胆小，工作刚几个月，目睹工友沉入透出的污水中无力救助，入院后陷入悔恨、自责、恐惧中，表现得沉默寡言，闷闷不乐，随后医护人员通过心理干预才使之逐步化解。

2）判断问题的类型及重点问题：大部分患者有不同程度的焦虑、抑郁、恐惧、失眠等问题，程度依性格及所经历的过程各有不同，压力源也不尽相同。因此，危机干预小组成员应首先澄清患者的真实想法，如患者因反复出现当时的恐惧场景而影响睡眠，或因肌肉神经痛而对今后能否恢复工作而产生忧虑等。

3）心理干预方案的拟订：陪伴本身就是一种良药，陪伴是干预中贯穿始终的重要方法，陪伴的不同阶段都贯穿着不同的心理学方法，包括叙述治疗、认知疗法、行为治疗、亲情治疗等。心理治疗应该强调个性化，因人因情而异，并相信患者他们都是有责任、有意识、有自我实现愿望的。在医疗允许的情况下，尽可能由他自己决定自己的行动，倡导其自我指导、自我选择，避免过度照护，限制患者的自我表达与行为。

（4）心理干预过程

1）建立治疗关系：心理干预的目标是让患者感到安全，心理舒适，通过尊重患者，真诚关心患者，借助共情的力量，积极关注患者恢复的过程，通过点滴行为帮助及情感的关怀传递仁爱的力量，在规范的心理技能实施中使患者达到心理平衡。

2）参与性技术应用：陪伴中认真倾听，积极参与，同时应用语言与非语言技巧，避免询问过多、概述过多、不恰当的情感反应，倾听时多用鼓励性的回应。刚接诊时患者虚弱、沉默、疲惫、焦急，应默默守候在患者身边，在细微中传递关爱，建立起安全信任的关系。随着患者精神逐渐好转、进食和活动，陪伴的重点则转为倾听，倾听他们讲述与危险机智搏斗的故事，在交流中营造一个温馨、轻松的氛围；同时鼓励并陪伴他们在床边活动，直到情绪稳定、心情喜悦地出院。

3）影响性技术的应用：针对患者反映的问题，鼓励其表达自己的真实感受，心理治疗师应给予科学恰当的解释，传达有关透水事故抢救进展的积极信息、工友健康的消息，提出建议、忠告，给予力所能及的支持与保证，指导患者做一些放松的、对自己身心有益的活动，如唱歌、读书、与工友交流等。整个治疗过程中，心理治疗师要用积极乐观的态度影响患者。

4）认知行为治疗技术的应用：患者对事故的态度与价值观决定着患者的反应，认知风格是个体在长期的认知活动中形成的、稳定的心理倾向，表现为对一定的信息加工方式的偏爱。不同认知风格的患者对当次事件的认识各有差异，对自己身体的问题的认识也有所不同。发现并调整患者对透水事故的认识，帮助其重构，达到自我和谐的目的。情绪是对机体变化的知觉，机体的生理变化在情绪经验中处于第 1 位，个体的情绪是直接由生理变化引起的。工人对事故情景的再现、闪回的感觉会直接导致不同的情绪反应及心理反应，如焦虑、抑郁、易激惹、恐惧、入睡困难、噩梦等，所以，在最佳时期恰当地使用情绪稳定化技术成为必要的手段。给予正性信息的传递，反复强化现实，首先从认识上入手倡导顺其自然，接受现实并欣赏自己生命的顽强，感恩团队的力量，感谢党的领导。其次，情绪稳定化技术的应用与训练，针对患者在第 1 天出现的睡眠质量差、心烦、出汗、肌肉麻木的现象，在入院的第 2 天，进行对症呼吸放松法的处理，会收到良好的效果。第 3 天部分工人进行安全岛的构建，利用安全岛想象，自动排挤负面想象。如果患者情绪稳定、乐观向上，无须主动触碰其伤痛处，待其慢慢自动消退最为稳妥。

5）饮食指导：为保证患者的饮食安全，对患者进行必要的指导，让其认识“由少到多、由慢到快、由稀到稠、少油多菜”循序渐进的进食原则。部分患者出现情绪反应，觉着“在地下没吃的，在这不让吃”，鼓励其提高对膳食指导的依从性，解释人体的耐受性、抵抗力、免疫力、应激能力、营养素和增减热能、差异性和人体适应功能的关系等，避免暴饮暴食引发各种并发症。

6）房间设施对患者的心理安慰：为消除患者对黑暗、孤单而引起恐惧、焦虑情绪，并希望患者能够互相帮助和支持，特意安排 2 人间或 3 人间；将有亲属关系的兄弟安排在一个房间，会对他们情绪的稳定起到很大的作用。

7）出院指导：出院前进行科学指导，促进患者康复及尽快回归社会，同时开发重要的社会支持系统，目标是调试患者的情绪，保持良好心态，渐进饮食，恢复体重，指导患者多晒太阳、增强体质，增强信心，早日回归工作岗位。随后建立联系，进行院外的追踪随访服务，使获救矿工得以心身康复。

第四节　煤矿井下受困人员的生命支持、心理干预及医疗救援方法指南（草案）

煤矿井下受困人员的生命支持、心理干预及升井后的医疗救援方法与质量关乎到这些人员的生命安全、身体健康和回归社会。为了规范程序、方法和技术，特制订本指南。

一、煤矿井下受困人员待救期

1.1　明确先决条件

1．保证钻孔救援获得成功，且不会出现次生事故。

2．保证通信联系畅通清晰。

3．明确盲巷或空气泡空间条件和个体身体状况。

4．根据孔径及深度、生存空间情况和个体状况确定支持方案。

1.2　根据矿井下被堵空间体积和空气质量的变化计算被堵人员生存的最长时间，计算方法有两种：O_2 浓度减少到 10% 和 CO_2 增加到 10%，取其最小值。

1.3　通过评估被堵空间压力确定受困人员承受的压力及对身体的影响，从而制订预防急性减压病的方案。

1.4　通过钻孔输入外加纯氧的新鲜空气。

1.5 水、电解质和能量的补给

1．通过询问，如果受困者没有尿，即可送入一个人一天至少需要喝 2000 ml 生理盐水 +50% 葡萄糖 500 ml 以满足基本的热量（1800 千卡）和水电解质需求。

2．通过询问，如果受困者有尿，即可送入一个人一天至少需要喝 1000 ml 生理盐水 +1000 ml 林格液 +50% 葡萄糖 500 ml 以满足基本的热量（1800 千卡）和水电解质需求。

3．补给的能量也可以不用 50% 葡萄糖，而输送入巧克力 300 g/d，分多次口服（1 克巧克力可产生热量 5 ~ 6 kcal，1800 kcal 则需要 300 克巧克力）。

4．在补给水、电解质和糖的同时，可按照药典规定的用量给予 GLE-β［谷氨酰胺（glutamine，Gln），L- 精氨酸（L-Arginine，L-Arg），维生素 E（Vitamin E，VE），β- 胡萝卜素（Beta-Carotene，BC）］口服，以保护肠黏膜结构与功能。

1.6 在通过钻孔和通信对受困者进行简单心理问卷调查基础上，判断其心理应激反应的有无、类型、程度，以消除恐惧、建立信心、保存体力为目的，有针对性地开展心理干预。

二、煤矿井下受困人员升井后医疗救援

2.1 前提

按照矿山救援原则，事故发生后，由矿山救护队负责井下抢救，除按照救援程序进行处置外，还需要一些简单处置：佩戴眼罩、保暖、平放平抬、使用苏生器等。

2.2 院前救护

由矿山救护队抢救升井后，交由医疗救护队负责井上救治。院前救治包括井口救治和途中救治。

1．井口救治 首先是简要询问有无什么不适，测量并记录生命体征，畅通呼吸道，必要时吸痰，给予持续低流量吸氧，建立静脉通道，输入 5% 葡萄糖盐水，每分钟滴速≤ 30 滴，覆盖棉被给予保暖。

2．途中救治 主要强调在用 5% 葡萄糖盐水维持静脉输入时要密切观察生命体征变化，并根据监测情况进行必要的处理，尽快安全送达所指定的接收医院。

2.3 院内救治 主要强调在采取积极有效治疗的同时，要防止过度医疗，尤其是非医疗干扰。把维护抢救生命与防止继发损伤放在同等重要的位置。特别强调用药时要把握的原则是：不需要用的坚决不用，可用可不用的要慎用，非用不可的要尽可能地选择没有肾毒性或肾毒性低的药物，并密切观察用药效果及病情变化。

2.4 救治与护理方法

1．建立静脉通道 最好采用锁骨下静脉穿刺的办法以起到补充液体和监测中心静脉压的作用。

2．补充的液体选用 5% 葡萄糖盐水。

3．液体补充的量 宏观指导的原则是液体以 5% 葡萄糖盐水为主，每日入量在 2500 ml 左右，滴速控制在每分钟 30 ~ 50 滴。也依据个体情况（年龄、体重、尿量、肺部呼吸音听诊）不同可以有所增减，并随着饮水和饮食的逐步恢复而减少输液量，直至停止输液。同时还应根据血液检验结果，适时适量补充电解质，纠正和维持酸碱平衡。

4．饮食补给方案 饮食的恢复必须遵循循序渐进，从流质饮食、半流质饮食向正常饮食逐步过渡的原则。要少食多餐，细嚼慢咽，进食有营养、易消化、常食用的食物，不能吃冷鲜、产酸、产气、油腻及有刺激性的食物，如牛奶、豆腐、肉类、水果等。饮食性质和饮食结构以两天为阶梯递

增：即前两天喝流质，随后两天进半流质，如无异常就可以正常饮食，但不宜过多过快过饱。参见本章第三节内容。

5. 皮肤清洗 参见本章第三节内容。

6. 药物 参见本章第三节内容。

7. 护理 参见本章第三节内容。

8. 心理干预与治疗 参见本章第三节内容。

（程 光 张小平 白俊清）

参考文献

[1] 张小平．完全饥饿状态下肠道屏障功能保护的研究．2001 年中国医科院肿瘤研究所博士研究生论文．

[2] 陈秀凯．二胺氧化酶与 D- 乳酸对弥漫性脑损伤大鼠肠屏障功能的监测意义．2002 年华北煤炭医学院硕士研究生论文．

[3] 王瑞刚．复合膳食纤维对严重创伤大鼠肠屏障保护作用的实验性研究．2004 年华北煤炭医学院硕士研究生论文．

[4] 乔玉涛．完全饥饿状态下大鼠 DAO、D- 乳酸、肠黏膜病理形态和 PCNA 表达的变化及谷氨酰胺干预的实验研究．2005 年华北煤炭医学院硕士研究生论文．

[5] 李克伟．全饥饿状态下大鼠肠组织中 SOD、MDA、NO 的含量和小肠上皮细胞凋亡的变化及谷氨酰胺干预后的实验研究．2005 年华北煤炭医学院硕士研究生论文．

[6] 陈玉宏．完全饥饿状态下大鼠内毒素移位和肠黏膜免疫功能的变化及谷氨酰胺干预后的实验研究．2005 年华北煤炭医学院硕士研究生论文．

[7] 刘丙立．完全饥饿状态下大鼠脑组织脂质过氧化物的变化．2005 年华北煤炭医学院硕士研究生论文．

[8] 王立媛．GLE-β 营养剂对完全饥饿状态下大鼠肠黏膜机械与生物屏障的保护作用．2006 年华北煤炭医学院硕士研究生论文．

[9] 李玉庆．完全饥饿状态下大鼠肠黏膜免疫功能变化和肠道内毒素移位及精氨酸干预作用的研究．2007 年华北煤炭医学院硕士研究生论文．

[10] 王平丽．全饥饿状态下大鼠肠组织自由基损伤及 GLE-β 干预性研究．2007 年华北煤炭医学院硕士研究生论文．

[11] 陆之辉．氨基胍干预完全饥饿大鼠肠神经功能及肠道动力学的实验研究．2008 年华北煤炭医学院硕士研究生论文．

[12] 刘洁．全饥饿应激对大鼠激素水平、空间学习记忆行为的影响．2013 年华北联合大学硕士研究生论文．

[13] 王春梅．全饥饿状态下大鼠肠道 SIgA 与树突状细胞相关因子的相关性研究．2013 年华北联合大学硕士研究生论文．

[14] 于冠男．全饥饿状态下大鼠海马 CA1 区细胞凋亡与 Bcl-2/Bax 相关性研究．2013 年华北联合大学硕士研究生论文．

[15] 郝旭丽．全饥饿对大鼠学习记忆功能的影响及机制的研究．2013 年华北联合大学硕士研究生论文．

[16] 程光，白俊清．大鼠重度创伤 - 失血性休克延迟复发的细胞免疫、LAP 对肠源性内毒素移位的影响．第七届全国中西医结合灾害医学学术会议．2011．郑州，82．

[17] 白俊清，程光．重度创伤 - 失血性休克大鼠细胞免疫与肠黏膜屏障功能保护的研究．第七届全国中西医结合灾害医学学术会议．2011．郑州，66.

[18] 白俊清，程光．煤矿透水矿难医疗救治程序与方法的特殊性．中国煤炭工业医学杂志，2012，15（11）：1753-1757.

[19] 程光．重度创伤 - 失血性休克大鼠细胞免疫与肠屏障功能的相关性研究．中华卫生应急,2012,1(1)：45-48.

[20] 刘洁．全饥饿应激对大鼠激素水平、空间学习记忆行为的影响．2013 年河北联合大学临床医学院硕士学位研究生论文．

[21] 郝旭丽．全饥饿对大鼠学习记忆功能的影响及机制的研究．2013 年河北联合大学临床医学院硕士学位研究生论文．

[22] 程光，白俊清．大鼠重度创伤 - 失血性休克延迟复发的细胞免疫、LAP 对肠源性内毒素移位的影响．第七届全国中西医结合灾害医学学术会议．2011．郑州，82.

[23] 白俊清，程光．重度创伤 - 失血性休克大鼠细胞免疫与肠黏膜屏障功能保护的研究．第七届全国中西医结合灾害医学学术会议．2011．郑州，66.

中英文专业词汇索引